Conny Hörl

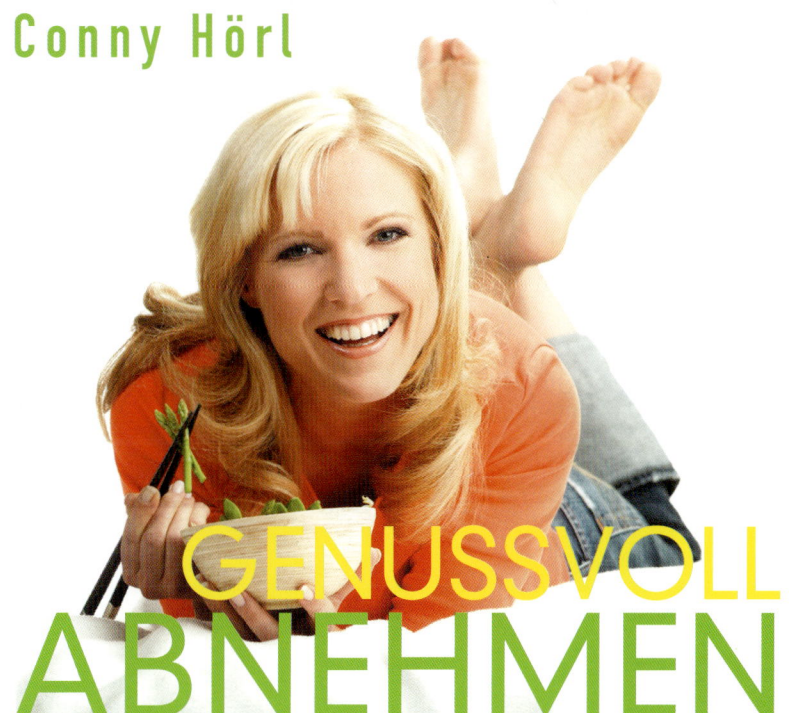

GENUSSVOLL
ABNEHMEN

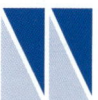

Naturwissenschaftliche Verlagsgesellschaft m.b.H, Salzburg

Danke!

Dieses Buch entstand durch die Unterstützung vieler lieber, engagierter und motivierter Menschen, die einen besonderen Dank verdient haben.

Der größte Dank gilt meinem Mann Christian, ohne den ich nicht den Mut gefasst hätte anzufangen und der mich immer wieder motiviert und angetrieben hat. Meinen Schwiegereltern danke ich, dass sie mir durch ihre liebevollen Babysitterdienste die zum Schreiben notwendige Zeit geschenkt haben. Ich danke Alexandra für ihr unermüdliches Engagement unendlich viele Korrekturen und Änderungen stets gut gelaunt umzusetzen.

Ich danke Roland für die wertvollen Tipps und sein kompetentes Know-How in Sachen Bewegung.

Und ich danke Gerald für die tollen Rezepte und die lustigen gemeinsamen Kochstunden.

Widmen möchte ich diesen Ratgeber meinem Sohn Lukas, der mehr als er ahnen kann zur Entwicklung beigetragen hat.

Inhaltsverzeichnis

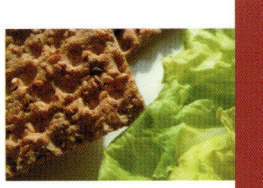
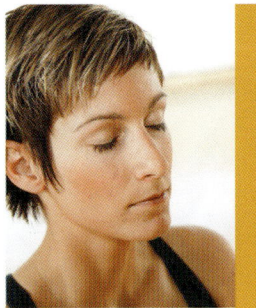
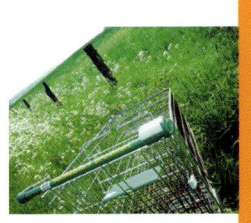
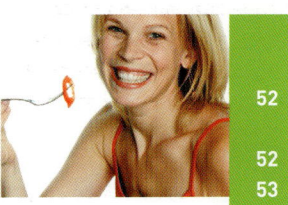

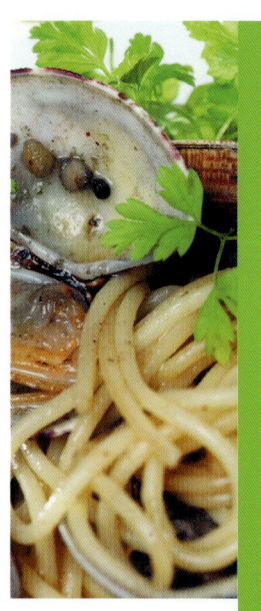

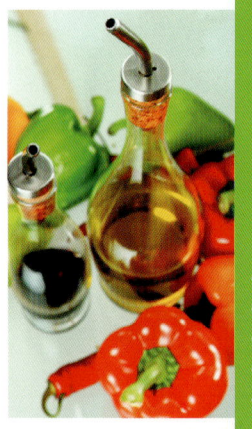

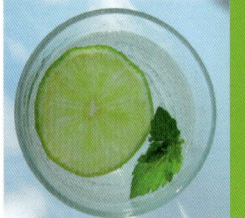

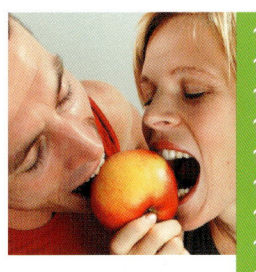

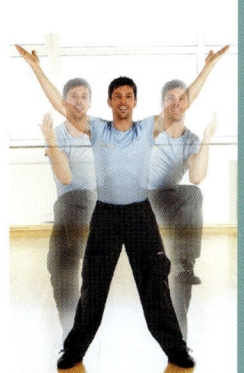

GENUSSVOLL ABNEHMEN
und eine neue Lebensqualität für sich entdecken!

VORWORT

Warum ein weiteres Abnehmbuch? Eine berechtigte Frage, denn es gibt wahrlich jede Menge Literatur zu diesem Thema. Einige Bücher sind sogar sehr zu empfehlen. Viele beschäftigen sich jedoch ausschließlich mit Diäten oder Punktesystemen, die zum schnellen Gewichtsverlust führen sollen. Doch für mich hat der menschliche Körper – und um den geht es schließlich – nur wenig mit Punkten zu tun. Mein Ziel ist es vielmehr, Ihnen ein Stück Lebensphilosophie näher zu bringen. Eine Lebensphilosophie, die geprägt ist von Vitalität, Gesundheit, Selbstbewusstsein, Lebensfreude, Energie, viel Spaß und der puren Lust am Leben.

Wie schrieb der französische Schriftsteller Antoine de Saint-Exupéry so schön: „Wenn Du ein Schiff bauen willst, dann rufe nicht die Menschen zusammen, um Holz zu sammeln, Aufgaben zu verteilen und die Arbeit einzuteilen, sondern lehre sie die Sehnsucht nach dem großen, weiten Meer." Genau das möchte ich tun. In Ihnen die Sehnsucht, den Wunsch, ja, das Verlangen nach einem gesunden, fitten und schlanken Körper zu wecken.
Und dieses Verlangen muss so groß sein, dass Sie bereit sind einen Preis dafür zu zahlen. Denn man muss das Schiff schließlich auch bauen. Keine Sorge, der Preis ist gar nicht so hoch, wie Sie vielleicht befürchten. Sie müssen weder hungern noch asketisch leben. Im Gegenteil: Ich möchte Ihnen in diesem Buch zeigen, wie Sie Gesundheit und Genuss in Einklang bringen können. Denn wer sagt denn, dass man beim Schiffbauen nicht auch seinen Spaß haben kann?

Bevor man anfängt, sollte man allerdings den Bauplan kennen. Sie müssen also wissen, was in Ihrem Körper vorgeht, warum Sie zu- oder abnehmen, wann Sie müde und wann besonders leistungsfähig sind. Dieses Wissen möchte ich Ihnen mitgeben, und zwar auf möglichst simple Art und Weise. Die Mediziner unter Ihnen mögen mir verzeihen, wenn der eine oder andere Zusammenhang etwas einfach oder plakativ dargestellt ist. Doch hier geht es weder um eine wissenschaftliche Abhandlung noch um einen ausgeklügelten Diätplan. In diesem Buch geht es darum, möglichst schnell und effektiv ins Handeln zu kommen. Dazu habe ich die Erfahrungen aus meinen Seminaren, Coachings und Persönlichkeitstrainings zusammengefasst. Und immer wieder ist mir eines klar geworden: Entscheidend ist nicht die perfekte Umsetzung. Viel wichtiger ist es, einige Dinge besser zu machen als vorher, und zwar für immer. Selbst wenn Sie nicht alles umsetzen, was Sie in diesem Buch lesen, wenn Sie nur eine Sache in Ihrem Leben nachhaltig und positiv verändern, sind Sie schon einen Schritt weitergekommen.

Doch der Wunsch etwas zu verändern und das Wissen, wie etwas funktioniert, reichen meistens nicht aus um ans Ziel zu gelangen. Man benötigt auch eine Strategie und Werkzeuge, die die Sache erleichtern. Die Werkzeuge, die Sie zum Abnehmen brauchen, finden Sie in diesem Buch in Form von Regeln, Ratschlägen und Tipps. Auch diese Regeln sind nicht der Weisheit letzter Schluss, doch sie haben sich in der Praxis als höchst effektiv und wirkungsvoll erwiesen. Sie funktionieren einfach.

Jede Regel ist nur so gut, wie man Sie anwendet. Ich möchte Ihnen an dieser Stelle Mut machen und Sie ermuntern, mir Ihr Vertrauen zu schenken und die Sache einfach auszuprobieren. Je konsequenter Sie dabei sind, desto schneller werden Sie Erfolge erzielen und desto leichter wird es Ihnen fallen, die Neuerungen in Ihren Alltag zu integrieren. Denn Erfolge motivieren und spornen an. Und plötzlich ist man auf dem besten Weg sein Ziel zu erreichen.

Viel Spaß beim Lesen,
Ihre Conny Hörl

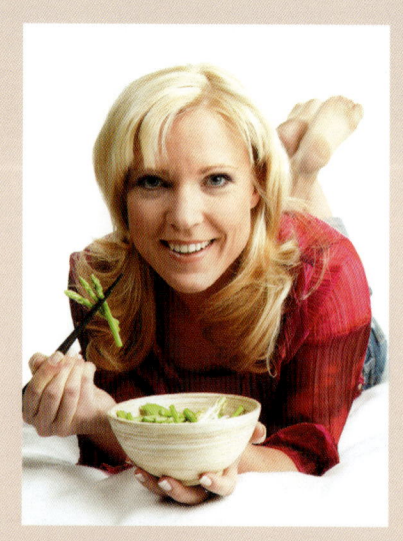

„

Genuss und Gesund-

heit gehören zusam-

men. Beides in Einklang

zu bringen ist ein Stück

Lebensphilosophie!

"

1

ENTDECKEN SIE EIN NEUES LEBENSGEFÜHL!

In diesem Kapitel erfahren Sie:
- warum Sie durch Hungern niemals schlank werden
- warum Diäten langfristig nicht funktionieren
- wie Sie den richtigen Weg zum Wunschgewicht finden
- wie Sie am meisten von diesem Buch profitieren

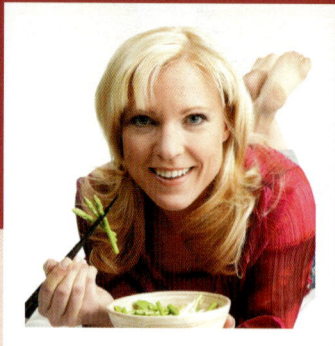

Entdecken Sie ein neues Lebensgefühl!

➡ **KAPITEL 1**
Schluss mit dem Diätwahnsinn!

Haben Sie auch die Nase voll von Diäten, Schlankheitspillen, Shakes & Co.? Prima, willkommen im Club. Ich behaupte, Diäten machen dick und unglücklich. Mühevoll hungert man sich einige Pfunde runter und hat diese dank Jo-Jo-Effekt bald wieder drauf und sogar noch einige Kilos mehr. Was bleibt, ist das schlechte Gewissen und das Gefühl es wieder einmal nicht geschafft zu haben. Die Lebensqualität und die Lust am Essen bleiben dabei auf der Strecke. Aber wir wollen doch Freude am Leben haben, es in vollen Zügen genießen und uns einfach wohl fühlen, oder?

Zum Wohlfühlen gehört auch ein Körper, der gesund und fit ist. Denn ohne einen gesunden Körper können wir weder unseren beruflichen Erfolg noch unsere Freizeit richtig genießen. Wenn jedes Kleidungsstück zwickt und uns die Puste ausgeht, wenn wir dem Bus hinterherlaufen, macht das keinen Spaß und ergo langfristig nicht glücklich. Also einfach reinfuttern à la „Mir schmeckt's, ich bin rund, na und?" geht auch nicht. Schwieriges Unterfangen.

Wir wollen Genuss pur, aber auch einen fitten Körper. Geht das überhaupt? Ich behaupte, es geht! **„Genussvoll abnehmen statt frustvoll hungern", heißt die Devise!** Man kann sich in der Tat schlank schlemmen und mit ein bisschen Bewegung ein völlig neues Körpergefühl entwickeln.
Sicherlich: Man muss die eine oder andere alte Gewohnheit über Bord werfen und etwas anders machen als bisher. Einer meiner Lehrmeister sagte mir einmal: „Wenn du das tust, was du immer getan hast, wirst du das bekommen, was du immer bekommen hast." Allerdings bin ich der Meinung, dass man nicht sofort sein ganzes Leben umkrempeln muss. Vielmehr sollten sich die neuen, positiven Gewohnheiten ganz einfach in unseren Alltag integrieren lassen.

Dieses Buch soll Ihnen genau dabei helfen: Schritt für Schritt **neue Ernährungs- und Bewegungsmuster zu entwickeln, die Ihre Lebensqualität verbessern,** anstatt sie einzuzuengen.

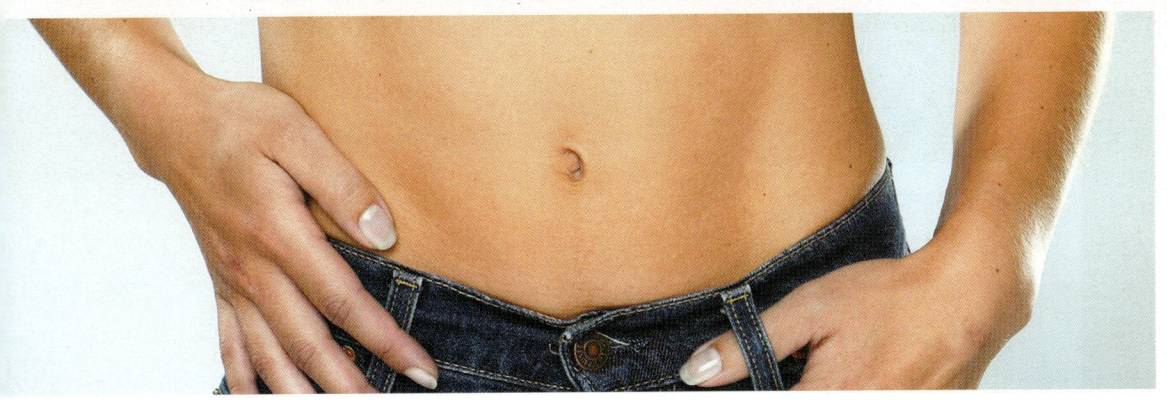

Nie mehr Jo-Jo-Effekt
- durch Hungern werden Sie niemals abnehmen...

Genussvoll abnehmen bedeutet als allererstes, dass Sie sich von Hungergefühlen genauso verabschieden können wie vom lästigen Kalorienzählen. **Denn „einfach weniger zu essen" hat nur eines zur Folge: den berühmt-berüchtigten Jo-Jo-Effekt.** Der Jo-Jo-Effekt ist an sich eine recht clevere Sache. Er hat zumindest der Menschheit geholfen in schwierigen Zeiten zu überleben. Denn wann immer eine Zeit der Nahrungsknappheit herrscht, hat unser Körper die Fähigkeit sich dieser kritischen Situation anzupassen. Er schraubt einfach seinen Grundumsatz und seinen Kalorienbedarf herunter. Damit benötigt er schlichtweg weniger

Essen, um alle Lebensfunktionen aufrecht erhalten zu können. Kommt dann irgendwann wieder mehr Essen nach, „bunkert" er für die nächsten schlechten Zeiten und speichert. Speichern kann er besonders gut dort, wo es dem Menschen von heute aber gar nicht gut passt, nämlich in den Fettdepots. Gut für den Steinzeitmenschen, schlecht für uns heute. Nach einer Diät oder Fastenkur wandern die Pfunde in Windeseile wieder auf die Hüften. Dumm gelaufen und viel Mühe umsonst. Ergo: Wenn Sie abnehmen wollen, funktioniert das niemals, ich wiederhole mich, NIEMALS, indem Sie einfach weniger essen! (Macht ja schließlich auch keinen Spaß!)

INTERESSANTES

Dicke essen weniger als Dünne!
Viele diätgeplagte Dicke ahnten es schon immer, was sich jetzt zu bestätigen scheint: Dicke essen im Durchschnitt sogar weniger als Dünne! Mehrere Studien haben das Essverhalten dicker und dünner Menschen analysiert und kommen zu diesem (vermeintlich) überraschenden Ergebnis. Genetische Veranlagungen und der Jo-Jo-Effekt scheinen die Hauptgründe für dieses Paradoxon zu sein. Nur 15 % der Fettleibigen essen demnach wirklich zuviel. Und eine Woche Fasten soll langfristig sogar ein Kilo mehr auf der Waage bedeuten!

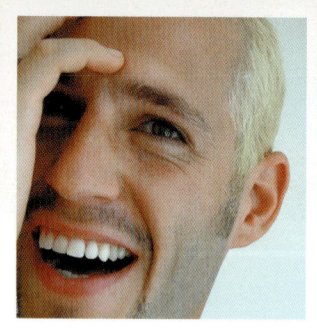

Warum Diäten niemals funktionieren

Kaum eine (zeitlich begrenzte) Diät funktioniert langfristig. Kurzfristig klappt es immer. Sie werden während der Diät immer abnehmen. Dafür sorgen schon die ausgeklügelten Ernährungspläne der diversen Ernährungsgurus. Doch sobald Sie zu Ihren alten Gewohnheiten zurückkehren, zeigt auch der Zeiger der Waage wieder nach oben. **Wir müssten die Diät also unser ganzes Leben lang beibehalten, um lebenslang schlank zu bleiben.** Doch das ist bei den meisten Diäten in der Regel nicht sehr verlockend. Denn wer will sich schon sein ganzes Leben lang von Ananas ernähren?

Viele Diäten lassen sich zudem nur schwierig im Alltag umsetzen. Zu Hause funktioniert es noch ganz gut. Doch kaum flattert die nächste Einladung ins Haus, wird es schon problematisch, weil man vom vorgeschriebenen Plan zwangsläufig abweichen muss. Den netten Abend kann man gar nicht richtig genießen, weil sich schon bei der Vorspeise das schlechte Gewissen breit macht. So ein Tag endet dann sogar oft noch in einer „Jetzt-ist-es-sowieso-schon-egal-Kühlschrank-Attacke".

Noch schwieriger wird es bei den so genannten Formula-Diäten (Abnehmen mit Shake, o.ä). Das Dinner for two gestaltet sich nämlich auch nicht gerade romantisch, wenn ein Partner am Shake nuckeln muss.... Und wer beruflich viel unterwegs ist, für den sind fixe Rezeptpläne das K.O.-Kriterium schlechthin, weil einfach nicht durchführbar.

Das Gleiche gilt im Übrigen für übertriebene Trainingspläne. Wer sich vornimmt, fünfmal in der Woche ins Fitnessstudio zu gehen und neben dem Beruf auch noch ein erfülltes Familienleben haben möchte, wird schnell in einen Konflikt geraten. Am Ende gibt man das Training (leider!) ganz auf, „weil man einfach keine Zeit dazu hat".

Fazit: Wer langfristig abnehmen will, muss sowohl seine Ernährung als auch sein Bewegungsverhalten langfristig umstellen. Das ist schon lange kein Geheimnis mehr. Doch wie kann man das durchhalten?
Ganz einfach: **Sie müssen Gesundheit und Genuss in Einklang bringen. Und zwar in (nahezu) jeder Lebenssituation.** Egal ob Sie daheim, bei Freunden oder im Restaurant sind. Und Sie müssen den Spaß an der Bewegung entdecken. Spüren wie Sie durch Bewegung energiegeladener und leistungsfähiger werden.

ERFAHRUNGSBERICHT

Christa:

„Nach der Geburt meiner zwei Kinder hatte ich deutlich zugenommen und war richtig unzufrieden mit mir selbst. Um wieder auf mein Idealgewicht zu kommen, fing ich an meine Mahlzeiten durch Shakes zu ersetzen. Das hat am Anfang auch richtig gut funktioniert und ich habe deutlich abgenommen. Allerdings bei weitem nicht so viel, wie ich wollte, und es ging von Woche zu Woche auch immer langsamer voran. Irgendwann ernährte ich mich zu fast allen Mahlzeiten von den Shakes. Bis auf mittags, da gab es einen kleinen Salat. Immer wenn eine Einladung ins Haus flatterte, bekam ich schon ein schlechtes Gewissen, denn dann musste ich von meinem System abweichen. Sofort überkam mich die Panik, die mühevoll abgespeckten Pfunde über Nacht wieder drauf zu haben. Irgendwann nahm ich trotz der Shakes, die mir mittlerweile zum Hals heraushingen, nichts mehr ab.

Dann bekam ich ein paar Tipps, wie ich meine Ernährung einfach und sinnvoll umstellen kann, und musste eine erschreckende Feststellung machen: Ich hatte verlernt richtig zu essen! Ich bekam kaum eine volle Mahlzeit hinunter und fand das Gefühl richtig seltsam wieder normale Portionen zu essen. Das dauerte sogar ein ganze Weile, bis ich mich an die alten, neuen Freuden wieder gewohnt hatte. Das Gewicht purzelte im Übrigen dann auch wieder. Heute habe ich mein Idealgewicht und wieder richtig Spaß am Essen.“

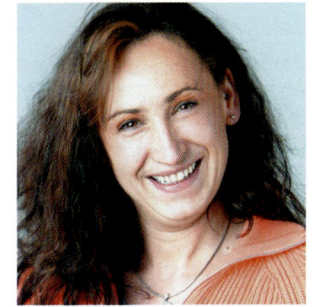

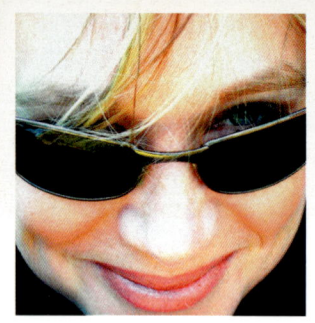

 Gehen Sie Ihren eigenen Weg

Viele Ernährungsgurus machen einen gravierenden Fehler: Sie wollen ein einheitliches Schema über alle Menschen stülpen. Doch wie soll das funktionieren, wo doch jeder von uns komplett andere Voraussetzungen mitbringt? Eine Mutter, die für die ganze Familie kochen muss, hat ganz andere Ansprüche als ein berufstätiger Single, der seine Mahlzeiten vorwiegend in Restaurants einnimmt. Wieso sollte dann ein fixer Ernährungsplan für alle sinnvoll sein? Eine Umstellung der Ernährungs- und Bewegungsgewohnheiten kann vielmehr nur dann klappen, **wenn die neuen Ideen 100% zu Ihnen und Ihrem Leben passen.** Es ist völlig unnötig, liebgewonnene Rituale vollkommen über den Haufen zu werfen, nur weil sie nicht dem Ernährungsplan entsprechen.

Wichtig: Es muss zu Ihnen passen!

Sie können beruflich bedingt erst um 21 Uhr zu Abend essen, genießen dann aber den Tagesausklang gerne in netter Runde? Prima. Das Abendessen hat für Sie einen hohen Erholungswert. Wieso krampfhaft die letzte Mahlzeit schon um 18 Uhr einnehmen, auch wenn das von vielen Ernährungslehren empfohlen

wird? Sie essen hauptsächlich außer Haus, sind oft auf Veranstaltungen unterwegs und können daher mit den empfohlenen Rezepten nichts anfangen? Auch kein Problem. Man kann sich auch auf Partys schlank schlemmen.

Es gibt viele Möglichkeiten abzunehmen. Einige wichtige Facts, die Sie dabei immer beachten müssen, finden Sie in diesem Buch. Doch entscheidend ist nur eins: **Wählen Sie Ihren eigenen, ganz persönlichen Weg!** Das befreit Sie von allen Diäten, fordert aber auch ein Stück Eigenverantwortung und Selbstmanagement. Doch das sollte Ihnen Ihr Körper schon wert sein.

Es muss einfach und leicht gehen

Ich bin der Meinung, das Leben ist heutzutage anstrengend genug. Beruflich ist man einem enormen Druck ausgeliefert und die Geschwindigkeit des Alltags nimmt immer mehr zu. Wieso soll man sich noch mit komplizierten Rezepten und Kalorienberechnungen belasten? **Sich gesund zu ernähren und dabei abzunehmen muss einfach und leicht gehen.**

Und: Man muss es nicht perfekt machen!

Viele glauben, man hat nur Erfolg, wenn man sich ganz genau an die „Vorschriften" hält. Blödsinn! Die allgemeine Marschrichtung muss stimmen. Dann ist es vollkommen egal, ob man sich ab und zu seinen Schokoladenriegel oder sein Eis gönnt. Sie sollen in den nächsten Wochen schließlich nicht zum Ernährungsguru werden, der sich nach allen Regeln der Ernährungslehre optimal ernährt. **Vielmehr geht es schlicht und einfach darum, dass Sie ein paar wichtige Dinge besser machen als bisher** und das langfristig beibehalten. Sie werden sehr schnell merken, um wie viel wohler Sie sich dann fühlen und sicherlich möchten Sie dieses gute Gefühl bald nicht mehr missen.

Entscheiden Sie sich für Ihr Wohlfühlgewicht

Bestimmt kennen Sie schon die allgemeinen Empfehlungen für das sogenannte Idealgewicht. BMI, Körpergröße minus 100 minus 10%, Waist-to-hip-Ratio, usw. Doch vergessen Sie einmal die Zahlen und allgemeinen Empfehlungen und fragen sich lieber: Wo liegt denn mein ganz persönliches Wohlfühlgewicht? Oder noch besser: **Wie soll denn mein Wohlfühlkörper aussehen und was sollte er alles können?** Manche Frauen fühlen sich erst mit Kleidergröße 36 richtig gut, andere sind mit 40 zufrieden. Den einen kann es nicht dünn genug sein, anderen ist es viel wichtiger sportlich fit (und damit muskulös) zu sein. Sicherlich gibt es Empfehlungen aus medizinischer Sicht, die natürlich auch sinnvoll und richtig sind.

Aber bevor Sie mit dem Abnehmen loslegen, sollten Sie sich überlegen, was denn eigentlich für Sie das Idealgewicht, oder sagen wir besser der Idealzustand ist. Müssen es wirklich Modelmaße sein? Oder stehen mir nicht sogar ein paar Pfunde mehr auf den Rippen besser? Geht es mir nur um die Schönheit oder möchte ich aus gesundheitlichen Gründen abnehmen? Oder will ich einfach nur leistungsfähiger sein? Und woran erkennen Sie, dass Sie Ihren Optimalzustand erreicht haben?

„Vereinfacht die Dinge
und Ihr erleichtert Euch das Leben."

Henry David Thoreau

EIN BEISPIEL

FÜR MICH BEDEUTET WOHLFÜHLGEWICHT	DAS ERKENNE ICH DARAN
...mich schön und attraktiv zu fühlen.	...dass ich alle Kleider, die mir gefallen, problemlos anziehen kann und mich darin attraktiv finde.
...dynamisch und leistungsstark zu sein.	....dass ich tagsüber nie mehr müde, sondern gleichbleibend fit bin.
...gesund und fit zu sein.	...dass ich bei einer anstrengenden Bergtour locker mithalten kann.
...kraftvoll und energiegeladen zu sein.	...dass ich mit den Kids Fangen spielen kann, ohne aus der Puste zu kommen.
...einfach gut drauf zu sein.	...dass ich morgens gut gelaunt aus dem Bett springe.

TIPP Und was bedeutet Wohlfühlgewicht für Sie? Finden Sie es heraus!

Nehmen Sie einen Stift und ein Blatt Papier zur Hand und halten Sie fest, was für Sie persönlich ein Wohlfühlkörper bedeutet! Beziehen Sie neben Gewicht auch andere Faktoren wie z.B. Kondition, Beweglichkeit, Leistungsfähigkeit oder Körperwahrnehmung mit ein. Notieren Sie außerdem, woran Sie erkennen, dass Sie dieses Ziel erreicht haben!

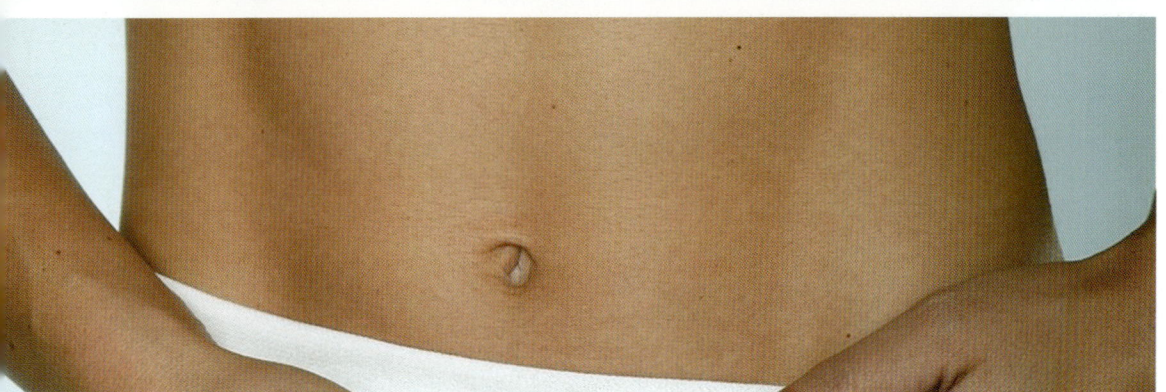

 ## Ein wenig Wissen schadet nicht...

Permanent lernen wir im Leben neue Dinge dazu. Im Beruf knifflige Sachzusammenhänge, in der Freizeit das Golfspiel oder ein Musikinstrument und über unser Auto jede Menge technischer Details. Doch das Wichtigste, nämlich unseren Körper, kennen wir oft zu wenig. Wir verlassen uns in der Regel lieber blindlings auf die Ratschläge von Zeitschriften oder Ärzten und überlassen denen die Verantwortung. **Ändern Sie das und werden Sie Ihr eigener Körperexperte!** Finden Sie heraus, was gut für Sie ist und nehmen Sie die Sache selbst in die Hand!

Ein bisschen müssen Sie sich allerdings schon mit dem (wirklich genialen) Natursystem Mensch auseinandersetzen. Keine Angst, es folgt kein Medizinstudium. Das Wichtigste über unseren Körper ist (zumindest wenn es ums Abnehmen geht) schnell zusammengefasst. **Und wenn Sie die entscheidenden Zusammenhänge einmal verstanden haben, dann kann Ihnen so schnell keiner mehr etwas vormachen.** Vielmehr können Sie dann Ihr neues Wissen ganz leicht zu Ihrem Vorteil nutzen und wirklich lustvoll abnehmen. Ihr Gewinn: ein Körper zum (Ver-)lieben.

TIPP So errechnen Sie Ihren Body-Maß-Index!

Der BMI setzt das Körpergewicht in Relation zur Körpergröße. Er errechnet sich nach folgender Formel:

$$BMI = \frac{\text{Körpergewicht (kg)}}{\text{Körpergröße (m)}^2}$$

z.Bsp: $\frac{60 \text{ (kg)}}{1,66^2} = 21,77$

Mit einem BMI zwischen 19 und 25 liegt man im Idealbereich. Werte darüber sind ein Zeichen für Übergewicht, darunter für Untergewicht. Ein BMI von mehr als 31 deutet auf starkes, gesundheitsgefährdendes Übergewicht hin. Jetzt ist es Zeit zu handeln!
Übrigens: Mindestens genauso wichtig ist die Bestimmung des prozentualen Körperfettanteils. Lesen Sie hierzu mehr im Kapitel „Bewegung"!

INTERESSANTES

So sieht es die Medizin: Gesundheitliche Maßstäbe
Die Medizin greift heute vor allem auf den Body-Maß-Index als Richtgröße zurück. Wer innerhalb des Normalbereichs liegt, braucht sich gesundheitlich keine Sorgen um das Gewicht zu machen. Außerdem sind den Medizinern die ernährungsbedingten Blutwerte, wie das Cholesterin und der prozentuale Körperfettanteil, wichtig. Und das zu Recht: Immerhin stirbt heutzutage jeder zweite an Herzinfarkt und Schlaganfall.
Nicht selten lautet die Diagnose „Syndrom X": Übergewicht, hoher Blutdruck, erhöhte Blutzucker- und Blutfettwerte. Der häufigste Grund? Falsche Ernährung und zu wenig Bewegung.

So sehen es die Zeitschriften: Gesellschaftliche Maßstäbe
O.K., sind wir ehrlich: Den Haute Couture Designern kann es nicht dünn genug sein. Sie entwerfen ihre Paradestücke für wandelnde Kleiderstangen. Models haben gar keine andere Chance als superdünn zu sein, sonst sind sie heutzutage nicht gefragt.
Dass die meisten schon deutlich untergewichtig sind, interessiert nicht. Leider eifern auch immer mehr Prominente diesen fragwürdigen Idealen nach und so lässt uns die Societypresse glauben, dass Dürrsein ein absolutes Muss sei, wenn es darum geht begehrenswert zu sein. Kein Wunder, dass Magersucht und Bulimie als Krankheit genauso „boomen" wie Übergewicht. Das gesunde Mittelmaß ist anscheinend die Ausnahme.

So sehen es die Firmen: Berufliche Maßstäbe
Sicherlich geht es den Firmen nicht um den schlanken Mitarbeiter per se. Aber sehr wohl um den gesunden und leistungsfähigen Mitarbeiter. Die Kosten, die einer Firma durch Krankheitstage entstehen, sind immens. Viele Unternehmen fördern daher bewusst die Fitness ihrer Mitarbeiter. Auch bei Einstellungsgesprächen und Gehaltsverhandlungen haben Dicke weniger Chancen als Dünne.
Ein amerikanischer Wissenschaftler errechnete sogar, dass das Jahreseinkommen von Führungskräften mit jedem überflüssigem Kilo bis zu tausend Dollar abnehme!

So sehen es die Frauen...
65,3 % aller Frauen wünschen sich weniger Kilos auf die Waage zu bringen. Mehr als die Hälfte aller Frauen sind tatsächlich übergewichtig und auch die zahlreichen Diäten helfen bekanntermaßen nichts.
Immerhin: Jede zweite Frau hat in ihrem Leben schon mindestens eine davon ausprobiert!

...und die Männer:
70,3 % Männer wünschen sich laut Befragungen natürlich schlanke, fitte und sportliche Partnerinnen. Fragt sich nur noch, was Männer unter „natürlich schlank" verstehen...

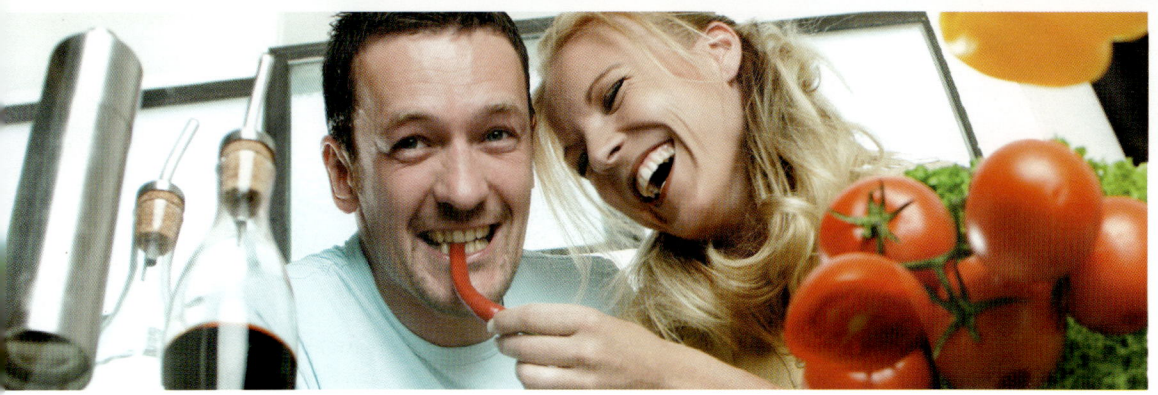

 # Leichter leben nach dem vita light Prinzip

Von gutem Essen,...

Gesunde Ernährung wird im Idealfall zur Lebensphilosophie. Keine Angst, ich rede nicht von Rohkost und Körnern. Ich rede von bewusstem Essen. Denn wer bewusst isst, der genießt. Und bleibt schlank. Abnehmen ist dann ein positiver Nebeneffekt und geht nahezu „nebenbei". Viele Gourmets sind schlank und fit, obwohl Essen ihre Hauptleidenschaft ist. Sie schlemmen sich einfach schlank. Machen Sie es ihnen nach!

Belasten Sie Ihr Leben nicht mit Kalorientabellen, sondern entdecken Sie vielmehr eine neue Art zu genießen. Fast-Food hat nichts mit Lebensqualität zu tun. Bewusst schlemmen schon.

...jeder Menge Glücksgefühle...

Erinnern Sie sich an Ihre letzte Bergtour? An das tolle Gefühl oben angekommen zu sein, an die Sonne, den blauen Himmel und den leichten Wind...? Das ist Lebensfreude pur. Und es hat mit Bewegung zu tun. Ein bisschen Bewegung bereichert unser Leben enorm, ja kann geradezu Glücksgefühle auslösen. Es muss nicht der perfekt trainierte Body sein, aber ohne Bewegung verkümmern wir, werden lustlos oder sogar depressiv. Wenn Sie keinen Spaß am Sport haben, dann haben Sie vielleicht nur noch nicht die richtige Sportart für sich gefunden. Es lohnt sich danach zu suchen.

... und einem leichteren Leben.

Je ausgeglichener Sie sich fühlen und je zufriedener Sie mit sich sind, desto leichter können Sie alle Herausforderungen des Lebens meistern. Ein gesunder und vitaler Körper hilft Ihnen dabei. Er macht Sie selbstbewusster und stärker. Genuss und Gesundheit gehören daher einfach zusammen. Beides in Einklang zu bringen, ist ein Stück Lebensphilosophie. Ich nenne das „vita light". Einfach leichter leben.

> „Das Komische am Leben ist:
> Wenn man darauf besteht, nur das Beste
> zu bekommen, dann bekommt man es
> häufig auch."
>
> W. Somerset Maugham

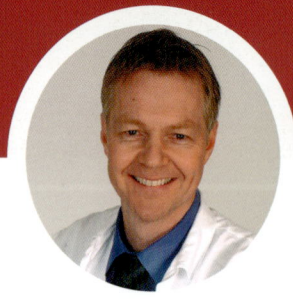

INTERVIEW

mit Univ. Prof. Prim. Dr. Fritz Hoppichler
Vorstand des Instituts „SIPcan safe your life"
Special Institute for Preventive cardiology and nutrition
Vorstand der Abteilung für Innere Medizin am
Krankenhaus der Barmherzigen Brüder Salzburg

Nahezu jeder zweite Österreicher leidet inzwischen an Übergewicht. Nicht nur ein ästhetisches Problem, oder?
Hoppichler:
Adipositas ist eine ernsthafte Erkrankung mit schwerwiegenden Folgen. Neue Studien zeigen, dass durch Adipositas nicht nur das Diabetesrisiko, Hochdruck und Herzerkrankungen ansteigen, sondern auch hormonaktive Tumorerkrankungen, wie Brust- und Eierstockkrebs, aber auch das Risiko für Dickdarmkarzinom.

Vor allem Diabeteserkrankungen nehmen vermehrt zu. Man spricht schon von einer neuen Volkskrankheit. Worin liegt der Grund für diese Entwicklung?
Hoppichler:
Die Ursache steht in unmittelbarem Zusammenhang mit Übergewicht und Fettleibigkeit!
Besorgniserregend ist, dass vermehrt Kinder und Jugendliche erkranken. Bereits im leichten Übergewichtsbereich steigt das Risiko, einen manifesten Diabetes zu entwickeln, deutlich an.

Wohin führt das in 10 bis 20 Jahren?
Hoppichler:
Zu einer Senkung der Lebenserwartung und zu einer dramatischen Zunahme von Herzkreislauferkrankungen und Diabetesfolgeschäden, sowie zur Einschränkung der Lebensqualität.

Diabetes wird häufig unterschätzt, nicht ernst genommen oder sehr spät erkannt. Warum?
Hoppichler:
Weil Diabetes über Jahre symptomlos verlaufen kann und bereits in dieser Zeit die Stoffwechselkomplikationen, wie Hochdruck und Gefäßschädigung, zu ernsten Organschäden führen.
Wichtig wären vorzeitige Präventionsmaßnahmen und Screening-Programme bei Personen mit erhöhtem Risiko.

Auf der anderen Seite hat fast jede zweite Frau schon eine Diät hinter sich, anscheinend ohne Erfolg. Woran liegt das?
Hoppichler:

Falsche Diäten führen zu einer Reduktion des Grundumsatzes und erhöhen in der Folge den bekannten Jo-Jo-Effekt und somit das Risiko zur Gewichtszunahme. Crashdiäten stellen eigentlich eine Körperverletzung dar und sind medizinisch abzulehnen. Bei strikten Diätformen, wie Formuladiäten, sollte unbedingt ein Arzt den Diätverlauf medizinisch überwachen.

Was empfehlen Sie für ein erfolgreiches „Gewichtsmanagement"?
Hoppichler:
Eine nachhaltige Gewichtsabnahme erfordert nicht nur eine ausgewogene, kalorienreduzierte Kost, sondern auch Bewegung, ständig neue Motivation und gegebenenfalls psychologische Unterstützung.

Kann man Gesundheit „essen"?
Hoppichler:
Ja! 5x täglich Obst und Gemüse. Vermeiden von Fast Food, rotem Fleisch und raffiniertem Zucker. Außerdem keine Softdrinks oder Fertigprodukte.

Geht es auch ohne Bewegung?
Hoppichler:
Nein! Niemals.

Es ist nie zu früh in die eigene Gesundheit zu investieren. Doch wann sollten spätestens die Alarmglocken läuten?
Hoppichler:
Sobald Sie diesen Bericht lesen, denn Prävention beginnt jetzt! Allerspätestens aber, sobald der Body-Maß-Index, sprich BMI im Übergewichtsbereich liegt und/oder im Steigen ist.

Betrachten wir die positiven Seiten einer Lebensstiländerung: Was gewinnen Mann und Frau durch eine Umstellung der Ernährungs- und Bewegungsgewohnheiten?
Hoppichler:
Grundsätzlich gewinnt jeder an Gesundheit! Aber darüber hinaus gibt es weitere Motivationsfaktoren, wie den Gewinn an gutem Aussehen, den Gewinn an Beweglichkeit, an erneutem Selbstvertrauen und natürlich den Gewinn an Lebensqualität.

Wie Sie am meisten von diesem Buch profitieren...
...und wenn es besonders schnell gehen soll

Auch die Art und Weise, wie Sie mit diesem Buch arbeiten, können Sie individuell entscheiden. Vielleicht möchten Sie sich einfach in die Thematik einlesen, die Sache ganz fundiert angehen und Schritt für Schritt Ihren Weg gehen. Vielleicht möchten Sie aber einfach gleich loslegen und es kann Ihnen nicht schnell genug gehen, bis es endlich zur Sache geht. Egal, welcher Typ Sie sind, Sie können auf jeden Fall von diesem Buch profitieren. Sie können nun Kapitel für Kapitel weiterlesen und sich richtig ernsthaft mit dem Projekt Abnehmen auseinander setzen. Das erfordert vielleicht ein wenig mehr Lesezeit, die jedoch spannend und interessant sein kann und auf jeden Fall den gewünschten Erfolg bringt.

Für Eilige: Das Wichtigste in Kürze
Wenn es aber gleich losgehen soll, Sie jetzt schon richtig motiviert sind, dann blättern Sie am besten sofort weiter. Jeweils am Beginn eines Kapitels sind die wichtigsten Inhalte und konkreten Empfehlungen zusammengefasst, so dass Sie sofort mit der Umsetzung beginnen können.

Für Neugierige: Ein bisschen Theorie schadet nie
Wenn Sie weiterlesen, werde ich Sie mit den theoretischen Grundlagen zu dem jeweiligen Thema vertraut machen. Früher oder später sollten Sie diese Teile der Kapitel unbedingt lesen, um mehr davon profitieren zu können. Denn erst wenn Sie das WARUM wirklich verstanden haben, können Sie in der Praxis flexibel mit der neuen Ernährung umgehen.

Für alle: Tipps für die Praxis
Als kleine Hilfestellung für die praktische Umsetzung finden Sie am Ende eines jeden Kapitels viele Tipps für die Anwendung im Alltag.

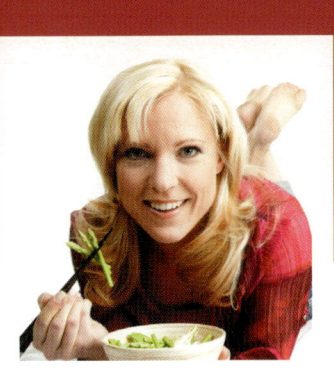

 ## Fassen wir zusammen:

Wenn Sie erfolgreich und langfristig abnehmen wollen, klappt das nicht durch weniger essen oder durch eine Diät, sondern ausschließlich durch eine Umstellung Ihrer Ernährungs- und Bewegungsgewohnheiten.

Damit das auch langfristig funktioniert, müssen die neuen Gewohnheiten problemlos in Ihren Alltag integrierbar sein. Und weil Sie keiner so gut kennt wie Sie selbst, liegt es auch an Ihnen Ihren **ganz persönlichen Wohlfühlplan** zu erstellen. Sie entscheiden selbstständig über Ihre Mahlzeiten und Ihr Bewegungsprogramm. Und diese Entscheidungen müssen keineswegs perfekt sein. Im Gegenteil: Jeder noch so kleine Schritt in die richtige Richtung bringt Sie weiter. Wichtig ist, dass die Marschrichtung stimmt.

 ## Werden Sie Ihr eigener Wohlfühlmanager!

In diesem Buch finden Sie alles, was Sie dafür benötigen: Das wichtigste Wissen über Ihren Körper, eine gute und wirkungsvolle Strategie und wertvolle Tipps, damit Ihnen die Umstellung in der Praxis besonders leicht fällt.
Außerdem legen Sie selbst fest, wo Ihr Ziel ist. Sie bestimmen Ihr Wohlfühlgewicht und wann Sie es erreicht haben wollen. Ein kleiner Tipp: Bleiben Sie dabei realistisch. Eine Gewichtsabnahme von viel mehr als einem Kilo pro Woche ist langfristig kaum drin. Doch immerhin sind das nach zwei Monaten schon acht Kilo!
Übernehmen Sie nun selbst die Verantwortung für Ihren Körper und werden Sie Ihr eigener Wohlfühlmanager. Diätpläne und Fastenkuren brauchen Sie dann nicht mehr.

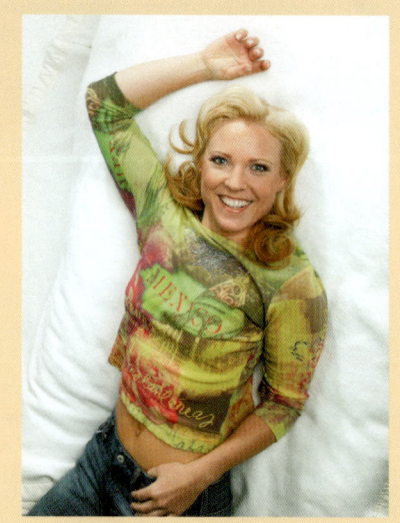

"

Jede wichtige

Veränderung beginnt

im Kopf. Setzen Sie sich

ein Ziel und machen Sie

sich bewusst, dass Sie

etwas dafür tun müssen.

Entscheiden Sie sich dann

ohne Wenn und Aber und

starten Sie los!

"

2

KAPITEL 2
DIE ENTSCHEIDUNG
BEGINNT IM KOPF!

In diesem Kapitel erfahren Sie:
- warum der Kopf immer mitspielt
- was es mit dem inneren Schweinehund auf sich hat
- wie Sie mit einem klaren Ziel den Grundstein für Ihren Erfolg legen
- wie Sie sich immer wieder selbst motivieren können

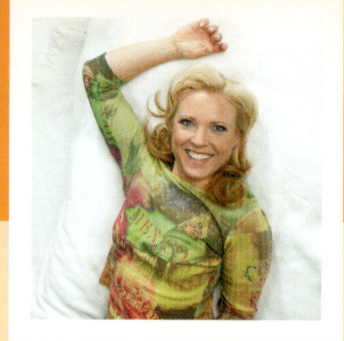

DAS WICHTIGSTE IN KÜRZE
- wenn es gleich losgehen soll

KAPITEL 2
Die Entscheidung beginnt im Kopf!

Es wäre alles so einfach, wenn es da nicht unseren inneren Schweinehund gäbe. Jeder Mensch kennt ihn nur zu gut. Doch keine Sorge. Mit folgender Strategie können Sie diesen lästigen Weggenossen ganz einfach dazu bringen, dass er für Sie anstatt gegen Sie arbeitet:

1. Fragen Sie sich, WARUM Sie Ihre Lebensgewohnheiten ändern wollen und WIE WICHTIG Ihnen die Sache ist. Treffen Sie dann **eine verbindliche Entscheidung**, ob Sie es auch tatsächlich wollen.

2. Formulieren Sie ein **kraftvolles Ziel**, und zwar schriftlich. Schreiben Sie genau auf, was Sie erreichen wollen und bis wann!

3. Bedienen Sie sich einiger **Motivationstricks**, die Ihnen das Durchhalten erleichtern. (Viele Tipps dazu im Praxisteil!)

In dem Augenblick,
in dem Du von etwas überzeugt bist,
von diesem Augenblick
an wird Dein Traum Wirklichkeit werden."

P. Collier

WARUM DAS SO IST
- ein bisschen Theorie schadet nie

 ### Warum der Kopf immer mitspielt

Der Mensch neigt dazu an alten Gewohnheiten festzuhalten. Sich von einer alten Gewohnheit zu verabschieden ist schließlich irgendwie unangenehm. Raucher und Ex-Raucher können ein Lied davon singen. Im Gegensatz zum Rauchen kann man jedoch von Schokolade oder Chips nicht wirklich abhängig werden, auch wenn es einem manchmal so vorkommt „ohne Schokolade nicht leben zu können". Doch hier ist vielmehr unser innerer Schweinehund am Werk und der hasst eines ganz besonders: Veränderungen jeglicher Art.

Alles soll so (gemütlich) bleiben, wie es ist. Er verteidigt sozusagen unsere „persönliche Komfortzone", denn alles Neue, Unbekannte, Risikoreiche und vielleicht sogar Unangenehme lauert außerhalb dieser Zone.

Wenn es aber darum geht unsere Lebensgewohnheiten zu ändern, müssen wir uns aus unserer Komfortzone herausbewegen und neue Dinge ausprobieren.

Wachstum und Veränderung findet nämlich ausschließlich außerhalb dieser Zone statt. Wachstum bedeutet aber wiederum Erfolg. Kaum ein großer beruflicher oder privater Erfolg, dem nicht auch einige Mühen vorausgehen. Kinderkriegen etwa ist für Frauen alles andere als angenehm, aber sicherlich ein phänomenaler Wachstumsschritt.

TIPP Die Macht der Sprache

Vergleichen Sie einmal: „Ich muss mich gesünder ernähren" und „Ich will mich gesünder ernähren". „Müssen" klingt immer nach Druck, „wollen" nach Wunsch. Was motiviert wohl mehr? Achten Sie also darauf, positive Formulierungen zu verwenden!

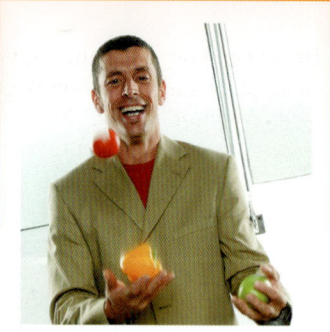

 ## Der innere Schweinehund ist am Werk

Unser innerer Schweinehund wird also alles daran setzen, weiterhin vor dem Fernseher zu liegen anstatt laufen zu gehen. Und er isst natürlich viel lieber Chips statt Rohkost.

Also müssen wir ihn austricksen. Oder noch besser: Wir müssen ihn zum Verbündeten machen. Er soll erkennen, dass Laufen und Rohkost in Wirklichkeit ja viel besser sind und mehr Lebensgenuss bedeuten als Fernseher und Chips.

Wichtig zu wissen: Der Schweinehund denkt immer sehr kurzfristig. Ihm ist es egal, ob man in ein paar Wochen schlank und fit und voller Lebensenergie ist, er will vielmehr JETZT Fernseher und Chips (natürlich völlig ungeachtet der Tatsache, dass man damit auch in ein paar Wochen noch dick, müde und unzufrieden ist).

Gefahr erkannt, Gefahr gebannt!
Es bringt nichts, den eigenen Schweinehund zu leugnen oder gar vertreiben zu wollen. Er gehört einfach zu unserer Persönlichkeit dazu. Selbst wenn man glaubt ihn verscheucht zu haben, er kommt immer wieder zurück. Akzeptieren Sie ihn und versuchen Sie sich mit ihm zu arrangieren. Entscheidend ist, dass

Sie erkennen, wann er Ihnen mal wieder ins Handwerk pfuscht. Dann können Sie reagieren und ihn dazu bringen, dass er für anstatt gegen Sie arbeitet.

Ihn zum Verbündeten machen

• Liefern Sie Ihm einen guten Grund
Was können Sie nun tun, um ihn zu motivieren trotz aller Gegenargumente aufzuspringen und loszulaufen? Liefern Sie ihm einen guten Grund dazu! Wenn er sich schon anstrengen soll, muss er schließlich wissen, warum. Das „Warum" ist einer unserer wichtigsten Motivatoren im Leben. **Fragen Sie sich, WARUM Sie überhaupt abnehmen wollen.** Tun Sie es für sich oder für jemand anderen? Tun Sie es, weil Sie sich unwohl fühlen oder weil Ihr Arzt es Ihnen rät?

• Klären Sie die Prioritäten
Manchmal fallen einem hundert gute Gründe ein etwas zu tun und man kommt dennoch nicht ins Handeln. Dann ist die Sache womöglich einfach nicht wichtig genug. Was uns im Leben wichtig ist, entscheiden unsere persönlichen Werte. Stimmen diese nicht mit unseren Zielen überein, dann kann es uns ganz schön

viel Energie kosten das Ziel zu erreichen. In diesem Fall hätte Ihr Schweinehund leichtes Spiel, Sie von Ihrem Vorhaben abzubringen.

EIN BEISPIEL

Ihr Ziel ist es abzunehmen und Ihre Fitness zu verbessern. Einer Ihrer obersten Werte ist jedoch die Karriere. Ihr Wert ist Ihrem Ziel in der Regel überlegen. Ihm räumen Sie automatisch und unbewusst höchste Priorität ein. Im Alltag wird sich das bemerkbar machen, indem Sie oft „keine Zeit" fürs Fitnessstudio oder für ein geregeltes Mittagessen haben werden, weil Sie „durcharbeiten" müssen. Sie wollen ja schließlich Karriere machen. Ein klassischer Konflikt zwischen Ihrem Wert und Ihrem Ziel abzunehmen. Was tun? Machen Sie sich in so einem Fall bewusst, dass es für Ihre Karriere durchaus

sehr förderlich ist, schlanker und damit leistungsfähiger zu sein. Mehr Leistungsfähigkeit bedeutet effektiveres Arbeiten und das bedeutet wieder mehr Zeit und mehr beruflichen Erfolg.

• Entscheidend: ein motivierendes Ziel
Als nächstes müssen Sie festlegen, was Sie genau ändern wollen. Sie brauchen ein Ziel. Ein klares und motivierendes Ziel zu haben ist das A und O erfolgreicher Handlungen. Es bestärkt und motiviert und wirkt als Bündelung unserer gesamten Energie. Das Ziel leuchtet quasi außerhalb der Komfortzone, weist den Weg und unterstützt uns, zwischenzeitlich auch einmal Mühen auf uns zu nehmen. Der Schritt aus der Komfortzone fällt dann auch Ihrem Schweinehund viel leichter. Wenn Sie ihn zu Ihrem Verbündeten machen wollen, dann gilt es ihn regelrecht von Ihrem Ziel zu begeistern.

DIE BELIEBTESTEN ARGUMENTE DES INNEREN SCHWEINEHUNDS

› **Keine Zeit!**
Keine Zeit fürs Training. Keine Zeit für ein Mittagessen. Und überhaupt keine Zeit ein Buch zu lesen. Der allgemeine Zeitdruck liefert dem Schweinehund die beliebteste (und darüber hinaus plausibelste) Ausrede überhaupt. Doch Zeit hat man nicht, Zeit nimmt man sich. Und zwar für alles, was einem wichtig ist. Wie wichtig ist Ihnen Ihr Körper?

› **Der falsche Zeitpunkt!**
Abnehmen schon, aber nicht gerade jetzt. Ich bin nicht in der richtigen Stimmung. Dazu brauche ich Ruhe und Zeit. Und überhaupt bin ich diese Woche eingeladen. Wann ist bitte der richtige Zeitpunkt?

› **Das schaff ich nicht!**
Dieses Argument bringt er besonders dann vor, wenn man sich zu viel vornimmt. Wer die Sache in kleinen Schritten angeht, schafft das. Sie auch!

› **Das geht nicht!**
Geht nicht, gibt's nicht. Aber manchmal will er einfach nicht…

› **Man muss auf andere Rücksicht nehmen!**
Allzu gern schiebt der Schweinehund unsere Mitmenschen vor, wenn es darum geht eine Sache nicht durchziehen zu müssen: Die Kinder, für die man kochen muss oder der Chef, der einen zum Essen einlädt. Doch bedenken Sie: Es ist Ihr Leben und Sie haben nur das eine!

ERFAHRUNGSBERICHT

Michaela:

Ich wollte schon immer abnehmen, hatte es aber nie ernsthaft versucht. Doch dann stand meine Hochzeit bevor und jetzt wollte ich mein Vorhaben wirklich umsetzen. Ich stellte mir vor, wie es sein würde, wenn ich in meinem Hochzeitskleid schlank vor dem Altar stehen würde und das Ja-Wort spreche. Dieses Bild von mir hat mich motiviert etwas an meinem Leben zu ändern.

Um auf Nummer Sicher zu gehen meldete ich mich bei einer Abnehmaktion bei einer großen Frauenzeitschrift an um aller Welt zu verkünden: „Ich werde bis zu meiner Hochzeit 10 Kilo abnehmen". Das war wirklich externer Druck pur, denn bei dieser Aktion gab es natürlich auch Zwischenberichte und ein Vorher-Nachher-Foto. Wäre ganz schön peinlich gewesen, wenn es nicht geklappt hätte. Aber dann ging alles ganz leicht. Die Zeitschrift teilte mir Conny Hörl und ihr Team zu. Die sollten mich bei meinem Abnehmvorhaben unterstützen. Dank meiner positiven Einstellung und der optimalen Betreuung purzelten die Kilos innerhalb von 3 Monaten ohne Probleme.

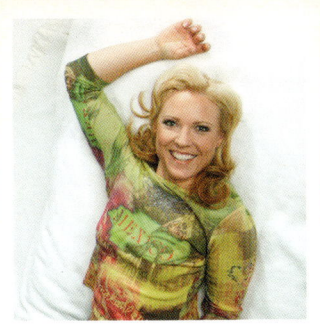

Entscheiden Sie sich für das gute Gefühl!

Jeder Mensch kennt ihn. Den inneren Schweinehund. Doch eine Herausforderung des Lebens ist es nun mal, sich ihm immer wieder zu stellen. Egal, ob es im Job oder eben beim Abnehmen ist. Wenn ich nicht bereit bin auch einmal einige Mühen auf mich zu nehmen, also meine persönliche Komfortzone zu verlassen, werde ich im Leben nur wenig erreichen. Denn jede Veränderung ist am Anfang etwas mühsam, auch von alten Gewohnheiten abzulassen und sich neue anzugewöhnen.

Love it oder change it! Liebe es oder ändere es!
Für mich gibt es genau zwei Möglichkeiten um glücklich zu werden: Entweder ich akzeptiere eine Situation so wie sie ist und bin damit zufrieden. Oder ich ändere etwas an der Situation. Wenn keines von beiden für Sie zutrifft, Sie also mit Ihrem Körper unzufrieden sind, aber auch nicht die Bereitschaft haben etwas an Ihren Gewohnheiten zu ändern, dann ist das ein sicherer Weg zum Unglücklichsein.

Je öfter Sie es tun, desto leichter wird es
Wissen Sie, was aber das Tolle an der Sache ist? Je öfter Sie Neues ausprobieren, desto leichter und „normaler" wird es. Und irgendwann finden Sie es „ganz normal" morgens Laufen zu gehen und sich zum Frühstück ein Müsli schmecken zu lassen. Und wenn Sie ein klares, freudvolles Ziel vor Augen haben und den dringlichen Wunsch verspüren, dies auch erreichen zu wollen, dann fällt Ihnen dieser Schritt viel leichter, als Sie glauben.

Es geht immer um ein gutes Gefühl
Denken Sie immer daran: Ihrem Schweinehund geht es letztlich immer nur um eines: er möchte sich gut fühlen. Das heißt auf der einen Seite, dass er keine Schmerzen und Unannehmlichkeiten haben möchte, auf der anderen Seite, dass er Freude und Spaß erleben möchte. Wenn Sie ihm und sich selbst klar machen können, das ein fitter Körper langfristig sehr viel Spaß bedeutet, dann haben Sie ein wichtiges Schloss zum Erfolg bereits geknackt.

LET'S DO IT
– Tipps für die praktische Umsetzung

 ### Treffen Sie eine Entscheidung

Am Anfang steht der unwiderrufliche Entschluss, ob Sie denn nun wirklich etwas ändern wollen in Ihrem Leben oder nicht. Ohne eine verbindliche Entscheidung brauchen Sie gar nicht anzufangen. Das kostet nur unnötig Energie. Wenn Sie dagegen vollkommen überzeugt sind, dass eine Umstellung Ihrer Lebensgewohnheiten für Sie mehr Lebensfreude bringt, stehen die Chancen für eine erfolgreiche Umsetzung bestens. Damit Ihnen die Entscheidung leichter fällt, schlage ich Ihnen folgende kleine Übung vor:

TIPP Nehmen Sie Stift und ein Blatt Papier zur Hand und unterteilen Sie die Seite in zwei Spalten. In die linke Spalte schreiben Sie was passieren kann, wenn Sie nichts ändern (z.B. Ihre Blutwerte verschlechtern sich). In die rechte Spalte schreiben Sie all die **positiven** Dinge auf, die passieren, wenn Sie etwas an Ihren Gewohnheiten verbessern (z.B. durch Ihre verbesserte Fitness können Sie bald wieder eine Bergtour unternehmen). Unter beide Spalten schreiben Sie den Preis, den es dafür zu zahlen gilt (z.B. eine Stunde früher aufstehen um Laufen zu gehen)
Sie kennen nun die Pro und Contras. Die Entscheidung liegt nun bei Ihnen. Treffen Sie sie! Ohne Wenn und Aber.

ENTWICKLUNG BEI NICHTSTUN	GEWINN BEI VERÄNDERUNG
• schlechte Blutwerte!	• Bergtour mit Freunden :)
• alles bleibt, wie es ist...	• den ganzen Tag fit sein
• werde noch dicker	• endlich ins Traumkleid passen

DER PREIS, DEN ES ZU ZAHLEN GILT!

• 1 h früher aufstehen
• keine Gummibärchen mehr
•

Setzen Sie Prioritäten

Für eine erfolgreiche Umsetzung müssen Sie Ihrem Körper einen gewissen Stellenwert einräumen. Um herauszufinden, welche Priorität Sie Ihrer Gesundheit und Ihrem Körper in Ihrem Leben geben, sollten Sie sich zunächst Ihrer persönlichen Werte bewusst werden. Unsere Werte symbolisieren all das, was uns im Leben wirklich wichtig ist. Sie stellen quasi unsere ureigenste Motivation dar. Jeder Mensch hat andere Werte. Sie können von Person zu Person stark variieren.

Vielleicht fühlen Sie sich von folgenden Begriffen angesprochen, vielleicht gibt es aber auch weitere Werte, die Sie ergänzen wollen. **Kreuzen Sie einfach das an, was zu Ihnen passt:**

○ Leistung	○ Selbstachtung	○ Begeisterung	○ Unabhängigkeit	○ Gerechtigkeit
○ Freundschaften	○ Familie	○ Gesundheit	○ Anerkennung	○ Harmonie
○ Reichtum	○ Lebensfreude	○ Herausforderung	○ Genuss	○ Vertrauen
○ Ruf	○ Sicherheit	○ Kreativität	○ Partnerschaft	○ Konsequenz
○ Ehrlichkeit	○ Verantwortung	○ Liebe	○ Karriere	○ Durchhalte-
○ Selbstbewusstsein	○ Freiheit	○ Schönheit	○ Mut	vermögen

Wählen Sie aus den angekreuzten Werten nun die fünf wichtigsten aus und bringen Sie diese in eine Reihung. **Fragen Sie sich nun, ob Ihre obersten Werte in Einklang mit Ihrem Abnehmvorhaben stehen.** Wenn ja, Glückwunsch, Sie haben Ihrem Schweinehund schon einen sehr wirkungsvollen Grund genannt sich vom Sofa zu erheben. Wenn nein, dann fragen Sie sich, ob Ihr Vorhaben nicht doch in irgendeiner Weise Ihrem obersten Wert dienlich sein kann. Möglicherweise ist dieser Nutzen erst langfristig erkennbar. Nehmen wir einmal an, Ihr oberster Wert ist die Familie. Wenn Sie von nun an mehr Zeit in Ihre Fitness investieren wollen, kann das bedeuten, dass Sie weniger Zeit für Ihre Familie haben werden. Kurzfristig mag das Ihrem Wert entgegenstehen. Langfristig können Sie den Wert Familie jedoch sogar sichern. Denn wer bis ins hohe Alter fit und gesund ist, kann auch noch mit den Enkeln etwas unternehmen...

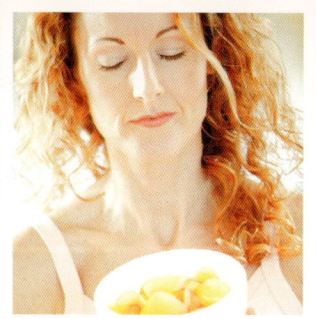

 ## Setzen Sie sich ein motivierendes Ziel

Nun gilt es Ihren Schweinehund für Ihr Ziel zu begeistern. Sie erinnern sich: Einem Kind, das man für ein Vorhaben gewinnen möchte, schildert man die Sache so bunt und eindrucksvoll wie möglich. Genauso sollten Sie das mit Ihrem Schweinehund auch tun. Ein schlichtes „Wir wollen doch abnehmen!" klingt noch nicht sonderlich motivierend, oder?

Wenn Sie sich aber bis ins letzte Detail vorstellen, wie es sein wird, wenn Sie um einige Kilo leichter sind, welche Kleider Sie anziehen werden und wie die Leute Sie bewundern werden, dann hat das eine ganz andere, viel motivierendere Qualität.

Ihr Schweinehund liebt übrigens Bilder. Je farbenprächtiger und leuchtender Sie ihm Ihr Ziel schildern, desto schneller wird auch er von der Sache begeistert sein. Und Sie dabei kräftig unterstützen.

• Träumen Sie!
Machen Sie doch einfach einmal die Augen zu, lehnen Sie sich zurück und träumen Sie. Visualisieren Sie Ihr Ziel und zwar so detailgetreu wie nur möglich. Haben Sie Spaß daran, sich schlank und fit zu sehen und genießen Sie Ihr Bild von der Zukunft!

Nehmen Sie sich soviel Zeit dazu, wie Sie möchten. Vielleicht wollen Sie dabei sogar Ihr Lieblingslied hören. Je angenehmer und wohler Sie sich fühlen, desto besser.

Testen Sie einmal, ob Ihnen Ihr Traum auch wirklich ein Lächeln auf die Lippen zaubert. Prima, dann haben Sie Ihr Ziel gefunden! Wenn nicht, dann ist das Ziel möglicherweise noch nicht herausfordernd genug. Bleiben Sie dabei allerdings noch realistisch und im Rahmen des Machbaren, sonst argumentiert Ihr Schweinehund allzu schnell mit „Das ist doch gar nicht möglich, das kann kein Mensch schaffen, also du auch nicht, lassen wir es doch ganz".

TIPP **Je öfter, desto besser**

Je öfter Sie in Folge an Ihr Zielbild denken, desto einfacher wird Ihnen die Umstellung Ihrer Lebensgewohnheiten fallen. Besonders bewährt hat es sich, kurz vor dem Einschlafen das Zielbild gedanklich noch einmal „heranzuholen". Das sorgt nicht nur für positive Gedanken, sondern auch für einen guten Schlaf!

• Schreiben Sie Ihr Ziel auf!

Nun schreiben Sie Ihr Ziel auf. Einfach so, wie Sie es in Ihrem Traum gesehen haben. Am besten Sie setzen sogar Ihre Unterschrift und das Datum darunter.

Sie gehen damit Ihre ganz persönliche Verpflichtung ein, dieses Ziel erreichen zu wollen.

Damit Ihr Ziel zu einem wirklich kraftvollen Motivator wird, lohnt es sich einige **Formulierungstipps** zu beachten:

TIPP SO FORMULIEREN SIE EIN KRAFTVOLLES ZIEL:

› **auf jeden Fall positiv:** Unser Schweinehund liebt bekanntlich Bilder. Alles was Sie ihm erzählen, setzt er sofort in ein Bild um. Für das Wort „NEIN" oder „NICHT" gibt es allerdings kein Bild. Im Gegenteil: Sobald Sie ihm schildern, was Sie NICHT wollen, produziert er in Windeseile ein Bild genau von dieser Sache. Vermeiden Sie also Formulierungen, wie „Ich möchte nicht mehr so viele Chips essen", sondern schreiben Sie lieber: „Ich nasche viele leckere Erdbeeren."

› **möglichst genau und verbindlich:** Schreiben Sie nicht „Ich möchte mich gesünder ernähren" oder „Ich möchte abnehmen", sondern definieren Sie Ihr Ziel genauer. Wieviel möchten Sie abnehmen? Und woran erkennen Sie, dass Sie sich gesünder ernähren? (z.B. fünf Einheiten Obst und Gemüse am Tag).
Vermeiden Sie außerdem Wörter wie „eigentlich" oder „vielleicht". An solche Aussagen fühlt sich Ihr Schweinehund wirklich nicht gebunden.

› **mit vielen Sinneskanälen:** Der Mensch nimmt seine Umwelt über die fünf Sinneskanäle Sehen, Hören, Fühlen, Riechen und Schmecken wahr. Je mehr davon Sie in Ihre Schilderung mit einbeziehen, desto stärker wirkt das Ziel. Wie werden Sie mit Ihrer neuen Figur aussehen? Wie werden Sie sich fühlen, wenn Sie voller Elan den nächsten Berg besteigen? Hören Sie in Gedanken die bewundernden Worte Ihrer Mitmenschen und genießen Sie diese Vorstellung in vollen Zügen!

› **mit Terminvorgaben:** Ganz wichtig ist es festzulegen, bis WANN Sie Ihr Ziel erreicht haben möchten. Ihr Schweinehund wird sonst zum ewigen „Morgen-hat-das-auch-noch-Zeit"-Ausreden-Schwinger. Sollten Sie Ihr Ziel dann zum gesetzten Termin noch nicht erreicht haben, ist das nicht weiter schlimm. Dann setzen Sie sich einfach einen neuen Termin. Legen Sie aber auf jeden Fall einen Zieldatum (z.B. ein bestimmtes Fest) fest!

„Sehen Sie sich mit Ihrem geistigen Auge so,
als ob Sie Ihr Ziel bereits erreicht haben.
Sehen Sie sich die Dinge tun, die Sie tun werden,
wenn Sie Ihr Ziel erreicht haben."

Earl Nightingale

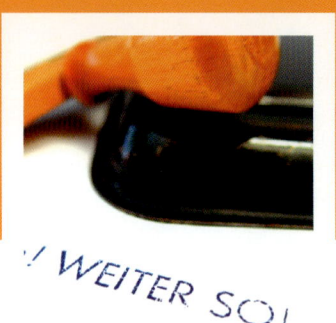

 WEITER SO!

➡ Für alle Fälle: Motivationstricks zum Durchhalten

Auf dem Weg zu Ihrem Ziel wird Ihr innerer Schweinehund immer wieder versuchen Sie von Ihrem Vorhaben abzubringen. Am Anfang ein wenig öfter. Später immer seltener.

Um auf Nummer Sicher zu gehen, lohnt es sich einen Blick in die Motivationstrickkiste zu werfen. Einige Tricks, die sich als besonders effektiv erwiesen haben, möchte ich Ihnen hier vorstellen.

Suchen Sie sich das aus, was Ihnen am besten gefällt und womit Sie am meisten anfangen können.

Ein persönlicher Coach

Suchen Sie sich einen Verbündeten, eine Person, die Sie unterstützt und quasi eine Art „Schutzengelfunktion" für Sie übernimmt. Das kann ein Trainingspartner sein, der Sie zum wöchentlichen Training motiviert oder einfach eine Freundin. Auch ein persönlicher Fitnesstrainer, ein so genannter Personal Coach, kann Sie prima unterstützen.

Gleichgesinnte

Auch eine Gruppe Gleichgesinnter, wie man sie z.B. in Abnehmgruppen trifft, kann unglaublich motivieren. Wenn alle im gleichen Boot sitzen, man gegenseitig Erfahrungen austauschen kann, fällt die Umstellung wesentlich leichter.

Erfolgstagebuch

Viele erfolgreiche Menschen schreiben ein Erfolgstagebuch. Legen Sie sich auch so ein Buch zu. Das kann ein schlichtes Schulheft oder ein schön gebundenes Büchlein sein. Schreiben Sie jeden Abend auf, was Sie an diesem Tag Ihrem Ziel näher gebracht hat. Das muss kein großer Aufsatz sein, ein bis drei Stichworte genügen. Wann immer Sie einen Durchhänger haben, nehmen Sie das Erfolgstagebuch zur Hand und freuen Sie sich über Ihre positive Entwicklung.

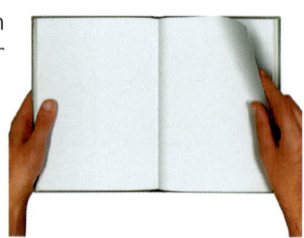

Druck von außen

Manche Menschen sind dann besonders motiviert, wenn sie sich einen zusätzlichen Druck von außen auferlegen. Das kann eine Wette oder eine bestimmte Verpflichtung sein, die Sie eingehen werden. Melden Sie sich zum Beispiel zu einem Volkslauf an und bezahlen Sie die Startgebühr schon heute. Oder kaufen Sie sich ein neues Kleidungsstück, in das Sie erst „hineinwachsen" müssen.

Mein Mann schloss zu diesem Zweck eine ungewöhnliche Wette ab. Sein Ziel war es, bis zur Geburt unseres Sohnes endlich abzunehmen. Er wettete, dass er während meiner Schwangerschaft mehr abnehmen als ich zunehmen werde. Er hat die Wette im Übrigen haushoch gewonnen und verlor in dieser Zeit 23 Kilo.

Sie haben keinen guten Wettpartner? Fragen Sie Ihre Kids! Kinder eignen sich prima dafür, denn Sie sind wesentlich hartnäckiger, wenn es um das Einhalten von Wetten geht!

Eine Belohnung

Meistens ist das Erreichen des Ziels selbst die schönste Belohnung. Überlegen Sie sich dennoch, was Sie sich zusätzlich Gutes tun können, z.B. ein neues Kleid oder ein schönes Abendessen in einem Gourmet-Restaurant. Sie können Belohnungen auch für kleinere Etappenziele festlegen, z.B. wenn Sie die ersten 5 Kilo verloren haben. Wichtig dabei: Sie müssen dieses Versprechen auch wirklich einlösen!

TIPP Von Miesmachern fernhalten

Kennen Sie die Sorte Mensch, die einen immer wieder herunterzieht, einen demotiviert und mit vermeintlich klugen Sprüchen Mut und Elan raubt? Halten Sie sich von solchen Miesmachern fern und umgeben Sie sich lieber mit Menschen, die Sie unterstützen!

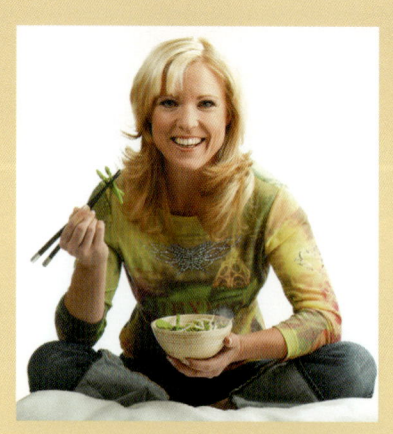

„

Überlassen Sie nichts

dem Zufall, sondern

stellen Sie mit der richtigen

Vorbereitung die Weichen

für Ihren Erfolg!

"

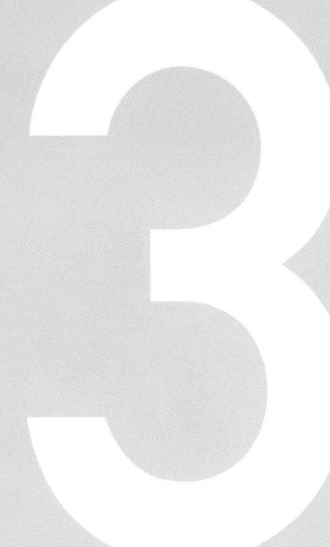

GUT GEPLANT
IST HALB GEWONNEN!

In diesem Kapitel erfahren Sie:
- wie Sie sich mit ein wenig Planung den Einstieg erleichtern
- wie Sie sich ein motivierendes Umfeld schaffen
- welche Schritte Sie zuerst unternehmen sollten

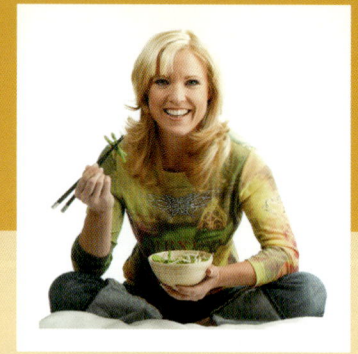

DAS WICHTIGSTE IN KÜRZE
- wenn es gleich losgehen soll

KAPITEL 3
Gut geplant ist halb gewonnen!

Viele Abnehmvorhaben scheitern schon in der ersten Woche aufgrund schlechter Vorbereitung. Entweder sind nicht die richtigen Produkte im Haus oder das Training musste anderen wichtigen Terminen weichen. Daher lohnt es sich durchaus, sich schon im Vorfeld ein paar Gedanken über die Umsetzung zu machen.

1. Verbannen Sie alle Lebensmittel, die nach der neuen Ernährungsweise nicht mehr in Frage kommen, aus Ihrem Haushalt. Dann **kaufen Sie sich viele leckere Schlankmacherlebensmittel** – damit Sie gleich auf den Geschmack kommen!

2. **Informieren Sie** Ihre Familie, Freunde und Kollegen über Ihr Vorhaben und bitten Sie um ihre Unterstützung!

3. Besorgen Sie sich bequeme **Sportbekleidung und die richtige Ausrüstung**. Lassen Sie sich dafür von einem Fachmann beraten!

4. Setzen Sie sich **Terminfenster** für feste Mahlzeiten und Training. Übertreiben Sie es dabei aber nicht!

WARUM DAS SO IST
- ein bisschen Theorie schadet nie

Sie, und nur Sie allein sind für Ihren Körper verantwortlich. Keine Frage. In Ihrer Hand liegt es, ob Sie dick oder dünn, fit oder faul sind. Schieben Sie die Verantwortung bitte nicht auf Ihren stressigen Job, auf Ihre Familie oder sogar auf ihren Hausarzt, sondern seien Sie ehrlich zu sich selbst.

Klingt ein bisschen hart, ich weiß. Wie gerne schiebt man die anderen vor, wenn es etwas mühsam wird. Und tatsächlich: In unserem Alltag lauern jede Menge Stolpersteine, die uns den Weg in die „schlanke Zukunft" erschweren wollen. Sie kennen bestimmt die lieben Bekannten, die spöttisch zu lächeln beginnen, wenn man beim nächsten Abendessen erzählt, man mache gerade eine Diät. Die Standardantwort: „Aber heute machst du doch eine Ausnahme, oder?" Nicht gerade sehr motivierend, wenn man gerade noch voller Elan und guter Vorsätze war. Doch solche oder ähnliche Hindernisse werden Ihnen im Alltag immer wieder begegnen.

Und auch wenn Sie ganz allein für Ihren Erfolg verantwortlich sind, so kann Sie Ihr Umfeld dabei unterstützen oder aber auch behindern.

• Sorgen Sie für ein positives, motivierendes Umfeld
Da wäre zum einen Ihr Haushalt. Wenn sich hinter jeder Küchentür eine Versuchung versteckt, wird Ihr Schweinehund dieser sicherlich irgendwann erliegen. Das muss nicht sein. Die Lust auf Kekse & Co. beginnt oft erst beim Anblick der süßen Sünden. Warum dann so etwas zu Hause haben? Sie machen sich das Leben nur selbst schwer.

Nächster Fall: Sie haben sich entschlossen endlich wieder mit Sport anzufangen. Doch beim Öffnen Ihres Kleiderschranks fällt Ihr Blick auf die alten Turnschuhe und die etwas unförmige Jogginghose. Auch nicht gerade motivierend, oder? Und nicht zuletzt Ihr Terminplan, der Ihnen mal wieder keine Zeit zum Trainieren lässt...

Alles in allem erleichtert eine gute Planung im Vorfeld den Einstieg ungemein. Das heißt nicht, dass Sie nicht sofort loslegen können. Im Gegenteil: Lieber gleich ins Handeln kommen als ewig planen. Doch ein paar sinnvolle einstimmende Überlegungen schaden keinesfalls.

LET'S DO IT
– Tipps für die praktische Umsetzung

 ### Passen Sie Ihren Haushalt an

Verbannen Sie alle Dickmacher-Lebensmittel, die Sie in irgendeiner Weise in Versuchung führen könnten, schlichtweg aus Ihrem Blickfeld. Am besten, Sie schenken sie den Nachbarn. Aus den Augen, aus dem Sinn. Worauf Sie getrost in den nächsten Wochen verzichten können, das finden Sie in nebenstehender Tabelle.

• Leckere Schlankmacher-Lebensmittel
Dann sollten Sie Ihren Kühlschrank schnell mit vielen leckeren Schlankmacher-Lebensmitteln füllen. Nur wer für alle Fälle gut gerüstet ist, der kommt nicht in Versuchung den Pizzadienst zu kontaktieren. Kaufen Sie sich dabei nur Dinge, die Ihnen wirklich schmecken. Werfen Sie einmal einen Blick auf meine Einkaufsvorschläge, Sie werden staunen, welche leckeren Sachen dabei sein können. Zusätzlich zu diesen Vorschlägen kaufen Sie frische Nahrungsmittel, wie Fleisch, Fisch, Geflügel oder Milchprodukte, je nach Bedarf ein! Und natürlich viel frisches Gemüse und Obst – am besten nach Jahreszeit.

TIPP

So lesen Sie Zutatenlisten
Nehmen Sie sich zu Hause einmal die Zutatenlisten Ihrer Lebensmittel vor. Sie werden staunen, wie oft Zucker oder Stärke darin enthalten ist. Achten Sie dabei auch auf versteckten Zucker. Glucose ist z.B. nichts anderes als eine Zuckerart. Übrigens: Die Inhaltsstoffe, die als Erste auf der Liste stehen, sind in diesem Lebensmittel am meisten enthalten.

Zutaten:
Zucker, Haferflocken, Erdnüsse, Karamellzubereitung, Cornflakes, Reis, gehärtetes Pflanzenfett, Glukosesirup, Weizeneiweiß, Salz, Malzextrakt, Magermilchpulver, Sojalecithin, Pflanzenöl, Aroma

Zutatenliste eines Getreideriegels
Achtung, jede Menge versteckter Zucker!

• Praktische Küchengeräte

Für eine schnelle und unkomplizierte Küche empfiehlt sich die Anschaffung von praktischen Küchengeräten. Mit einem guten, scharfen Messer macht das Schneiden von Gemüse nicht nur mehr Spaß, sondern geht auch viel schneller von der Hand. Das wichtigste Küchenutensil ist für mich ein asiatischer Wok. Kaum ein Gericht, wo er bei mir nicht Verwendung findet. Mein Tipp: Kaufen Sie sich einen leichten Wok, der auch nicht zu groß sein sollte. Dann können Sie ihn auch bequem in der Geschirrspülmaschine abwaschen.

Auch kleine Hobel, mit denen man z.B. Gurken, Knoblauch oder Karotten schnell und ohne Aufwand raspeln kann, sind sehr praktisch. Wer etwas mehr Geld ausgeben möchte, leistet sich einen Trüffelhobel. Er ist klein, sehr scharf und kann für alle möglichen Lebensmittel verwendet werden.

Diese Dinge verbannen Sie vorerst aus Ihrem Haushalt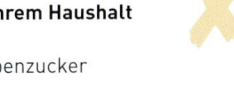

Zucker, Traubenzucker
Süßigkeiten
Chips, Popcorn, o.ä.
Cornflakes und Knuspermüslis
Weißmehl und Weißmehlprodukte

Zuckerhaltige Soßen (z.B. Ketchup)
Marmelade, Honig
Kartoffelprodukte (z.B. Pommes)
Mais (aus der Dose)
Schnellkochreis, Klebreis, Risotto
(billige) Margarine

Limonaden und zuckerhaltige Säfte
Bier, Hochprozentiges, Liköre

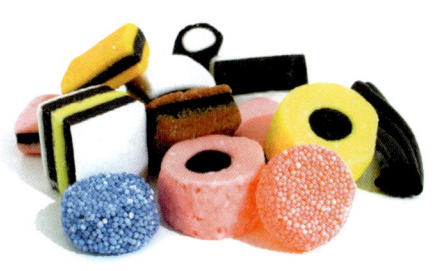

Das sollten Sie immer daheim haben

› auf Vorrat:
Vollkornbrot
Vollkornnudeln und/oder Spaghetti
Basmati-, Natur-, Parboiled- oder Wildreis
versch. Flocken und Körner fürs Müsli
gewürfelte Tomaten aus der Dose
zuckerfreier Fruchtaufstrich

› für die Tiefkühltruhe:
Gemüse, Beeren und Fisch tiefgefroren

› zum Würzen:
Dijonsenf
Kräuter und Gewürze
Würzmischungen (z.B. asiat.)

› zum Süßen:
Fruchtzucker, Süßstoff
Agaven- oder Apfeldicksaft

› zum Naschen:
Trockenfrüchte (z.B. Aprikosen, Äpfel)
Nüsse und/oder Pistazien
Hochwertige Schokolade (70% Kakao)

› zum Trinken:
Mineralwasser
Prosecco oder Sekt
Trockener Wein (weiß oder rot)
evtl. versch. Teesorten

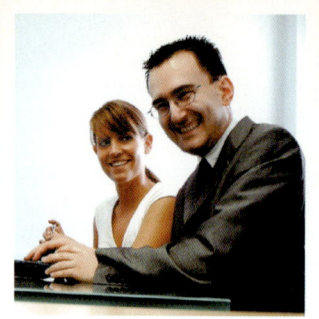

 ## Informieren Sie Familie, Freunde und Kollegen

Für Ihren Erfolg sind ausschließlich Sie selbst verantwortlich. Keine Frage. Ihre Mitmenschen können jedoch durchaus ein Wörtchen mitreden. Sie können Sie motivieren, aber auch demotivieren. Wenn Ihre Freundin Ihnen immer wieder ein Stück Kuchen zustecken will, dann werden Sie dieser Versuchung sicherlich irgendwann erliegen. Hinterher ärgern Sie sich über sich selbst und über Ihre Freundin. Lassen Sie es nicht soweit kommen, sondern werden Sie schon im Vorfeld aktiv!

Sorgen Sie dafür, dass Ihre Lieben Sie unterstützen, indem Sie sie rechtzeitig über Ihr Vorhaben informieren und Sie aktiv um Ihre Mithilfe bitten. Erklären Sie, wie wichtig es Ihnen ist, endlich etwas an Ihrem Leben zu ändern. Oftmals ist es unseren Familienmitgliedern und Freunden nur nicht bewusst, dass sie uns gewaltig den Rücken stärken können. Und gerade die eigene Familie kann eine große Stütze sein. Vielleicht erklärt sie sich ja sogar bereit bei der neuen Ernährungsform mitzumachen.

Auch ist es sinnvoll die Kollegen in der Arbeit über Ihr „Projekt Ernährungsumstellung" zu informieren. Sonst liegt womöglich schon bald wieder ein Croissant auf dem Schreibtisch.

Eine Sache sollte Ihnen außerdem bewusst sein: Je mehr Sie abnehmen und je attraktiver Sie werden, desto mehr werden Sie auch mit Neid und Konkurrenzdenken konfrontiert werden. Manche Freundschaften sind daran sogar schon zerbrochen. Doch das muss nicht unbedingt negativ sein. Denn gerade während solcher Veränderungsprozesse zeigt sich der wahre Wert einer Freundschaft.

Wichtig für Sie: Denken Sie an Ihre wichtigsten Werte im Leben und behalten Sie Ihr Ziel im Auge. Dann überstehen Sie auch solche Krisen.

> **TIPP** **Kein Wort von Diät!**
>
> Vermeiden Sie es von einer Diät zu sprechen, sondern erklären Sie schlichtweg, dass Sie dabei sind Ihre Ernährung umzustellen und gewisse Nahrungsmittel momentan meiden. Sollten Ihre Kollegen immer noch hartnäckig versuchen, Sie von Ihrem Weg abzubringen, hilft die kleine Notlüge: „Das vertrag ich momentan einfach nicht."

Besorgen Sie sich die richtige Ausrüstung

Die richtige Sportkleidung und vor allem der richtige Sportschuh sind für ein erfolgreiches Training unentbehrlich. Legen Sie sich Kleidung und Schuhe zu, in denen Sie sich wohlfühlen und kramen Sie nicht nach alten Tennisschuhen auf dem Dachboden. Sport soll Spaß machen - da gehört die richtige Ausrüstung einfach dazu. Außerdem ist man gleich doppelt motiviert und freut sich darauf, bald das neue Sportoutfit „auszuführen". Nutzen Sie auch diesen Motivationseffekt!

TIPP **Für richtiges Training unerlässlich: eine Pulsuhr**

Vor allem zum Ausdauertraining empfiehlt sich die Anschaffung einer Pulsuhr.

Man kann sie in einigen Fitnessstudios auch ausleihen. Es gibt jedoch schon günstige Angebote auf dem Markt, so dass sich die Investition auf jeden Fall lohnt. Am besten auch hier vom Fachmann beraten lassen.

• Was müssen Sie beim Kauf beachten?
Gerade wenn es um Sportschuhe geht, empfehle ich Ihnen, sich in einem guten Sportgeschäft fachlich beraten zu lassen. Dort wird in der Regel eine Fuß- und manchmal auch eine Laufanalyse durchgeführt.
Damit garantiert nichts drückt, muss der Schuh auf Fußform und Bewegungsmuster abgestimmt sein. Denn nichts ist schlimmer als ein unbequemer Sportschuh.

• Außerdem benötigen Sie:

**› für´s Indoortraining
(z.B. im Fitnessstudio)**
Saubere Sportschuhe mit gutem Halt
Lange und/oder kurze Trainingshose
Funktionsshirt (kurzarm)
evtl. Sportunterwäsche und -socken

**› für´s Outdoortraining
(z.B. Nordic Walk)**
Gut gedämpfte Laufschuhe
Laufhose (lang)
Funktionsshirt (schnell trocknend)
Gute Socken
evtl. wetterfeste und atmungsaktive Jacke
evtl. Kopfbedeckung
evtl. Handschuhe

Setzen Sie sich Terminfenster

• Fixe Termine für Ihr Training

Damit Sie ein regelmäßiges Training auch langfristig umsetzen, brauchen Sie unbedingt fixe Termine.

Überlegen Sie, wann Sie sich Zeit dafür nehmen werden, und bleiben Sie bei Ihrer Planung realistisch. Lieber nur ein oder zwei feste Trainingstermine pro Woche einplanen, die Sie dann auch wirklich einhalten können. Räumen Sie diesen Terminen hohe Priorität ein!

Am besten, Sie verabreden sich mit einer weiteren Person, entweder mit einem Trainer oder einem Trainingspartner. Termine, die man nur mit sich selbst hat, lassen sich allzu leicht „absagen".

• Zeit für feste Mahlzeiten

Planen Sie auch für Ihre Mahlzeiten Terminfenster ein.

Für einen gelungenen Tagesstart ist ein stärkendes Frühstück das A und O. Die 15 Minuten, die Sie deswegen vielleicht früher aufstehen müssen, lohnen sich auf alle Fälle.

Gerade Berufstätige neigen dazu, das Mittagessen im Auto, unterwegs oder gar am Schreibtisch einzunehmen. Doch auch hier gilt: 30 Minuten für eine erholsame Mittagspause sollte Ihnen Ihr Körper wert sein. Sie werden sehen, dass Sie - vorausgesetzt

Sie achten auf die Zusammensetzung Ihres Mittagessens - die „verlorene" Zeit schnell durch effektiveres Arbeiten wieder aufgeholt haben. Denken Sie außerdem immer daran: Die Zeit, die Sie heute in Ihren Körper investieren, bekommen Sie im Alter um ein Vielfaches zurück!

TIPP **Schaffen Sie Rituale!**

Besonders bewährt hat es sich, immer zu festen Wochentagen zu trainieren. Auch fixe Essensrituale, wie z.B. das gemeinsame Frühstück mit der Familie sind förderlich.

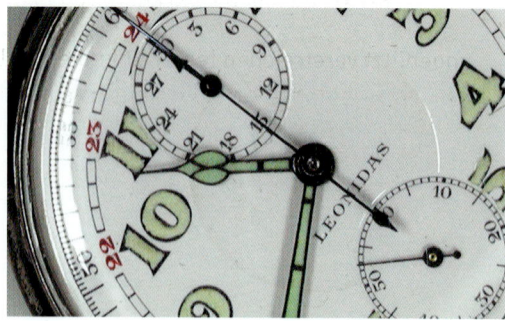

Machen Sie den ersten Schritt und starten Sie Ihren Aktionsplan

So, nun geht es darum Ihr Ziel auch in die Tat umzusetzen. Nehmen Sie wieder Zettel und Stift zur Hand und **formulieren Sie drei konkrete Handlungsschritte, die Sie auf jeden Fall innerhalb der nächsten drei Tage angehen werden.** Einige Anregungen waren sicherlich schon dabei, eine ganze Reihe folgen noch in diesem Buch. Wichtig ist es nun einfach einmal loszulegen. Lassen Sie Ihrem Schweinehund keine Zeit darüber nachzudenken, ob er nicht doch aussteigen soll, sondern setzen Sie die ersten Schritte sofort um! Selbstverständlich können Sie später Ihren Aktionsplan jederzeit ergänzen. Kommen Sie jedoch unbedingt innerhalb der nächsten drei Tage ins Handeln! Denn dann ist die Chance, Ihr Vorhaben auch erfolgreich umzusetzen, am größten!

INTERESSANTES

Die 72-Stunden-Regel

Viele Erfolgstrainer schwören auf sie: die magischen 72 Stunden. Laut zahlreichen Erfahrungsberichten hat sich die so genannte 72-Stunden-Regel in der Praxis als höchst wirkungsvoll erwiesen: Alles, was innerhalb von 72 Stunden ins Handeln gebracht wird, hat eine Erfolgschance von 99%! Mit jedem Tag, den man ungenützt verstreichen lässt, sinkt die Erfolgsaussicht rapide ab. Auch ich habe höchst positive Erfahrungen mit dieser Regel gemacht. Probieren Sie es einfach aus!

„Es ist nicht genug zu wissen, man muss es auch anwenden.
Es ist nicht genug zu wollen, man muss es auch tun."

J. W. v. Goethe

ERFAHRUNGSBERICHT

Barbara:

Zu Beginn meiner Ernährungsumstellung wurde ich zu Hause kaum unterstützt. Meine Mutter belächelte meine neue Ernährungsweise und ich musste direkt darum kämpfen, dass sie die richtigen Speisen gekocht hat. Als ich sie nach den ersten sichtbaren Abnehmerfolgen bat, meine Hosen enger nähen zu lassen, gab sie sogar zu bedenken, dass ich bei einer erneuten Gewichtszunahme nicht mehr reinpassen würde. Immer wieder wurde mir eine „Ausnahme" vor die Nase gesetzt, die ich dank meiner Überzeugung für meine neue Ernährungsweise dankend abgelehnt habe. Gebessert hat sich die Situation erst, als ich meiner Mutter bei einem ruhigen Gespräch klar gemacht hatte, wie wichtig mir mein neues Leben war und dass ich gerne ihre Unterstützung hätte. Sie erkannte, dass sie mir mit der richtigen Einstellung wirklich helfen konnte. Seit diesem Gespräch steht sie nicht nur voll hinter mir, sondern hat sogar selbst ihre Ernährung umgestellt.

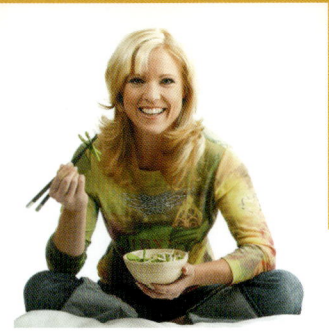

Schaffen Sie sich ein positives Umfeld!

Unterschätzen Sie nicht die Wirkung eines spöttischen „Ach, du machst eine Diät?" oder eines „Heute aber eine Ausnahme!".

Lassen Sie sich nicht in diese Defensivrolle drängen, sondern ergreifen Sie von Anfang an Initiative. Das heißt nicht, dass Sie keine Rücksicht mehr auf Ihre Mitmenschen nehmen sollen, sondern dass Sie rechtzeitig und von sich aus aktiv werden. Indem Sie sich ein Umfeld schaffen, das Sie bei Ihrem Vorhaben unterstützt.

Diese Dinge sind besonders wichtig:

 • **Misten Sie Ihren Kühl- und Vorratsschrank aus** und verbannen Sie alle „gefährlichen" Dinge aus Ihrem Blickfeld.
Kaufen Sie ein. Und zwar jede Menge gesunde, schmackhafte und schlank machende Lebensmittel.

 • **Reden Sie mit Ihrer Familie** und Ihren Freunden und bitten Sie um deren Unterstützung. Auch die Kollegen in der Arbeit nicht vergessen!

 • Besuchen Sie ein Sportfachgeschäft und **kleiden Sie sich ein**. Ganz besonders wichtig: gute Sportschuhe.

 • Durchforsten Sie Ihren Wochenkalender und tragen Sie fixe **Termine für Ihr Training ein.** Planen Sie jeden Tag ca. 30 Minuten für ein Mittagessen ein!

Notieren Sie nun alles in Ihrem Aktionsplan oder setzen Sie einige Dinge sofort um. Denn je schneller Sie aktiv werden, desto besser.

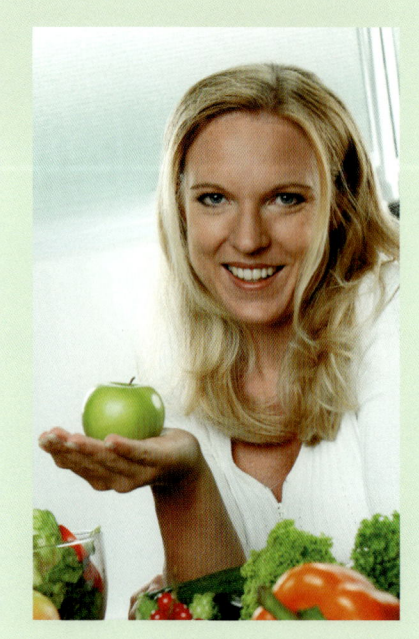

KAPITEL 4

SCHLEMMEN FÜR
EIN LEICHTES LEBEN!

In diesem Kapitel erfahren Sie:
- wie Sie die größten Dickmacher in Ihrer Ernährung identifizieren
- wie Sie diese leicht durch gesündere Schlankmacher ersetzen
- wie Sie sich dabei in jeder Alltagssituation zurechtfinden
- wie Sie Ihr Ernährungsverhalten mit einigen Tricks optimieren können

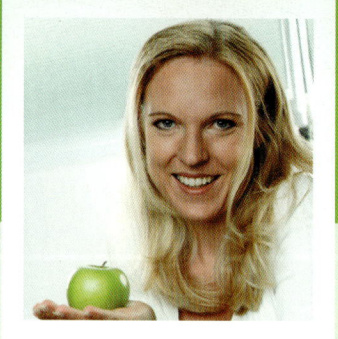

DAS WICHTIGSTE IN KÜRZE
- wenn es gleich losgehen soll

KAPITEL 4.1
Essen Sie - aber das Richtige!

Einfach weniger zu essen führt leicht zum Jo-Jo-Effekt und schränkt zudem die Freude am Essen ein. Halten Sie sich lieber an den Grundsatz: **Sich gesund ernähren heißt nicht auf Gutes zu verzichten, sondern es durch Besseres zu ersetzen.** Schlemmen Sie sich also schlank, aber mit den richtigen Lebensmitteln!

1. Sie müssen essen um abzunehmen. Essen Sie, wenn Sie Hunger haben und **essen Sie sich satt** – aber auch nicht mehr.

2. Integrieren Sie die neue Ernährungsweise möglichst gut in Ihren persönlichen Alltag. Dazu ändern Sie Ihre Ernährungsgewohnheiten am besten **Schritt für Schritt**.

3. Kein Mensch ist genau wie Sie. Daher bestimmen Sie selbst **Geschwindigkeit und Intensitä**t der Umstellung.

4. Sie erleichtern sich die Umgewöhnung enorm, wenn Sie in den ersten **zwei bis drei Wochen besonders konsequent** bei der Sache sind.

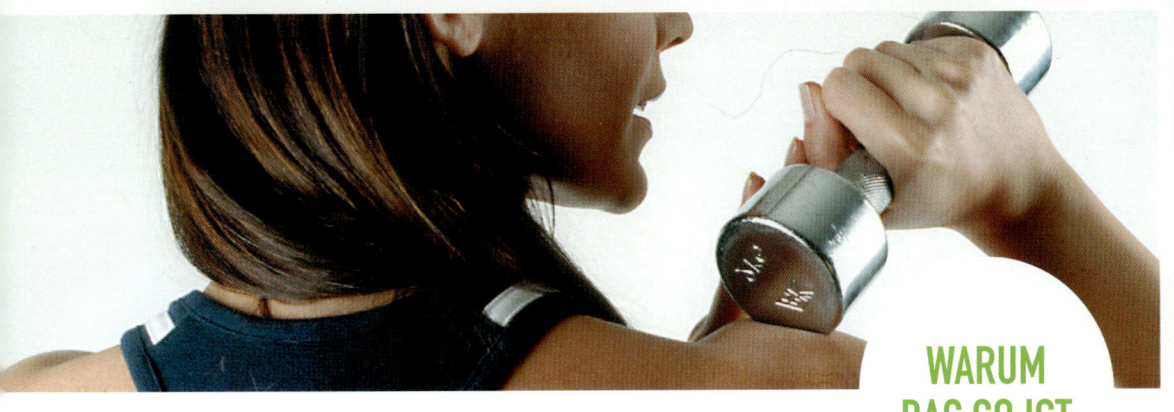

WARUM DAS SO IST
- ein bisschen Theorie schadet nie

Wussten Sie, dass man bei Fastenkuren oft mehr Muskel- als Fettmasse abnimmt? Sie finden das erschreckend? Es kommt noch schlimmer: Kehrt man nach der Fastenkur wieder zu seinen alten Ernährungsgewohnheiten zurück, explodieren die Fettzellen in Windeseile. Die Muskelmasse ist aber erst einmal verloren. Und um die wieder aufzubauen, müssen Sie sich eine ganze Weile im Fitnesscenter abstrampeln... Wer während einer Fastenkur zu wenig Kalorien zu sich nimmt, leidet sehr schnell an einer Unterversorgung an wichtigen Nährstoffen. Die braucht aber unser Körper, um fit und leistungsfähig zu bleiben. Besonders dringend benötigt er Eiweiß. Bekommt er während einer Fastenkur davon nicht genug, muss er körpereigenes Eiweiß abbauen. Am schnellsten holt sich der Körper das benötigte Eiweiß, indem er eben Muskelmasse abbaut. Durch die Unterversorgung an Mineralien und Vitaminen fühlt man sich bei so einer Kur außerdem oft müde und schlapp. **Also: Sie müssen essen, um abzunehmen, allerdings das Richtige!**

WISSENSWERTES

Wann Fastenkuren Sinn machen
Es gibt durchaus Situationen, in denen es Sinn macht eine richtige Fastenkur (z.B. Heilfasten) durchzuführen. In der Regel wird dies aus medizinischen Gründen der Fall sein, z.B. wenn man an einer Darmpilzkrankheit leidet. Auch wer z.B. eine Himalaja-Expedition plant und sich vor Durchfallerkrankungen durch ungewohnte Speisen und Getränke schützen möchte, kann mit einer kompletten Darmentleerung vorsorgen. Die erste Mahlzeit wird dann erst wieder im Zielland eingenommen, so dass sich die Darmflora von Grund auf an die neue Nahrungsweise anpassen kann. Doch: wieviele von uns machen schon eine Himalaja-Expedition?

Essen ist Lebensfreude pur

Was gibt es Schöneres, als eine gemeinsame Mahlzeit mit Freunden oder Familie? Hier holen wir uns die Kraft und Energie für den Alltag. Leider hat man in unserer heutigen Fast-Food-Kultur ein wichtiges Element verlernt: nämlich Essen bewusst und lustvoll zu genießen. Spätestens dann, wenn Sie jeden Bissen bewusst wahrnehmen, können Sie gar nicht mehr anders, als sich auch gesund zu ernähren. Erfolgreiches Abnehmen ist dann ein positiver Nebeneffekt und geht nahezu „nebenbei".

Gutes durch Besseres ersetzen...
Sich gesund ernähren heißt nicht auf Gutes zu verzichten, sondern es durch Besseres zu ersetzen. Gut ist, was gut schmeckt. **Besser ist, was gut schmeckt und gleichzeitig Ihrem Körper gut tut.** Und davon gibt es eine ganze Menge. Denken Sie z.B. an einen schönen italienischen Antipastiteller mit eingelegtem Gemüse, an Tomaten mit Mozzarella, einen Meeresfrüchtesalat,... Oder wie wäre es mit einem gegrillten Fisch in Knoblauchöl mit mediterranem Sommergemüse und dazu ein kühles Glas Weißwein...? Und als Nachspeise frische rote Erdbeeren vielleicht mit einem kleinen Häubchen aus dunkler Schokolade...? Klingt gar nicht so schlecht, oder?

... und dabei abnehmen
Sie glauben nicht, dass man damit abnehmen und fit werden kann? Ich kann Sie beruhigen. Das alles sind Dinge, bei denen Sie ungehemmt schlemmen können und trotzdem werden dabei die Kilos purzeln.
Abnehmen muss keineswegs mit eiserner Disziplin einhergehen. Vielmehr brauchen wir eine erfolgreiche Strategie und Ideen, wie wir diese im Alltag umsetzen, ohne dass der Genuss zu kurz kommt.

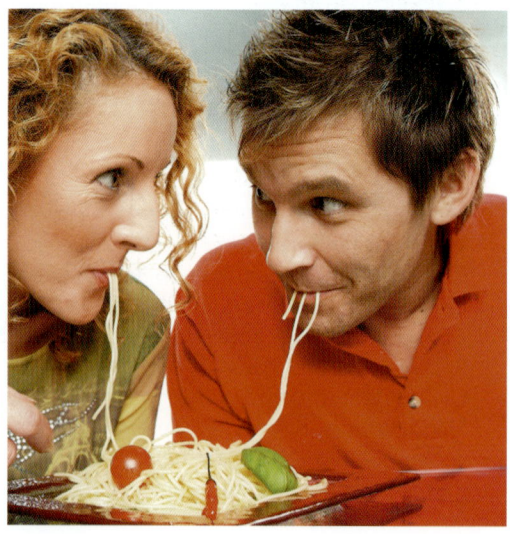

Step by step zum bewussten Essen

Sie können problemlos 10-15 Kilo in einigen Wochen mit einer Diät verlieren, das wissen Sie inzwischen. Doch wie klappt das langfristig? Ganz wichtig: Sie müssen die neue Ernährung so gut in Ihr Leben integrieren, dass Sie zu 100% zufrieden damit sind, wie und was Sie essen. Die gesunde, ausgewogene Ernährung wird dann zur Lebenseinstellung, ja, man kann fast sagen, zur Philosophie.

Doch wie Sie inzwischen auch wissen, ist man mit einer kompletten Umstellung der Lebensgewohnheiten selten sofort und uneingeschränkt zufrieden. Dazu hält der innere Schweinehund viel zu sehr an seinen alten Gewohnheiten fest. **Daher empfehle ich Ihnen Ihre Ernährung Schritt für Schritt umzustellen.** Das steigert die Kooperationsbereitschaft des Schweinehunds enorm.
Der erste Schritt sollte daher natürlich besonders effektiv sein und gleich gute Erfolge bringen.

• Beginnen Sie mit kleinen effektiven Änderungen
Sie müssen also nicht sofort von allen liebgewonnenen Ernährungsgewohnheiten Abschied nehmen, sondern beginnen mit kleinen, effektiven Änderungen, die die Fettpolster zum Schmelzen bringen.
Sobald Sie die erste Umstellung geschafft haben und sich die ersten positiven Erfolge zeigen, fällt Ihnen der nächste Schritt umso leichter. Somit verbessern Sie step by step Ihr Ernährungsverhalten und nähern sich ohne Stress Ihrem Wunschgewicht. **Wie schnell Sie die einzelnen Schritte gehen wollen, liegt ganz bei Ihnen.**

Denn auch hier gilt: Sie müssen Ihren ganz persönlichen Weg finden und daher wählen Sie selbst Geschwindigkeit und Intensität.

• Sie bestimmen Geschwindigkeit und Intensität
Sind Sie durch schnelle Abnehmerfolge besonders motiviert? Fällt es Ihnen leicht, dafür auch mehr Disziplin zu zeigen? Dann gehören Sie zu den „Ich-zieh-das-jetzt-durch-Typen". Oder zählen Sie sich zu denen, die auf die kleinen Ausnahmen und „Sünden" nicht verzichten können? Dann sind Sie eher ein „Langsam-aber-sicher-Typ".
Fragen Sie sich, zu welchem Typ Sie gehören, und wählen Sie die Geschwindigkeit und die Intensität, bei der Sie sich am wohlsten fühlen!

EIN BEISPIEL

Vergleichen Sie sich und Ihren Körper einmal mit einem Reiter und seinem Pferd. Sie sind der Reiter, Ihr Körper (und mit ihm Ihr innerer Schweinehund) ist das Pferd. Je straffer Sie die Zügel führen und je konsequenter Sie die Sache durchziehen, desto schneller werden Sie Ihr Ziel erreichen. Der Abnehmerfolg stellt sich also schneller ein. Klar. Halten Sie die Zügel jedoch zu straff, dann besteht die Gefahr, dass Ihr Pferd ausbricht (Sie kennen doch diese nächtlichen Kühlschrankattacken...). Dann hat Ihr innerer Schweinehund gewonnen.

Manchmal kann es also Sinn machen, die Zügel etwas lockerer zu halten und ab und zu auch einmal Ausnahmen zuzulassen. Dann erreichen Sie Ihr Ziel zwar etwas langsamer (Pferde machen manchmal gerne Umwege), aber womöglich sicherer. Was Sie niemals tun sollten: die Führung ganz dem Pferd überlassen. Überlegen Sie welcher Typ Sie sind, und handeln Sie danach!

Konsequenz am Anfang ist entscheidend

Egal, zu welchem Typ Sie gehören, am Anfang macht es durchaus Sinn besonders konsequent zu sein. Sie bringen dem Pferd damit gleich bei, wer der „Herr" ist, und tun sich in Folge umso leichter in der Umsetzung. Neue Gewohnheiten bilden sich nämlich vor allem durch Wiederholung, also dann, wenn ich etwas immer wieder (und das möglichst konsequent) tue.

Sie erinnern sich vielleicht nicht mehr daran, aber auch Zähneputzen ist eine Gewohnheit, die wir (oder besser gesagt: unsere Eltern) uns erst aneignen mussten, eben durch ständige Wiederholung.

So entsteht eine Gewohnheit

Nehmen wir an, Sie wollen sich angewöhnen regelmäßig Laufen zu gehen. Um „Laufen" möglichst schnell zu einem Teil Ihres Alltags zu machen, macht es Sinn an fixen Tagen, stets zur selben Uhrzeit (z.B. morgens) zu joggen. Nach einiger Zeit stellt sich ein erster Gewohnheitseffekt ein und Sie beginnen zunehmend Dinge „automatisch" zu tun.
Nach ein bis zwei Monaten hat die neue Verhaltensweise schließlich vollkommen Einzug in Ihren Alltag gehalten und irgendwann kommen Sie gar nicht mehr auf die Idee etwas anderes zu tun, als morgens Laufen zu gehen. Wie der Griff zur Zahnbürste.

TIPP **Gönnen Sie sich zwei bis drei besonders konsequente Wochen**

Nehmen Sie sich fest vor, in den ersten zwei bis drei Wochen die vorgeschlagenen Ernährungstipps besonders konsequent umzusetzen.
Sie werden merken, dass viele bisherigen Vorlieben tatsächlich Gewohnheitssache sind und es Ihnen von Tag zu Tag leichter fallen wird, sich mit den neuen Gewohnheiten anzufreunden.
Und Ihr innerer Schweinehund wird sich immer seltener zu Wort melden.

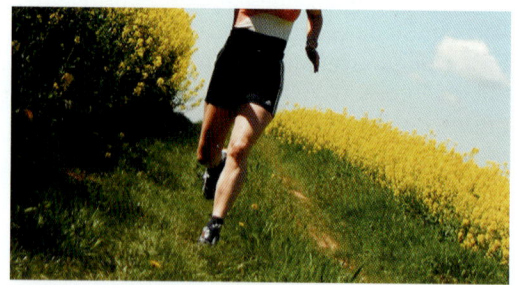

ERFAHRUNGSBERICHT

Günter:

Angefangen hat alles mit einem Golfausflug vor zwei Jahren, bei dem meine Freunde mich von ihrem neuen Ernährungsprogramm überzeugten. Ihr Abendessen war weit weg von meinen Diätvorstellungen. Es war reichlich und schmeckte und dabei erklärten sie, abzunehmen. Ich wollte dem Geheimnis ihrer neuen Ernährung näher kommen. „Wir verzichten einfach auf ein paar Sachen", das wäre das Geheimnis. Ich wog damals an die hundert Kilo. Konfektionsgröße 54. Was mir meine Freunde erzählten, erschien mir plausibel und ich wollte es zuhause einfach ausprobieren. Die genauen Regeln schienen mir etwas kompliziert, also vereinfachte ich sie für mich und beschränkte mich aufs Weglassen der Dickmacher: Kein Weißmehl, kein Zucker, kein Bier, keine Kartoffelprodukte und keine Bananen. Dass auch meine abendlichen Fernseh-Chips- und Tortenrationen vom Speiseplan verschwanden, ergab sich von selbst. Verblüffend war, dass ich mich nicht kasteien musste. Ich wurde satt und verlor tatsächlich an Gewicht. Schon nach zwei Monaten hatte ich 15 Kilo abgenommen. Ich zog das durch, bis ich für mich mein Idealgewicht hatte. Das pendelte sich bei 75 Kilo und einer Konfektionsgröße 46 bis 48 ein. Die „Don´ts" haben sich mittlerweile so eingeprägt, dass ich zwar nicht mehr ganz so streng alles Verbotene meide, doch nach Sündentagen auch wieder Vernunfttage einlege. Chips und Tortenorgien sind dennoch Vergangenheit.

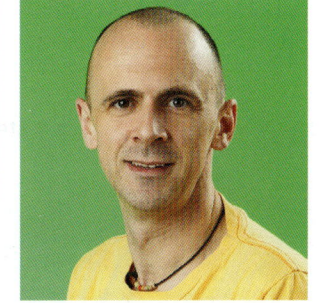

LET'S DO IT
– Tipps für die praktische Umsetzung

 Analysieren Sie Ihre bisherigen Gewohnheiten

Bevor wir zu Ihren neuen Gewohnheiten kommen, sollten wir uns zunächst einmal Gedanken über Ihre bisherigen Ernährungsmuster machen. Dabei hilft ein kurzer Mahlzeiten-Check.

Nehmen Sie ein Blatt Papier zur Hand und schreiben Sie auf, was Sie normalerweise zu den einzelnen Mahlzeiten zu sich nehmen. Vergessen sie dabei auch die Zwischenmahlzeiten und Getränke nicht. Es ist nicht notwendig jede denkbare Essenskombination oder gar ein detailliertes Ernährungsprotokoll zu skizzieren, sondern es genügt für Sie typische Mahlzeiten aufzuschreiben. **Bleiben Sie aber auf alle Fälle ehrlich.** Das Checkblatt soll für Sie schließlich eine repräsentative Ausgangs-

basis für die bevorstehenden Änderungen sein. Schummeln gilt nicht und bringt zudem nichts!

Nachdem Sie nun schwarz auf weiß Ihre bisherigen Essensmuster vor sich liegen haben, können wir anfangen einige sinnvolle Änderungen daran vorzunehmen - natürlich ohne dass der Genuss dabei zu kurz kommt!

MEINE ERNÄHRUNGSGEWOHNHEITEN	
FRÜHSTÜCK	MITTAG
zwei Semmeln mit Marmelade, Tee	entweder Nudeln oder Reis mit Soße Apfelsaft
ABENDESSEN	DAZWISCHEN
Fleisch oder Huhn mit Beilagen (Kartoffeln, etc) ein Bier	Fruchtjoghurt oder Banane

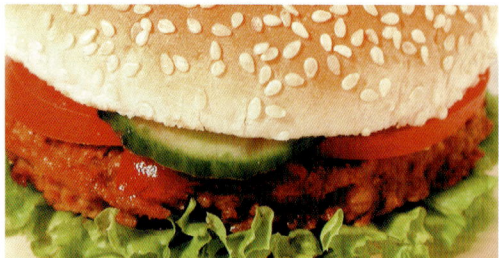

Der 3-Stufen-Plan – drei Schritte zum Erfolg

Also, los geht's. Es kommt nicht darauf an, dass Sie in Kürze das Vorzeigebeispiel aller Ernährungsberater werden, sondern dass Sie schlichtweg einige wichtige Dinge besser machen als bisher. Sie müssen auch nicht alles auf einmal verändern, sondern Sie sollten die Sache schrittweise angehen. Ich schlage Ihnen einen 3-Stufen-Plan vor.

Es ist auf keinen Fall notwendig alle drei empfohlenen Schritte sofort umzusetzen. Im Gegenteil: Möglicherweise steht das Ihrem langfristigen Abnehmerfolg sogar entgegen. Seien Sie beruhigt: Der erste Schritt, den wir in Angriff nehmen, ist höchst effektiv. Die Kilos werden also auf jeden Fall schon von Anfang an purzeln.

Schritt 1: Kohlenhydrate	Schritt 2: Fette
Sie tauschen Dickmacher-Kohlenhydrate gegen Schlankmacher-Kohlenhydrate aus	Sie tauschen Fettmacher-Fette gegen Fitmacher-Fette aus

Kohlenhydrate und Fett sind bildlich gesehen die zwei größten „Räder", an denen Sie drehen müssen, wenn Sie abnehmen und sich gesund ernähren wollen.

Schritt 3: Optimierung

Sie optimieren Ihr Ernährungsverhalten und nehmen das „Feintuning" vor. Es geht unter anderem um Ihre Eiweißversorgung und Ihr Trinkverhalten.

DAS WICHTIGSTE IN KÜRZE
- wenn es gleich losgehen soll

KAPITEL 4.2: Erster Schritt
Wählen Sie die richtigen Kohlenhydrate!

Nach jedem Kohlenhydratkonsum steigt der Blutzuckerspiegel im Körper an. Daraufhin schüttet die Bauchspeicheldrüse das Hormon Insulin aus. Manchmal mehr, manchmal weniger. Das hängt ganz vom jeweiligen Kohlenhydrat ab. **Wichtig zu wissen: Insulin fördert auch die Speicherung von Fett!** Nehmen Sie sich folgende Regeln zu Herzen um der Insulinfalle zu entgehen:

1. **Meiden Sie Dickmacher-Kohlenhydrate** und Produkte, in denen sie enthalten sind. Und zwar so konsequent wie nur möglich! Diese Kohlenhydrate produzieren zuviel Insulin, machen dick und krank!

2. **Schlemmen Sie sich mit Schlankmacher-Kohlenhydraten schlank** und gesund. Sie sind voller Vitamine, ballaststoffreich und locken nur wenig Insulin. Vor allem, wenn Sie fetthaltige Produkte essen, sind Schlankmacher-Kohlenhydrate **die ideale Beilage.**

3. Besonders viel Ballaststoffe stecken in den **Fitmacher-Kohlenhydraten.** Sie machen satt, sorgen für gute Laune und regen die Verdauung an. Greifen Sie zu, allerdings nicht in rauen Mengen. Und ganz wichtig: **Kombinieren Sie die Fitmacher nicht mit Fett!**

DICK**MACHER** Kohlenhydrate ✗	FIT**MACHER** Kohlenhydrate ✓	SCHLANK**MACHER** Kohlenhydrate ✓
Süße & künstliche Kohlenhydrate		
Zucker, Traubenzucker Malzzucker, Malzstärke Honig, Ahornsirup mod. Stärke, Maltodextrin verstecken sich u.a. in: Müsliriegel, Vollmilchschokolade, Gummibärchen, Marmelade, usw.		**Agaven-, Apfel- oder Birnendicksaft Fruchtzucker** (in Maßen) **Hochwertige Schokolade** (70%)
Getreide & Backwaren		
Weizenmehl (-produkte) Maismehl, Maisprodukte Reismehl Hirse findet man u.a. in: Weißbrot, Mischbrot, Knäckebrot, Croissants, Semmelbrösel, Salzstangen, Cornflakes oder Popcorn	**Roggen(vollkorn)mehl Dinkelmehl, Gerste, Hafer, Buchweizen, Getreideflocken, Couscous** z.B. Vollkorn- und Kleiebrote, Pumpernickel, Vollkornmüsli, Roggennatursauerteigbrot,	**Pistazien Nüsse aller Art Samen und Kerne** z.B. Kürbiskerne, Leinsamen, Walnüsse, Erdnüsse, Sonnenblumenkerne, usw.
Milch & Sojaprodukte		
Zuckerhaltige Milch- und Sojaprodukte z.B. Fruchtjoghurt, Süßmolke, Süßspeisen, Eiscreme, Sojamilch süß		**Milchprodukte natur Sojamilch, Tofu Sojagranulat**
Pasta, Reis & Kartoffeln		
Weiße Teigwaren, v.a. Ravioli, Lasagne, etc. **Weißer Reis**, v.a.: Schnellkochreis, Jasminreis, Klebreis, Rundkornreis, Risotto **Kartoffelerzeugnisse**, v.a. Pommes, Kroketten, Bratkartoffeln, Kartoffelbrei, Chips, Gnocchi	**Vollkorn- oder Dinkelteigwaren Spaghetti al dente, Glasnudeln Hochwertiger Reis**, z.B. Basmatireis, Naturreis, Parboiled Reis, Wildreis **Kartoffeln natur**, v.a. Heurige (in Schale)	
Gemüse & Salat		
	Mais natur Süßkartoffeln	**Zucchini, Auberginen, Tomaten Paprika, Erbsen, Bohnen, Linsen Kohlgemüse, Karotten, Kürbis rote Beete**, usw. **Salate, Sprossen, Zwiebeln Knoblauch, Pilze** usw.
Obst & Trockenfrüchte		
(reife) Bananen Maronen Datteln, Rosinen, getr. Feigen	Nicht zu viel: **Ananas, Melone Mango, Trauben, Papaya, Feigen Mandarinen Getr. Äpfel, getr. Aprikosen und getr. Pflaumen**	**Apfel, Birne, Pfirsich, Zwetschke Orange, Grapefruit, Kiwi, Kokos Maracuja, Aprikose** etc. **Beeren, Kirschen, Avocado**
Getränke		
Bier, Hochprozentiges, Liköre Zuckerhaltige Säfte und Limonaden	**Apfelsaft Orangensaft**	**Frische Gemüsesäfte** Nicht zu viel: **Trockener Wein Prosecco, Sekt, Champagner**

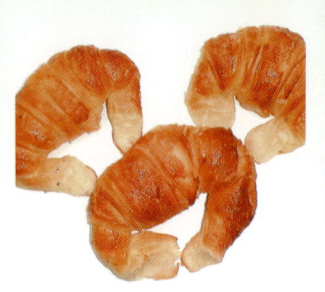

WARUM DAS SO IST
- ein bisschen Theorie schadet nie!

 Kohlenhydrate können verdammt dick machen

Sicherlich haben Sie in den letzten Jahren öfters die Empfehlung gehört, man müsse unbedingt Fett sparen. Fett hat schließlich die meisten Kalorien. Dies ist durchaus auch richtig. Doch obwohl daraufhin die ganze westliche Welt begonnen hatte Fettpunkte zu zählen, nahm die Zahl der Übergewichtigen stetig zu. Seltsam auf den ersten Blick, kaum verwunderlich auf den zweiten. Denn was riet man stattdessen? „Esst mehr Kohlenhydrate!" Eine recht zweifelhafte Empfehlung, wie ich finde. Vor allem sehr undifferenziert, denn **Kohlenhydrate pauschal als „gut" und Fett als „schlecht" zu bewerten, ist schlichtweg falsch.** Kohlenhydrate können verdammt dick machen, ja, sie können sogar hauptverantwortlich für Übergewicht und eine Reihe von Erkrankungen sein.
Ein wichtiger Grund dafür: Der Körper kann sie nur in geringen Mengen speichern. Alles, was über die maximale Speicherkapazität hinaus geht, wird umgewandelt, und zwar in Fett, und wandert somit schnurstracks auf die Hüften.

• Kohlenhydrate sind nichts anderes als Zucker
Kohlenhydrate werden im Zuge des Stoffwechsels in ihre kleinste Einheit gespalten und zwar in Glucose. Wahrscheinlich kennen Sie Glucose eher unter dem Begriff Traubenzucker.
Durch die Verdauungsmechanismen gelangen somit die Kohlenhydrate in Form von Glucose ins Blut. Das Blut dient hierbei als Zwischenspeicher für den Zucker, bevor er dorthin transportiert wird, wo er unmittelbar benötigt wird, z.B. im Gehirn.

Nimmt man nun ein Kohlenhydrat zu sich, steigt dadurch der Blutzuckerspiegel an, und zwar je nach Art des Kohlenhydrats mehr oder weniger stark. In diesem Moment tritt die Bauchspeicheldrüse in Aktion. Sie sondert das Hormon Insulin ab, das nun die Aufgabe hat, die Glucose in die Zellen zu transportieren, wo diese entweder sofort verbraucht (z.B. aufgrund sportlicher oder geistiger Anstrengung) oder gespeichert wird. Die Speicherungsform von Glucose ist das Glykogen.

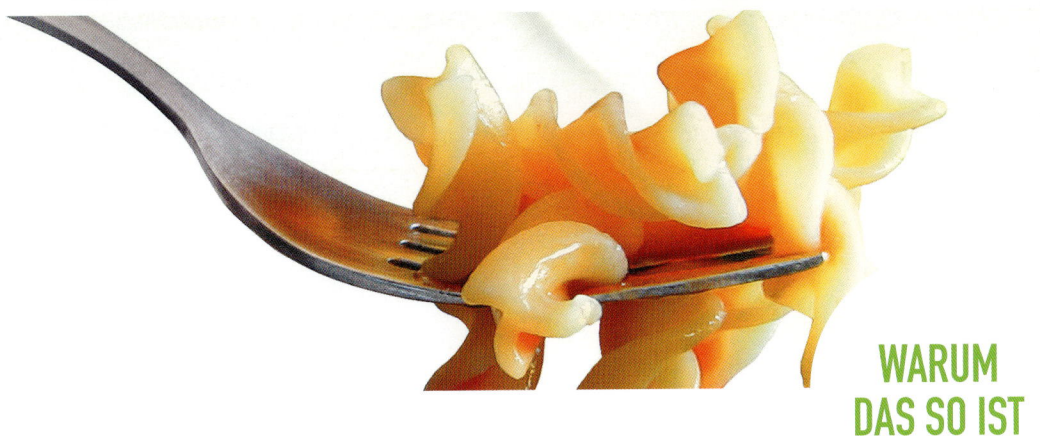

INTERESSANTES

Das Gehirn benötigt ca. 100-140g Glucose am Tag. Mit 4-5 Semmeln oder zwei großen Tellern Spaghetti ist dieser Bedarf gedeckt!

• Müde durch Unterzucker?

Der Blutzuckerspiegel sinkt aufgrund der Insulinausschüttung wieder ab und zwar zunächst unter sein Ausgangsniveau. Jetzt wird es brenzlig. Denn Unterzucker äußerst sich in ganz und gar nicht angenehmen Symptomen, nämlich Müdigkeit, Konzentrationsschwäche und selbstverständlich Hunger. Damit lässt sich leicht erklären, warum man nach einem „falschen" Mittagessen oft richtiggehend „erschlagen" und müde ist.

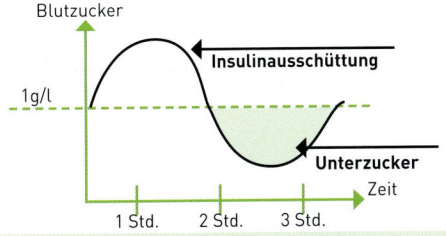

Durch die Insulinausschüttung sinkt der Blutzuckerspiegel unter sein Normalniveau (=Unterzucker)

• Insulin – ein Dickmacherhormon?

Und nun wird es richtig interessant. Das Hormon Insulin hat noch eine weitere Aufgabe, die Ihnen nicht gerade entgegenkommt, wenn Sie abnehmen wollen. Es fördert nämlich die Speicherung von Fett, ja, man könnte es sogar als richtiges Dickmacherhormon bezeichnen. Je stärker der Blutzuckerspiegel ansteigt, desto mehr Insulin wird ausgeschüttet und desto „besser" funktioniert die Fettspeicherung.

• Wie hoch steigt der Blutzuckerspiegel an?

Die Höhe des Blutzuckerspiegels hängt wiederum direkt mit der Art des Kohlenhydrats zusammen.
Manche Kohlenhydrate lassen den Blutzucker regelrecht in die Höhe schnellen. Man spricht dann auch von so genannten hochglykämischen Lebensmitteln. Ich nenne diese Kohlenhydrate die Dickmacher-Kohlenhydrate, denn sie machen wahrlich dick, und wie wir noch sehen werden, auch krank.

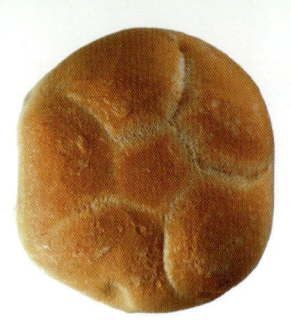

DICKMACHER-
Kohlenhydrate machen dick

Dickmacher-Kohlenhydrate bewirken einen sehr starken Anstieg des Blutzuckerspiegels und somit eine hohe Insulinausschüttung - optimale Bedingungen für eine gute Fettspeicherung. Doch nicht nur das. Es kommt sogar noch besser oder vielmehr schlimmer: Ernährt man sich jahrelang von solchen Dickmacher-Kohlenhydraten (oft, ohne dass es einem bewusst ist!), kann das Insulin im Körper nicht mehr wie vorgesehen wirken. Man spricht dann von so genannter Insulinresistenz.

... und krank

In diesem Fall kann das Insulin den Zucker nicht mehr in die Zelle schaffen, da die Zelle inzwischen satt ist. Sie braucht und will schlichtweg keinen Zucker mehr und gewährt dem Insulin samt Zucker keinen Einlass. Der Zucker bleibt im Blut und das Insulin „kümmert" sich wieder um die Fettspeicherung. **Insulinresistenz ist der Vorläufer von Typ-II-Diabetes**, die inzwischen schon als neue Volkskrankheit mit höchst unangenehmen Folgen, wie z.B. Erblinden oder Amputationen, gehandelt wird. Typ-II-Diabetes ist also eine Folge von falscher Ernährung (und mangelnder Bewegung!), und zwar vor allem von einem übermäßigen Konsum an Dickmacher-Kohlenhydraten.

Teufelskreis Heißhunger

Kennen Sie das? Man isst ein Brötchen und bald darauf bekommt man wieder Hunger. Der Blutzuckerspiegel fällt durch das viele Insulin gerade bei diesen Kohlenhydraten besonders stark ab. Die Folge: Heißhunger! Jetzt verlangt unser Körper schnellstens wieder nach einem Dickmacher-Kohlenhydrat. Er will ja schließlich den Blutzuckerspiegel so schnell wie möglich wieder anheben. Oder haben Sie bei richtigem Heißhunger Lust auf Fisch mit Gemüse? Nein, da muss schon etwas „Richtiges", wie z.B. eine Leberkäsesemmel, her! Damit beginnt der Teufelskreis...

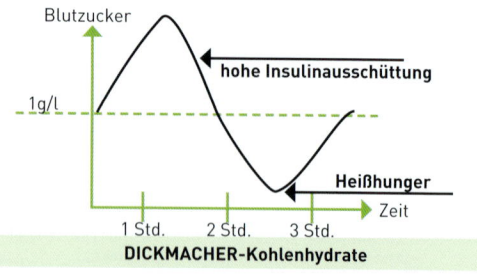

DICKMACHER-Kohlenhydrate

SCHLANKMACHER-Kohlenhydrate helfen beim Abnehmen

Gott sei Dank gibt es eine Reihe von Kohlenhydraten, die nur einen sehr geringen Einfluss auf den Blutzuckerspiegel haben und die nur wenig Insulin produzieren. **Ich nenne diese Kohlenhydrate die Schlankmacher-Kohlenhydrate, weil sie uns beim Abnehmen helfen** und ich in der Regel davon essen kann, soviel ich will. Hierzu zählen zum Beispiel alle Gemüsesorten, Salate, Pilze, heimisches Obst, aber auch viele Milch- und Sojaprodukte.

Das Tolle daran: Da Schlankmacher nur wenig Insulin locken, kann ich sie guten Gewissens mit fetthaltigen Lebensmitteln, also z.B. mit Fleisch gemeinsam essen. Fleisch, Fisch und Geflügel finden Sie übrigens in der Liste nirgends, denn sie enthalten überhaupt keine Kohlenhydrate.

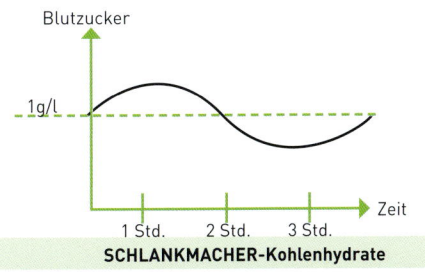

SCHLANKMACHER-Kohlenhydrate

FITMACHER-Kohlenhydrate halten fit und gut gelaunt

Selbstverständlich gibt es auch Kohlenhydrate bei denen der Blutzuckerspiegel mittelmäßig stark ansteigt. Hierzu zählen zum Beispiel alle Vollkornprodukte, Basmatireis oder Spaghetti. Auch auf diese Kohlenhydrate muss ich nicht verzichten. Im Gegenteil!

Gerade die Fitmacher-Kohlenhydrate halten uns fit und leistungsfähig, denn sie können mit einer Reihe von Vorteilen glänzen. Da wäre zum einen der hohe Ballaststoffanteil. Ballaststoffe sorgen für eine gut funktionierende Verdauung, helfen unserem Körper bei der Entgiftung von Schadstoffen und machen prima satt. Sie beugen Heißhungerattacken (vor allem auf Süßes!) vor, indem sie uns durch den langsamen Abbau dieser Kohlenhydrate gleichmäßig mit Energie versorgen.

Allerdings haben auch diese Lebensmittel eine gewisse Insulinausschüttung zur Folge. **Kombinieren Sie deshalb Fitmacher-Kohlenhydrate nicht mit Fett,** höchstens mit fettarmen Produkten. Wenn Sie z.B. Lust auf Spaghetti haben, dann entscheiden Sie sich für ein Gemüsesugo als Soße. Das können Tomaten oder Zucchini sein. Oder aber auch Garnelen. Die sind ebenfalls sehr fettarm. Ganz nach Ihrem Geschmack!

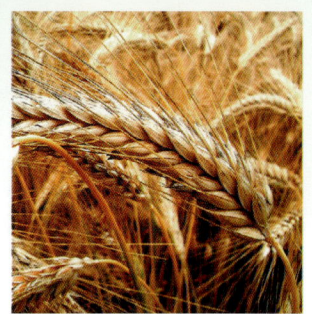

WISSENSWERTES

Was sind eigentlich Ballaststoffe genau?

Ballaststoffe sind Nahrungsbestandteile, die unser Körper nicht verdauen kann, d.h. sie wandern durch den Dünndarm unverdaut und gelangen direkt in den Dickdarm. Hier leisten sie ganze Arbeit. Sie bringen den Darm in Schwung und sorgen somit für eine reibungslose Verdauung - und zwar ganz ohne Kalorien. Manche Ballaststoffe, wie z.B. die Haferkleie, können Cholesterine im Darm binden, sodass sie ausgeschieden werden können und nicht wieder ins Blut zurückfließen.

Daher oft der Tipp, bei hohem Cholesterin einen EL Haferkleie pro Tag zu essen. Auch Krebs erregende Stoffe werden mit Hilfe der Ballaststoffe ganz schnell aus dem Körper hinaus befördert. Ein weiterer Vorteil: Ballaststoffe wirken blutzuckersenkend und drosseln somit die Insulinproduktion. Alles in allem halten Ballaststoffe schlank und gesund.

 ## Wie erkenne ich Dickmacher, Fitmacher und Schlankmacher?

Ich gebe zu, ich habe Sie nun lange auf die Folter gespannt. Sicherlich wollen Sie nun wissen, woran man erkennt, ob man es mit einem Dickmacher, einem Fitmacher oder einem Schlankmacher zu tun hat. Es gibt verschiedene Kennzahlen, die hier weiterhelfen. Die bekannteste davon ist der sogenannte Glykämische Index, auch mit GI oder Glyx abgekürzt. Ich verwende ihn gerne, denn er ist übersichtlich zu handhaben und sehr praktikabel. Der Glykämische Index hat allerdings Schwächen. Daher greife ich öfter auf die so genannte Glykämische Last zurück. Sie wird direkt vom GI abgeleitet und berücksichtigt außerdem den Kohlenhydratanteil eines Lebensmittels. Denn nicht in allen Nahrungsmitteln steckt die gleiche Menge an Kohlenhydraten. Das führt dazu, dass manche Lebensmittel zwar einen hohen Glykämischen Index, aber nur eine geringe Glykämische Last aufweisen.

Glykämischer Index und Glykämische Last

Lebensmittel	GI	Anteil Kohlen-hydrate	GL
Malzzucker (Maltose)	105	100,0%	105
Traubenzucker (Glucose)	100	100,0%	100
Modifizierte Stärke	95	100,0%	95
Reismehl	95	73,0%	70
Cornflakes	85	80,0%	70
Zucker (Saccharose)	70	100,0%	70
getr. Datteln	103	67,0%	69
Maisstärke	70	86,0%	61
Bienenhonig	85	70,0%	59
Weizenmehl	70	70,0%	49
Maismehl	70	68,0%	48
Rosinen, Sultaninen	65	73,0%	47
Milchzucker (Lactose)	46	100,0%	46
Popcorn	72	55,0%	40
Ahornsirup	54	73,0%	40
Weißbrot (Baguette)	70	50,0%	35
Pommes Frites	95	34,0%	32,3
Mischbrot	65	50,0%	32
Jasminduftreis	109	28,0%	31
Vollmilchschokolade	60	50,0%	30
Bratkartoffeln	95	30,0%	28,5
Risotto	69	35,0%	24
Schnellkochreis	85	25,0%	21,2
Roggennatursauerteigbrot	50	40,0%	20
Roggenvollkornbrot	50	50,0%	20
100% Vollkornbrot	40	50,0%	20
Fruchtzucker (Fructose)	20	100,0%	20
Teigwaren, Ravioli	70	25,0%	17,5
Pflaumen getr.	29	55,0%	16
Weiße Spaghetti (weich)	61	24,0%	15
Mais natur	70	21,0%	14,7
Getr. Aprikosen und Äpfel	31	47,0%	14

Lebensmittel	GI	Anteil Kohlen-hydrate	GL
Banane	60	22,0%	13,2
Basmatireis	50	25,0%	12,5
Ofenkartoffel m. Schale	60	20,0%	12
Vollkornteigwaren	50	23,0%	11,5
Spaghetti al dente	38	27,0%	10
Agavendicksaft	11	80,0%	9
Wildreis	35	25,0%	8,7
Trauben	55	15,0%	8,25
Ananas, Melone	59	12,0%	7
Glasnudeln (Soja)	30	25,0%	7
Schwarze Schokolade (>70% Kakaoanteil)	22	30,0%	7
Rüben, Rote Beete	65	9,0%	6
Rote Bohnen	40	15,0%	6
Kiwi	55	10,0%	5,5
Riesenkürbis	75	5,0%	4
Pflaumen, Zwetschken, Orange, Pfirsich	40	10,0%	4
Frische Erbsen	40	9,0%	4
Grüne Bohnen	30	13,0%	4
Beeren	15	7,0%	4
Karotten roh	15	7,0%	4
Andere frische Früchte	30	11,0%	3
Nüsse	20	2,0%	3
Auberginen, Zucchini, ...	15	2,0%	3
Grünes Gemüse, Tomaten	15	2,0%	3
Pilze	15	2,0%	3
Milchprodukte	30	5,0%	2
Sojaprodukte	20	5,0%	1
Sojabohnen	15	4,0%	1
Avocado	1	1,0%	1
Kokosmilch	1	5,0%	1

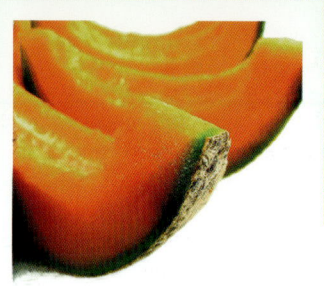

Sie müssen nicht auf die Menge achten

Die Übersichtstabelle von Seite 61 berücksichtigt die Glykämische Last, aber auch andere Faktoren, wie z.B. den Ballaststoffanteil oder die üblicherweise verzehrte Menge. So kann es vorkommen, dass ich Lebensmittel mit einer eher höheren Glykämischen Last durchaus noch zu den Fitmachern zählen. Ansonsten verwende ich bewusst keine genaueren Mengenangaben. Erstens soll die Sache einfach und simpel bleiben und zweitens halte ich genaue Mengenangaben zunächst für überflüssig. Erst wenn Sie das Gefühl haben, dass „nichts mehr weiter geht", lohnt es sich, die verzehrten Mengen zu analysieren.

Ein kleiner Tipp: Die Menge spielt meistens innerhalb der Fitmacher-Kohlenhydrate eine Rolle. Wer noch konsequenter sein möchte, hält sich mit Nudeln & Vollkornbrot etwas zurück!

INTERESSANTES

Warum die Glykämische Last die bessere Kennzahl ist
Der Glykämische Index wurde über Testungen ermittelt. Man verabreichte einer Gruppe von Testpersonen 50g Kohlenhydrate in Form von unterschiedlichen Lebensmitteln und analysierte die Entwicklung des Blutzuckerspiegels.

Da der Kohlenhydratanteil nicht bei allen Lebensmitteln gleich hoch ist, kommt es bei dieser Ermittlungsart zu starken Schwankungen der zugeführten Mengen.
50g Kohlenhydrate sind z.B. ein großer Teller Nudeln oder zwei Semmeln oder ein Kilo (!) Karotten. Ein Kilo Karotten ist natürlich in keiner Weise mit zwei Semmeln zu vergleichen.
Um diesen Fehler zu umgehen, bezog man den prozentualen Kohlenhydratanteil in einem Lebensmittel in die Berechnung mit ein und gelangte somit zur Glykämischen Last.

Die Glykämische Last bleibt nicht immer gleich

Vielleicht sind Ihnen beim Betrachten der Liste einige Dinge aufgefallen. Wieso ist die Glykämische Last von weich gekochten Spaghetti höher als die von bissfesten? Und wieso sind Bratkartoffeln um so viel schlechter als Kartoffeln natur? Hierzu muss man wissen:

Sie ist abhängig von der Zubereitungsart...
Je mehr Sie ein Lebensmittel bearbeiten, also kochen, pürieren oder braten, desto höher ist in der Regel der Blutzuckeranstieg. Die Glykämische Last hängt also von der Zubereitungsart ab. Besonders schlecht: frittieren oder mit viel Fett heraus backen.
Also: Je knackiger Sie Gemüse oder Nudeln zubereiten, desto besser. Das hat noch einen positiven Nebeneffekt: Die wertvollen Vitamine bleiben somit viel besser erhalten. Und Spaghetti schmecken „al dente" schließlich auch viel besser als matschig.
Auch Fruchtsaft hat übrigens immer eine höhere Glykämische Last als die Frucht selbst. Daher reihe ich zwar den Apfel unter die Schlankmacher, puren Apfelsaft jedoch zu den Fitmachern.

...und dem Ballaststoffanteil
Neben der Zubereitungsart spielt auch der Ballaststoffanteil des Lebensmittels eine Rolle. Denn Ballaststoffe wirken blutzuckersenkend. Sie finden sich meistens in der Schale einer Frucht oder eines Getreides. Daher gilt: Je naturbelassener desto besser.

Auch wichtig: der Traubenzuckeranteil
Es gibt durchaus Obstsorten, die auf der Dickmacherseite zu finden sind, wie z.B. die Banane. Das hängt wiederum mit dem hohen Traubenzuckeranteil, vor allem in der reifen Banane zusammen. Obst enthält nämlich sowohl Frucht- als auch Traubenzucker. Während Fruchtzucker nur eine geringe Insulinausschüttung auslöst, lässt der Traubenzucker den Blutzuckerspiegel sofort in die Höhe schnellen. Denn dieser kann die Verdauungsorgane schnell passieren und wandert somit auf direktem Weg ins Blut. Je höher also der Fruchtzuckeranteil, desto besser.

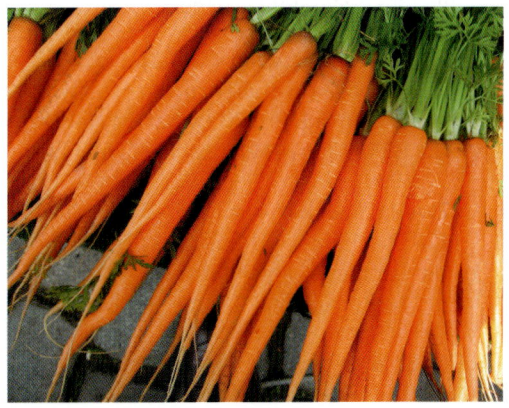

TIPP **Was tue ich, wenn ich die Glykämische Last nicht kenne?**

Vergleichen Sie in diesem Fall das entsprechende Produkt mit anderen, ähnlichen Lebensmitteln, von welchen Sie die Glykämische Last kennen. Das stellt natürlich keine Garantie für eine richtige Entscheidung dar, aber immerhin eine Orientierungshilfe.
Bsp.: Über den genauen GL-Wert von Maronen weiß man derzeit noch nichts. Maronen sind jedoch sehr stärkereich. Außerdem kann man die Schale und somit die wichtigen Ballaststoffe nicht mitessen. Daher liegt der Schluss nahe, das Maronen eher auf der Dickmacherseite anzusiedeln sind.

WISSENSWERTES

Ein bisschen Chemie erklärt so manches...

Um ein besseres Gefühl dafür zu bekommen, wie Kohlenhydrate einzuschätzen sind, lohnt sich ein Blick auf deren Molekülstruktur. Je nachdem wie viel Zuckermoleküle beteiligt sind, unterscheidet man:

› **Einfachzucker,** wie
- die Glucose (=Traubenzucker) in Honig oder Obst,
- die Fructose (=Fruchtzucker) in Honig oder Obst
- die Galactose (= Milchzucker) in Milch.

› **Zweifachzucker,** wie
- die Saccharose (=Haushaltszucker) = Glucose + Fructose
- die Lactose (= Milchzucker) = Glucose + Galactose
- die Maltose (= Malzzucker) = Glucose + Glucose

Der Spaltungsprozess der Zweifach- in Einfachzucker kann sehr schnell erfolgen, sodass diese Zuckerarten schnell ins Blut gelangen. (Daher meist hohe GL)

› **Mehrfachzucker**

Sie sind aus zahlreichen Glucosemolekülen zusammengesetzt.

Hierzu zählt in erster Linie die Stärke, und zwar in Knollen, Wurzeln, Körnern und Hülsenfrüchten. Je nachdem wie komplex diese Kohlenhydrate aufgebaut sind, haben sie einen mehr oder weniger starken Einfluss auf den Blutzucker.

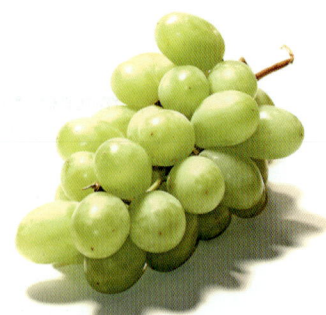

Eine kurze Zusammenfassung

Der Konsum von Kohlenhydraten verursacht einen Blutzuckeranstieg und in Folge die Ausschüttung des Hormons Insulin. Das Insulin
wiederum fördert die Fettspeicherung. Generell kann der Körper
Kohlenhydrate nur begrenzt speichern und wandelt überschüssige
Kohlenhydrate in Fett um. Wir unterscheiden:

• Dickmacher-Kohlenhydrate
Diese bewirken einen starken Blutzuckeranstieg, viel Insulin und in
Folge Unterzucker mit den Symptomen Müdigkeit, Konzentrations-
schwäche und Heißhunger.

Sie machen dick, da sie die Fettspeicherung stark begünstigen, und
krank, da sie die Krankheit Typ-II-Diabetes fördern.

• Fitmacher-Kohlenhydrate
Bewirken einen mittelmäßigen Blut-
zuckeranstieg und somit eine mittel-
mäßig starke Insulinausschüttung.
Sie halten u.a. aufgrund ihres hohen
Ballaststoffanteils fit und gesund.

• Schlankmacher-Kohlenhydrate
Bewirken nur geringen Blutzuckeranstieg und wenig Insulinausschüttung. Sie helfen somit beim Abnehmen.

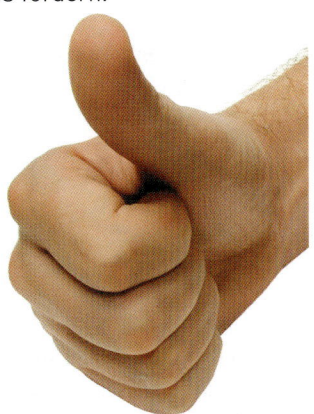

Drei wichtige Regeln im Umgang mit Kohlenhydraten:

1. **Dickmacher-Kohlenhydrate**
möglichst konsequent meiden.

2. **Fitmacher-Kohlenhydrate**
und Fetthaltiges trennen.

3. **Schlankmacher-Kohlenhydrate**
großzügig genießen.

Ist das nicht Trennkost?

Auf den ersten Blick scheint das nichts anderes zu sein als die Hay'sche Trennkost. Die klassische Trennkost basiert jedoch auf der Trennung von Eiweiß und Kohlenhydraten, da laut Hay der Körper diese gemeinsam schlecht verwerten kann (wofür es im Übrigen wissenschaftlich keinerlei Beweise gibt, im Gegenteil: Kohlenhydrate und Eiweiß kommen in der Natur sehr oft innerhalb eines Lebensmittels vor!).

Auch ich empfehle Ihnen zu trennen, und zwar Fett und Kohlenhydrate mit höherer Glykämischer Last. Denn diese Kombination kann eine sehr tückische sein, wenn man abnehmen möchte. Aus gesundheitlichen und physiologischen Aspekten heraus spricht im Übrigen nichts dagegen auch Fitmacher-Kohlenhydrate gemeinsam mit Fett zu kombinieren, solange sich der Gesamt-Fett-Konsum in einem vernünftigen Maß bewegt. Doch wer Gewicht verlieren möchte, fährt mit der Trennung einfach besser und effektiver.

Zu einfach um zu funktionieren?

Vielleicht klingen die drei Regeln für Sie auch zu einfach, ja vielleicht sind Sie sogar der Meinung bisher sowieso schon kaum Süßes gegessen zu haben. Dann kann das doch nicht alles gewesen sein?

Die Problematik liegt nicht in der Einfachheit der Regeln, sondern vielmehr in den vielen Fallen, die Ihnen im Alltag begegnen. Eines der Hauptprobleme: Den meisten Zucker konsumieren Sie ohne es   zu bemerken...

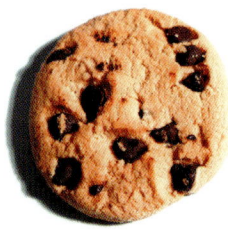

Problematisch:
Versteckter Zucker

Zucker versteckt sich oft dort, wo man ihn so ganz und gar nicht vermutet. Oder hätten Sie gedacht, dass in einem normalen Fruchtjoghurt bis zu 9 Stück Würfelzucker enthalten sein können? Ketchup zu einem Drittel aus Zucker besteht oder Marmelade sogar zur Hälfte (eine hochwertige wohlgemerkt)? Dass Essiggurken und Perlzwiebeln in der Regel in Zuckerwasser eingelegt sind oder dass in nahezu allen Fertig- und Halbfertigprodukten Zucker oder Stärke enthalten ist?

INTERESSANTES

Kaum zu glauben:
Der Zuckerkonsum hat sich in den letzten 150 Jahren nahezu ver30facht! Dabei konsumieren wir im Vergleich „nur" 5mal so viel Fleisch wie damals.

Deutsche und Österreicher nehmen derzeit durchschnittlich 30-50 kg Zucker pro Jahr zu sich. Das ist fast ein 1kg-Paket in der Woche! Noch schlimmer: Bei amerikanischen Kindern liegt der Pro-Kopf-Verbrauch schon bei 146 kg!

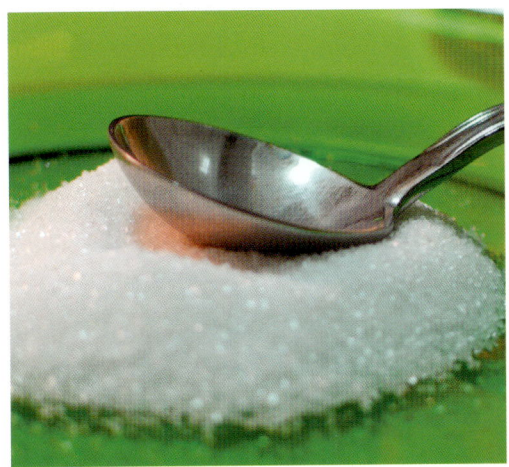

 Ganz wichtig:
Richtig einkaufen

Nehmen Sie sich in den ersten Wochen etwas mehr Zeit zum Einkaufen und studieren Sie die Zutaten der Lebensmittel genau. Sie werden sehr erstaunt sein, wo Dickmacher-Kohlenhydrate überall enthalten sind.

Lassen Sie sich dabei nicht von Fachworten in die Irre führen. Denn Saccharose oder Dextrose sind nichts anderes als Zuckerarten!

Um etwas Licht in den Fachwort-Dschungel zu bringen, habe ich die wichtigsten und gängigsten Fachworte für Sie aufgeschlüsselt.

Wahrscheinlich werden Sie noch auf eine ganze Menge anderer Inhaltsstoffe stoßen, mit denen Sie nicht anfangen können.
Sollten Sie neugierig geworden sein, was Sie sonst noch täglich zu sich nehmen, dann finden Sie im Anhang ein umfassenderes Fachwortregister.

WISSENSWERTES

Was versteckt sich eigentlich hinter...?

› **Dextrose:**
Traubenzucker, Glucose

› **Saccharose:**
Rohr- oder Rübenzucker

› **Fructose:**
Fruchtzucker

› **Mod. Stärke, Glucosesirup und Maltodextrin:**
künstlich hergestellte Kohlenhydrate mit sehr hoher GL

› **Maltose, Malzextrakt:**
Malzzucker (hohe GL)

**Vorsicht Zuckerfalle!
Bei diesen Produkten sollten sie
etwas genauer hinsehen**

• Fertigprodukte
Kaum ein Fertig- oder Halbfertigprodukt, in dem kein Zucker
oder mod. Stärke enthalten ist. Hier wird Zucker vor allem als
Geschmacksverstärker bzw. zum Haltbarmachen verwendet.

• Light- und Low-Fat-Produkte
Die großen Mogelpackungen unter den Gesundprodukten.
Fett ist nun mal ein wesentlicher Geschmacksträger. Nimmt man
das Fett aus den Produkten raus, schmecken sie fad und verlieren an
Cremigkeit. Damit der Joghurt wieder schmeckt, packen die Lebens-
mittelhersteller einfach mehr Zucker und Stärke rein.
Manche Low-Fat-Produkte enthalten sogar mehr Zucker als das
Normalprodukt.

INTERESSANTES

„light" ist nicht geschützt:
Der Begriff „light" ist übrigens nicht genau definiert. „Light" kann
zwar durchaus bedeuten, dass kein Zucker enthalten ist, es kann
aber auch sein, dass es sich lediglich um ein fett-, koffein- oder
alkoholarmes Produkt handelt.

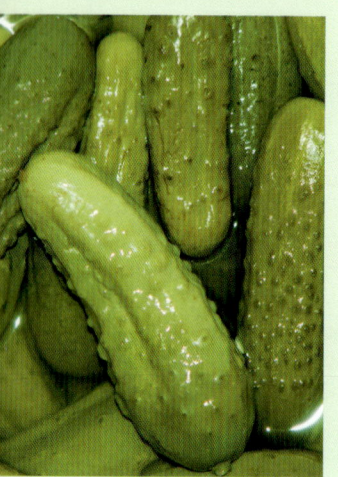

• Eingelegtes
Essiggurken, Perlzwiebel, Pfefferoni – die meisten Gläser mit Eingelegtem sind wahre Zuckerwasser. Manche Hersteller sind inzwischen
dazu übergegangen den Zucker durch Süßstoff zu ersetzen.

• Soßen
Senf, Ketchup, Barbecue- und fertige Salatsoßen strotzen vor Zucker.
Lieber auf Dijonsenf, Kräuterbutter oder selbstgemachte Salat- und
Grillsoßen umsteigen.

• Wurst, Schinken, Speck
Sie werden erstaunt sein, dass sogar in deftiger Wurst Zucker (v.a.
Dextrose) enthalten ist. Gehen Sie auf Nummer Sicher und gönnen
Sie sich stattdessen luftgetrockneten Prosciutto.
Schmeckt auch nicht so schlecht, oder?

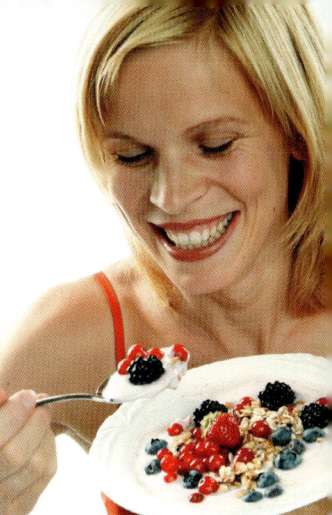

• Milchprodukte

Joghurt & Co. mit Fruchtgeschmack können die größten Zuckerfallen schlechthin sein. Man glaubt ein gesundes Produkt zu sich zu nehmen und konsumiert dabei ein Unmaß des Insulinproduzenten.

• Müsli

Gleich einmal vorneweg: Fast alle Fertigmüslis können Sie vergessen. Wenn nicht Zucker oder Honig, dann sorgen zumindest Rosinen und Cornflakes für einen schönen Insulinschub. Und das im Übrigen nicht zu knapp. So kann es durchaus passieren, dass Cornflakes volumenmäßig die Hälfte des „Vollkornmüslis" ausmachen. Am besten, Sie machen sich Ihr Müsli aus einer Flockenmischung und verschiedenen Körnern nach Wahl selbst.

• Brot

Ja, das liebe Brot. Fast jedes Brot, inkl. Vollkornbrot enthält Weizenmehl. Der Bäcker benötigt es für eine leichtere Verarbeitung, vorausgesetzt er backt überhaupt noch selbst und bedient sich nicht halbfertiger Backmischungen, wie es inzwischen die meisten Bäcker tun. Achten Sie darauf, dass Ihr Brot auch die Bezeichnung „Vollkorn" trägt. Die Begriffe „Mehrkorn-, Körner- oder Vitalbrot" sind dagegen nicht geschützt. Im Übrigen ist gerade beim abgepackten Vollkornbrot oft Zucker oder Malzextrakt zugefügt. Sollten Sie einen guten Bäcker in Ihrer Nähe haben, fragen Sie doch mal nach reinem Roggennatursauerteigbrot. Das schmeckt prima.

• Säfte

Immer mehr Hersteller gehen dazu über ihren Saft „Ohne Zuckerzusatz" anzubieten. Ist auch gar nicht nötig, denn der fruchteigene Zucker des Obstes süßt in der Regel mehr als ausreichend. Apfel- oder Orangensaft wird meistens zuckerfrei angeboten. Vorausgesetzt es handelt sich um ein hochwertiges Produkt. Billige Säfte sind in der Regel mit reichlich Zucker versetzt. Auch bei Johannisbeer-, Pfirsich- oder Aprikosensaft wird oft mit Zucker nachgeholfen.

• Sojaprodukte

Soja ist eine Philosophie für sich. Sojafans schwören auf die Bohne des Osten und alle dazu gehörenden Produkte. Doch gerade bei Sojamilch, -pudding und -sahne gilt: Achtung, potentielle Zuckerfalle! Da reine Sojamilch nur wenig Eigengeschmack hat, wird sie gerne mit diversen Aromen oder Zucker angereichert. Ein Blick aufs Etikett lohnt sich also auch bei diesem „Gesundprodukt".

Und im Restaurant?

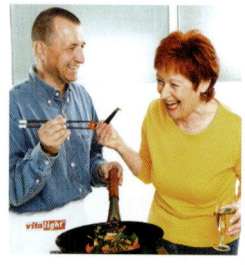

Wie Sie später noch sehen werden, ist es ganz einfach die neue Ernährung auch im Restaurant umzusetzen. Allerdings können dort noch zusätzliche Zuckerfallen auf Sie lauern. Das heißt nicht, dass Sie von nun an dem Koch über die Schulter blicken sollen, aber Sie sollten zumindest über die Gegebenheiten informiert sein.

Prinzipiell gilt: Je hochwertiger ein Restaurant, desto eher wird die Küche darauf bedacht sein mit möglichst wenig Zucker und Weißmehl auszukommen. Außerdem legen gute Restaurants viel Wert auf hochwertige und gesunde Gemüsebeilagen und frische Waren.

Je günstiger ein Restaurant, desto eher werden industrielle Produkte Verwendung finden.

Besonders heikel: Säfte, Suppen, Soßen

Vor allem Säfte und Limonaden haben es im Restaurant in sich. Das, was als Apfelsaft auf Ihrem Tisch landet, war wenige Minuten vorher noch ein klebriger Sirup, der einfach mit Wasser verdünnt wurde. Recht heikel sind auch Soßen und Suppen. Denn gerade die cremigen Varianten werden gerne mit Mehl gebunden. Je naturbelassener eine Soße oder Suppe, desto besser.

INTERESSANTES

„Oma´s Suppentopf" aus der Packung

Besuchen Sie doch mal eine Fachmesse für Gastronomie. Sie werden verwundert sein, dass „Oma's Suppentopf" oder „Tante Anna's Krautstrudel" nicht selten aus der Packung kommen. Es gibt nämlich für die Gastronomie ein ungeheuer großes Angebot an Fertig- und Halbfertiggerichten, die in der Küche nur noch „verfeinert" werden. Natürlich kommen auch diese Produkte meist nicht ohne Geschmacksverstärker (Zucker oder Stärke) aus.

Aber: nicht zum Fanatiker werden!

Ich hoffe, Ihnen ist inzwischen nicht die Lust am Einkaufen oder Essen gehen vergangen. Das wäre nämlich völlig unnötig. Sowohl im Supermarkt als auch im Restaurant werden Sie immer noch viele leckere Dinge finden, die Sie getrost essen können. Hüten Sie sich auch davor zum Fanatiker zu werden. Selbst wenn die mehlgebundene Soße auf Ihrem Teller landet, ist das noch kein Beinbruch. Solange Sie diese nicht auch noch „auslöffeln"...

Halten Sie sich jedoch prinzipiell an die Regeln und bemühen Sie sich zumindest das „Richtige" zu bestellen oder zu kaufen. Zucker und Mehl kommen Sie sowieso nicht zur Gänze aus, vermeiden Sie daher zumindest „bewusste Fehler". Außerdem werden Sie sehen, dass es durchaus sehr viel Spaß machen kann nach zuckerfreien Produkten zu forschen. Sie werden staunen, dass es für fast jedes Zuckerprodukt eine Alternative gibt, das ohne das süße Gift auskommt.

Lassen Sie Ihren Einkauf zur Abenteuertour werden und freuen Sie sich, wenn Sie wieder ein neues, gutes Produkt entdeckt haben!

WISSENSWERTES

So viel Würfelzucker stecken in...

einem Fruchtjoghurt	7-9
einem Glas Johannisbeernektar	9
einer Flasche Cola	12
einem Glas Eistee	5
12 Gummibärchen	5
einer Flasche Ketchup	33
einem Fruchtriegel	5
einer Portion Schokoaufstrich	3
einem Schoko-Karamellriegel	13

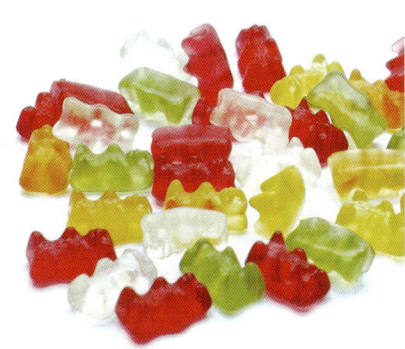

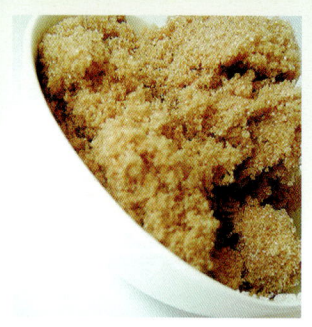

 Die gute Nachricht: Zucker zu ersetzen ist ganz einfach!

• Ist brauner Zucker besser als weißer?

Brauner Zucker hat den gleichen Effekt wie weißer, er ist nur noch nicht „geputzt". Gleiches gilt für die Bezeichnungen Roh-, Bio-rohr- oder Biozucker. Klingen nur ein bisschen besser. Auch Honig und Ahornsirup, die zwar mehr Nährwerte enthalten, lassen den Blutzuckerspiegel in die Höhe schnellen. Zucker selbst hat übrigens keinerlei weitere Nährwerte, nur Kalorien. Der Körper benötigt ihn also überhaupt nicht. Die notwendigen Kohlenhydrate holt er sich zur Genüge aus Getreideprodukten.

Inzwischen gibt es auf dem Markt eine ganze Reihe von so genannten Zuckerersatzstoffen, die uns das Leben auch ohne Zucker versüßen sollen. Hierbei unterscheidet man zwischen den Süßstoffen und den Zuckeraustauschstoffen. Zusätzlich hat auch die Natur einige tolle Zuckeralternativen zu bieten.

• Die Sache mit den Süßstoffen...

Süßstoffe wie Saccharin, Aspartam, Cyclamate oder Acesulfam K sind unverdaulich, d.h. sie rutschen einfach durch unseren Körper durch. Sie haben so gut wie keine Kalorien und beeinflussen den Blutzuckerspiegel nicht. Allerdings sind Süßstoffe ein kleiner Betrug an unseren Körper. Der glaubt Zucker zu bekommen, geht aber leer aus. Das kann durchaus die Lust auf Süßes noch verstärken oder sogar den gesamten Stoffwechsel irritieren. Möglicherweise reagiert sogar die Bauchspeicheldrüse, indem sie irrtümlich Insulin ausschüttet.

Im Übrigen konnte eine Krebserregbarkeit von Aspartam bisher nicht eindeutig nachgewiesen werden.

Die Weltgesundheitsorganisation empfiehlt zwar eine bestimmte Menge nicht zu überschreiten, diese Empfehlung liegt jedoch bei mehr als 100 Tabletten pro Tag!

• Oft verwechselt:
Zuckeraustauschstoffe

Zuckeraustauschstoffe, zu denen auch der künstlich hergestellte Fruchtzucker zählt, finden sich sehr oft in Diabetikerprodukten, aber auch in zuckerfreien Kaugummis oder Bonbons.

Man erkennt diese Stoffe meistens an der Endung –it, wie z.B. Sorbit, Maltit, Mannit oder Xylit. Auch Isomalt zählt zu dieser Gruppe Süßungsmittel. All diese Stoffe haben im Gegensatz zu den Süßstoffen Kalorien, wenn auch nicht viel. Und sie können einen Blutzuckeranstieg hervorrufen. Der ist in der Regel jedoch so gering, dass die meisten Zuckeraustauschstoffe durchaus gute Zuckeralternativen darstellen. Allerdings können einige von ihnen bei übermäßigem Verzehr abführend wirken, was auf der jeweiligen Packung vermerkt sein muss.

• Zuckeralternativen aus der Natur

Zuckerersatzstoffe kommen aus der Fabrik, keine Frage. Viel cleverer und besser sind die Zuckeralternativen, die die Natur uns bietet.
Apfel- oder Birnendicksaft zum Beispiel, den es im Reformhaus zu kaufen gibt. Diese sirupartigen Säfte werden auch bei der Produktion von zuckerfreien Fruchtaufstrichen verwendet. Ich empfehle besonders gerne Agavendicksaft, den Sie ebenfalls in Reformhäusern oder Bioläden kaufen können. Er hat eine ähnliche Konsistenz wie Ahornsirup, eine relativ niedrige GL und eignet sich besonders gut zum Verfeinern von Desserts oder Salatsoßen.

• Am besten: sich den Zuckergeschmack schnell abgewöhnen

Erinnern Sie sich daran, wie eine neue Gewohnheit entsteht? Indem man etwas immer wieder und möglichst konsequent tut. Genauso wie sich eine neue Gewohnheit

bildet, kann ich mich einer alten entledigen. Mit dem Zucker funktioniert das genauso. Sie werden staunen, wie leicht es ist, sich den Zuckergeschmack abzugewöhnen. Nach zwei bis drei zuckerfreien Wochen ist die Umstellung meist überstanden. Danach haben Sie in der Regel keine große Lust mehr auf Süßes. Ihre Geschmacksnerven sind so sensibilisiert, dass Sie mit wesentlich weniger Zucker auskommen, um dasselbe Geschmacksempfinden zu haben. Sie tun sich also insgesamt viel leichter, wenn Sie gerade in den ersten Wochen besonders konsequent Zucker meiden. Sollten Sie auf ein bisschen Süße, z.B. im Kaffee, nicht verzichten wollen, ist ein wenig Süßstoff natürlich völlig in Ordnung.

TIPP Immer noch ein Geheimtipp: Stevia

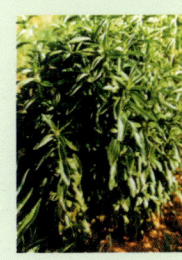

Die Blätter der Steviapflanze sind 15mal süßer als Zucker, beeinflussen den Blutzuckerspiegel jedoch nicht!
Stevia gibt´s getrocknet, als Pulver oder als Extrakt.

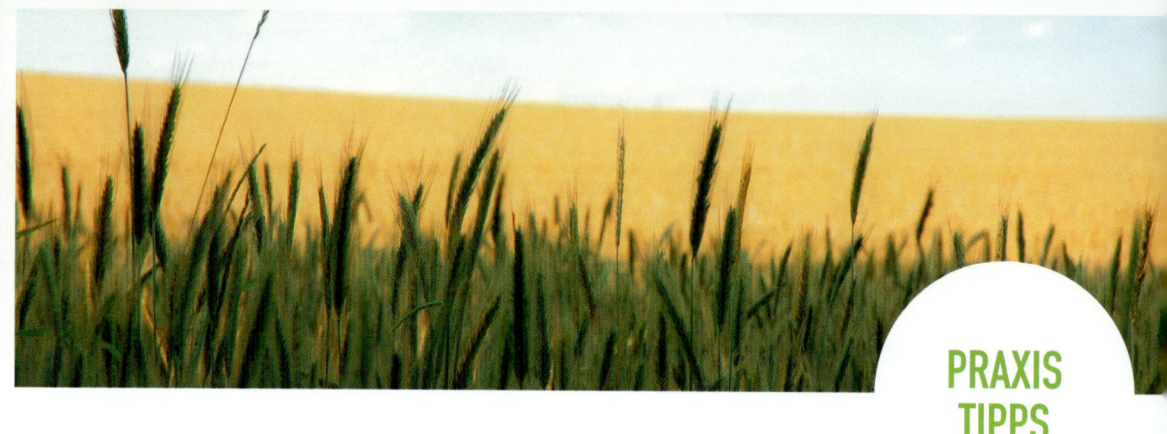

LET'S DO IT
– Tipps für die praktische Umsetzung

 Gestalten Sie Ihren neuen Ernährungsplan

Jetzt wissen Sie eine ganze Menge über Kohlenhydrate, zuckerhaltige und zuckerfreie Produkte und über die gängigsten Zuckerfallen. Nun wird's ernst. Wir nehmen Ihren persönlichen Ernährungsplan in Angriff.

Nehmen Sie sich nun wieder Ihre Aufzeichnungen mit Ihren bisherigen Ernährungsmustern zur Hand. Daneben legen Sie die Liste mit den Dickmachern, Fitmachern und Schlankmachern. Nun gehen Sie Mahlzeit für Mahlzeit durch und überlegen Sie:

Wo können Sie bei Ihren bisherigen Mahlzeiten leicht Änderungen vornehmen um den Ernährungsempfehlungen zu entsprechen?

Meistens wird lediglich die Kartoffelbeilage durch eine Gemüsebeilage zu ersetzen sein oder die Semmel durch das Vollkornbrot.

Noch ein kleiner Tipp:
Die Anwendung der Ernährungsempfehlungen bringt Sie zu **zwei möglichen Mahlzeitenkombinationen.** Ich nenne sie die Fitmacher- und die Schlankmacher-Kombination.

TIPP **Ideale Mahlzeitenkombinationen**

› FITMACHER-Kombi:
Hierbei kombinieren Sie Fitmacher-Kohlenhydrate ausschließlich mit fettfreien oder fettarmen Produkten. Das können z.B. das Vollkornbrot mit (Mager-)Topfenaufstrich oder die Spaghetti mit (ungezuckertem) Tomatensugo sein.

› SCHLANKMACHER-Kombi:
Wann immer Sie fetthaltige Produkte, wie Fleisch, Wurst oder Käse, verwenden, dann kombinieren Sie diese ausschließlich mit Schlankmacher-Kohlenhydraten.

Dies kann z.B. das mit Tomaten und Mozzarella überbackene Huhn oder das Steak mit Salat sein. Am besten: Fisch mit Gemüse! Wichtig für diese Kombination ist es, **kein Brot** damit zu kombinieren (auch kein Vollkornbrot!).

Das Frühstück für einen guten Start

Warum eigentlich frühstücken? Es geht doch auch ohne, oder? Es geht schon. Wenn Sie jedoch fit und gut gelaunt in den Alltag starten und alle Aufgaben des Tages mit Elan meistern wollen, dann sollten Sie auf ein kraftspendendes Frühstück niemals verzichten. Auch wenn Sie es nicht glauben: **Das Frühstück entscheidet über Ihr gesamtes Ernährungsverhalten des Tages**. Viele sind der Meinung „in der Früh nichts runterzubekommen" und freuen sich, dass sie sich schon einmal diese Mahlzeit „erspart" haben. Dieser Gedanke ist höchst trügerisch, denn nachweislich sind es gerade die Dicken, die nie frühstücken!
Entscheiden Sie sich lieber für ein gutes Fitmacherfrühstück! Ihr Körper wird es Ihnen danken.

• So sieht ein Fitmacher-Frühstück aus

Das kann z.B. aus **Vollkornbrot mit Hüttenkäse** bestehen, entweder würzig mit Kräutern, Tomaten und Gurken oder süß mit zuckerfreiem Fruchtaufstrich. Auch ein **Vollkornmüsli mit Magerjoghurt** eignet sich prima. Mischen Sie sich das Müsli aus Flocken und Körnern am besten selbst. So entgehen Sie Zucker, Cornflakes und Rosinen. Süßen können Sie mit zuckerfreiem Fruchtaufstrich, Diabetikermarmelade oder Agavendicksaft. Mit ein paar frischen Beeren schmeckt das nicht nur lecker, sondern versorgt Sie zudem mit vielen Vitaminen und Calcium. Auch **Obst** ist ein idealer Fitmacher für den Tagesstart. Damit Sie es auch gut vertragen empfehle ich Ihnen, das Obst entweder separat oder vor dem restlichen Frühstück zu essen.

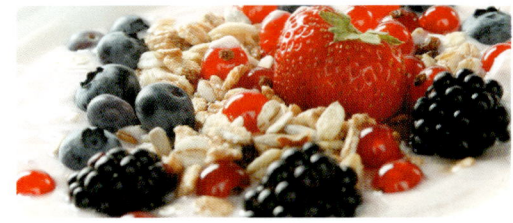

TIPP **Zum Verfeinern: Zimt**
Laut Studien soll sich Zimt höchst positiv auf den Blutzucker auswirken. Verfeinern Sie Ihr Müsli doch mal mit geriebenen Äpfeln und Zimt!

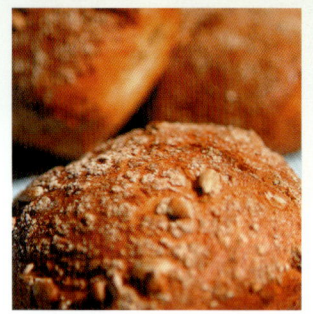

TIPP

› **Frühstückszeit ist Brot-Zeit.**
Das Frühstück ist die optimale Gelegenheit Brot zu genießen. Suchen Sie sich ein Vollkorn- oder Roggennatursauerteigbrot, das Ihnen wirklich schmeckt. Sie werden sehen, bald möchten Sie nicht mehr darauf verzichten!

› **Weichen Sie Ihr Müsli ein!**
Ein Vollkornmüsli wird besser verträglich, wenn Sie es über Nacht etwas einweichen. Es bekommt dann eine leicht breiige Konsistenz und kann vom Körper besser verdaut werden.
Sie können Haferflocken mit Wasser oder Magermilch auch kurz aufkochen lassen. Zum Verfeinern eignen sich geriebene Äpfel, Zimt oder Agavendicksaft.

• Und zum Trinken?
Zum Trinken gibt es **am besten Tee.** Wenn Sie auf Ihren Kaffee nicht verzichten wollen, ist das auch o.k. Denken Sie aber daran, auf jeden Fall ein Glas Wasser zu trinken, denn Kaffee entwässert stark! Sollten Sie Ihren Kaffee mit Milch trinken, verwenden Sie bei dieser Frühstückkombination ausschließlich fettarme Milch.

Wer in der Früh seine Verdauung in Schwung bringen möchte, trinkt gleich nach dem Aufstehen **ein Glas lauwarmes Leitungswasser.** Es wirkt und ist gesünder als Kaffee!
Sollte Ihr Arbeitstag extrem früh beginnen und sollten Sie um 5.30 Uhr tatsächlich noch keinen Appetit haben, dann kann dieses Frühstück durchaus auch etwas später, z.B. in der Pause, eingenommen werden.

• Und am Wochenende?
Sie frühstücken am Wochenende gerne ausgiebig und lassen dafür lieber das Mittagessen ausfallen? Prima. So ein **Brunch** ist eine tolle Sache und ein schönes Ritual für die ganze Familie. Kein Problem, die neue Ernährungsform auch hier umzusetzen. **Schwenken Sie einfach zur Schlankmacher-Kombination über.** Rührei, italienischer Prosciutto, vielleicht sogar Tomaten mit Mozzarella, etwas Käse,.... herrlich! Denken Sie daran: Zu diesem Frühstück sollten Sie kein Brot kombinieren! Sie können auch ein Joghurt essen, sollten in diesem Fall aber auf die Müslikörner verzichten. Mischen Sie lieber ein paar Beeren dazu.
Da diese Frühstücksvariante in der Regel recht fettreich ist, sollten Sie diese Kombination wirklich nur am Wochenende oder im Urlaub genießen! **Ganz wichtig: viel Rohkost dazu essen.** Tomaten, Gurken oder frische Paprika eignen sich prima.

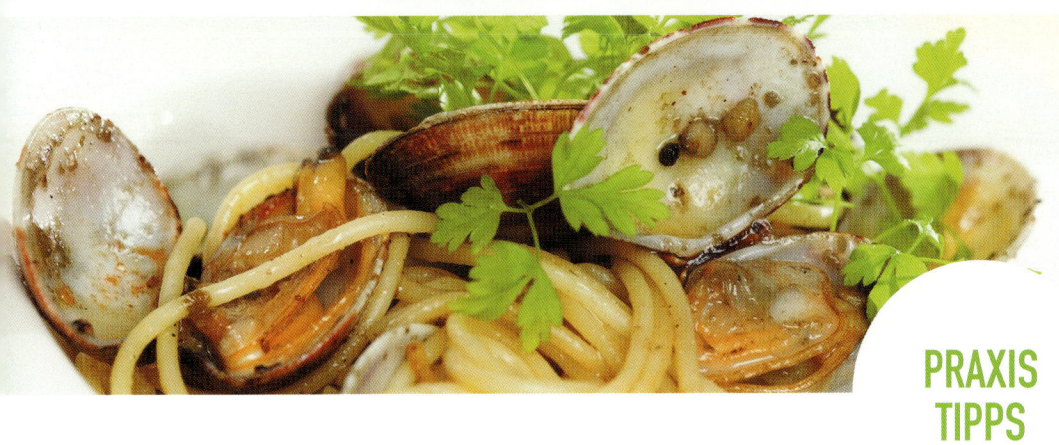

Mit diesem Mittagessen starten Sie durch

Zum Mittagessen steht es Ihnen frei, ob Sie die Fitmacher- oder Schlankmacher Kombination wählen. **Achten Sie darauf, dass Vor- und Hauptspeise diesbezüglich übereinstimmen.** Nehmen Sie ein geeignetes Rezeptbuch zur Hand oder schnuppern Sie in unsere Rezepte hinein. Hier bekommt man ein gutes Gefühl für die richtigen Kombinationsmöglichkeiten.

Salat - die ideale Vorspeise

Als Vorspeise oder Beilage eignet sich ein Salat immer bestens. Wenn es schnell gehen soll, dann bedienen Sie sich einfach an den fertigen Salatmischungen im Supermarkt. Machen Sie die Soße aber auf jeden Fall selbst!

Auch eine **Suppe** passt natürlich prima. Wenn Sie als Hauptspeise eine Fitmacher-Kombination wählen, dann bieten sich klare Suppen mit Gemüseeinlage an.

Ein passender Hauptgang

Besonders gut eignen sich z.B. alle Gerichte aus dem Wok. Hier können Sie kreativ werden. Kaufen Sie sich viel Gemüse und kombinieren Sie dazu wahlweise Huhn, Fleisch, Fisch oder vielleicht sogar Garnelen.
Schon mal was von Tamari-Sojasoße gehört? Das ist eine hochwertige Sojasoße ohne Zucker und Weizen. Sie finden sie in Reform- oder Bioläden oder immer öfter in gut sortierten Supermärkten. Auch zu Spaghetti lassen sich alle möglichen Gemüsesorten zu Sugo verarbeiten. Tomaten, Zucchini, Paprika, Pilze, und, und, und,...

Besonders gerne mag ich überbackene Gerichte und Aufläufe, da sie sich gut vorbereiten lassen. Wie wäre es zum Beispiel mit überbackenen Auberginen oder gefüllten Zucchini? Besonders lecker schmeckt Lauchauflauf. Auch Hühnerbrüstchen lassen sich ganz schnell mit Tomaten und Mozzarella überbacken. Lassen Sie Ihre Phantasie spielen und verwenden Sie auch hier besonders oft Gemüse.

TIPP Agavendicksaft für die Salatsoße

Sie möchten auf etwas Süße in der Salatsoße nicht ganz verzichten?
Dann probieren Sie doch einmal Agavendicksaft zum Verfeinern der Salatsoße. Diesen sirupartigen Saft kann man auch prima zur Zubereitung von Süßspeisen verwenden.

Zum Genießen: Das Abendessen

Das Abendessen stellt für viele die wichtigste Mahlzeit des Tages dar. Man hat Zeit, kann sich entspannen und das Essen so richtig genießen. Das soll auch so sein. Prinzipiell ist es egal, welche Kombinationsmöglichkeit Sie nun wählen. **Wer es besonders eilig hat mit dem Abnehmen, dem empfehle ich abends eine Schlankmacherkombination,** die jedoch nicht allzu fett ausfallen sollte. Ideal wäre beispielsweise Fisch mit Spinat oder Huhn mit Wokgemüse. Zum Dessert können es Erdbeeren oder ein Stück dunkle Schokolade mit 70% Kakaoanteil sein. Auch ein bisschen Käse eignet sich gut im Anschluss an eine Schlankmacherkombination. Wer unter Verdauungsproblemen leidet, sollte im Übrigen abends auf Rohkost weitgehend verzichten.

Zum Trinken können Sie abends gerne auch ein Glas trockenen Wein oder Prosecco genießen. Ansonsten ist Wasser (mit oder ohne Kohlensäure) das ideale Getränk zum Essen.

TIPP Spaghetti mit Sojabolognese

Im Reformhaus oder in guten Supermärkten gibt es Sojagranulat zu kaufen. Damit können Sie sehr leicht das fettreiche Hackfleisch ersetzen, und das ganz ohne Geschmacksunterschied! Verwenden Sie es einmal für eine Soße Bolognese. Meist fällt keinem auf, dass es sich hier um ein absolut fettfreies Produkt handelt! Auch für Füllungen von Paprika oder Zucchini hat es sich bestens bewährt. Einziger kleiner Nachteil: Sojagranulat muss vorher eingeweicht oder relativ lang (ca. 1 Std.) mitgekocht werden.

Der kleine Hunger zwischendurch

Sollte Sie zwischendurch der Hunger ereilen, ist **Obst der ideale Zwischensnack.** Natürlich am besten solches mit niedriger Glykämischer Last, wie z.B. Äpfel, Birnen oder Pfirsiche.

Sie kennen vielleicht die Empfehlung, täglich fünf Obst- und Gemüseeinheiten zu sich zu nehmen. Diese Menge ist in der Praxis gar nicht so leicht zu schaffen. Schon aus diesem Grund

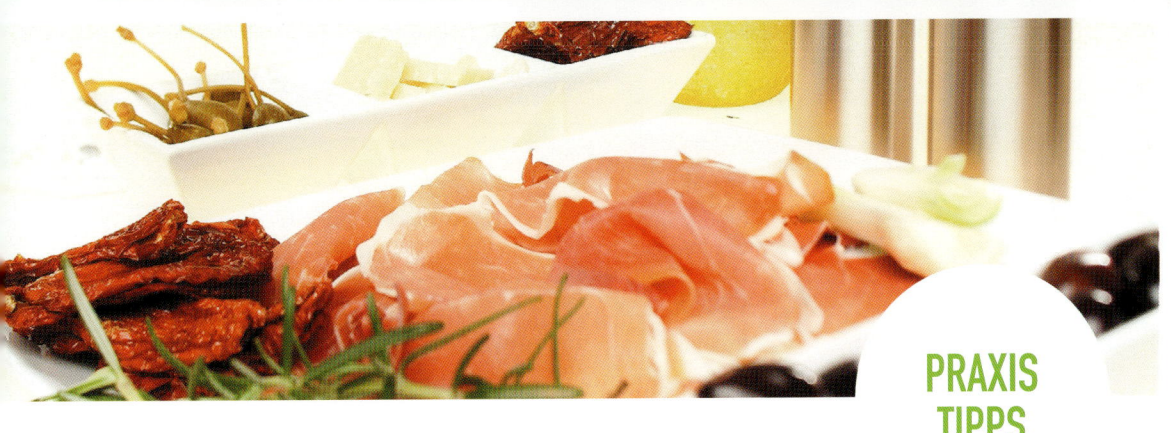

sollten Sie als Zwischenmahlzeit ausreichend Obst in ihren Ernährungsplan einbauen. Wer es nicht so süß mag: Schneiden Sie sich ein paar **Karotten-, Gurken- oder Kohlrabisticks! Ein selbstgemachter Dip aus Joghurt, Sauerrahm und Kräuter** schmeckt dazu prima! Diesen Snack können Sie zu Hause vorbereiten und ins Büro mitnehmen. Gut eignet sich zwischendurch auch ein Joghurt oder sogar einmal ein Stückchen **Käse.**

Essen im Restaurant

Auch wenn im Restaurant so manche Zuckerfalle lauert, eignet sich ein Restaurantbesuch sogar besonders gut sich wahrlich schlank zu schlemmen. Vorausgesetzt man nimmt sich folgende Tipps zu Herzen:

• Bestellen Sie einfach um!
Selten wird ein Gericht auf der Speisekarte genau Ihren neuen Bedürfnissen entsprechen. Daher heißt es: umbestellen. Die meisten Restaurants gehen sehr gerne auf individuelle Wünsche ein. Man muss es ja nicht gleich furchtbar kompliziert machen. In der Regel genügt es, statt der Sättigungsbeilage (also

Kartoffeln, Nudeln, Reis, etc.) einfach mehr Gemüse oder Salat zu bestellen. Viele Restaurants bieten im übrigen schon tolle Salatbuffets an. Greifen Sie hier großzügig zu! Im Idealfall richten Sie Ihren Salat mit Essig und Öl selbst an, denn gerade fertige Salatsoßen sind sehr oft gezuckert.

• Beim Italiener
Das Antipastibuffet beim Italiener lädt so richtig zum Schlankschlemmen ein: Eingelegtes Gemüse, Meeresfrüchtesalat, Rucolasalat mit Parmesanstreifen, Prosciutto, …
Im Anschluss an so einen Vorspeisenteller bestellen Sie am besten einen Fisch oder ein Fleisch mit frischem Gemüse. Selbstverständlich eignen sich auch viele Pastagerichte wie zum Beispiel „Spaghetti arrabiata" oder „Spaghetti vongole". Die Vorspeise dazu sollte jedoch etwas fettarmer ausfallen, zum Beispiel eine Minestrone oder ein Salat.

• Traditionelle Küche
Auch in traditionelleren, bürgerlichen Gasthäusern werden Sie sicher etwas Passendes auf der Speisekarte finden. Sehr viele Restaurants bieten inzwischen verschiedene Salatkombinationen an, wie z.B. Salat mit Putenbruststreifen. Auch ein halbes Hähnchen oder

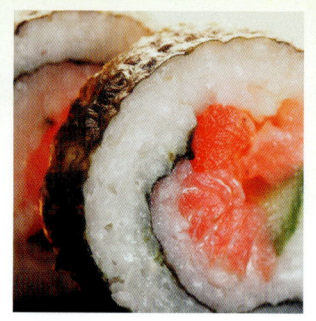

ein Kalbsschnitzel ist mit einem leckeren Salat eine prima Kombination.

• Beim Griechen
Und beim Griechen gibt es sowieso eine Reihe von passenden Gerichten.
Gyros mit Tzatziki und Salat, Spieße, Fischplatte, und, und, und, ... Das Wichtigste auch hier wieder: Lassen Sie Brot, Kartoffeln und Reis als Beilagen weg und halten Sie sich stattdessen an Gemüse und Salat.

• Aufpassen: beim Chinesen!
Chinesische Restaurants kochen nicht nur sehr fett, sondern auch sehr zuckerreich. Nahezu jede Soße ist eine wahre Zuckerbombe. Weichen Sie lieber auf thailändische oder japanische Lokale aus. Die thailändische Küche verwendet zwar auch gerne Zucker, ist aber lange nicht so fettreich wie die chinesische. Glasnudelgerichte eignen sich übrigens besonders gut. Die Nudel des Ostens kann aufgrund ihrer relativ niedrigen GL auch ab und zu mit Fleisch oder Geflügel kombiniert werden. Zusammen mit Gemüse ist dieses Gericht ein echter Schlankschlemmer-Hit.

• Sushi und Sashimi
Beim Japaner ist Sashimi, also roher Fisch, das absolute Highlight. Sushi ist dagegen mit Vorsicht zu genießen, denn in der Marinade des Klebreises (dessen GL sowieso schon sehr hoch ist!) steckt in der Regel auch viel Zucker. Haben Sie einmal ihr Wunschgewicht erreicht, ist auch Sushi ab und an kein Problem.

• Greifen Sie auch mal zur Fitmacherkombination
Sie werden feststellen, dass es eher selten möglich ist im Restaurant eine Fitmacher-Kombination zu bestellen. Denn Vollkornnudeln & Co. haben meist noch keinen Einzug in die Restaurantküchen gehalten. Doch Spaghetti mit Tomatensoße bekommt man fast überall und auch Wok-Gemüse mit Basmatireis wird immer öfter angeboten.

 ## Keine Zeit für eine feste Mahlzeit?

Manchmal (und bei einigen sogar sehr oft) bleibt einfach keine Zeit für eine feste Mahlzeit. Gerade wer beruflich viel unterwegs ist, kann ein Lied davon singen. Doch auch in diesem Fall kommen Sie sicher prima zurecht. Bald werden Sie viele Möglichkeiten entdeckt haben, wie eine schlankmachende Ernährung auch bei knappen Zeitressourcen ganz leicht umzusetzen ist. Selbstverständlich ist es unterwegs nur selten möglich, sich rundherum optimal zu ernähren. Müssen Sie auch nicht!

Doch versuchen Sie immer die jeweils best-mögliche Variante zu wählen. Und wenn die Zeit nur für den Würstelstand reicht, dann lassen Sie zumindest die Semmel weg! Hier einige weitere Tipps, wenn es schnell gehen soll:

• Suchen Sie sich Mittagsbuffets

Immer mehr Restaurants, vor allem in Einkaufszentren, Einrichtungshäusern oder Autobahnraststätten bieten heutzutage ein Mittagsbuffet an. Hier kommen Sie in 20 Minuten nicht nur zu einer warmen Mahlzeit, sondern meistens findet sich auch ein leckeres Salatbuffet. Versuchen Sie sich wenigstens diese 20 Minuten für ein Mittagessen Zeit zu nehmen. Überlegen Sie, wo in Ihrer Umgebung solche Mittagsbuffets angeboten werden könnten. Bestimmt entdecken Sie die eine oder andere Möglichkeit. Auch Betriebskantinen sind eine ideale Gelegenheit ein schnelles Mittagessen einzunehmen.

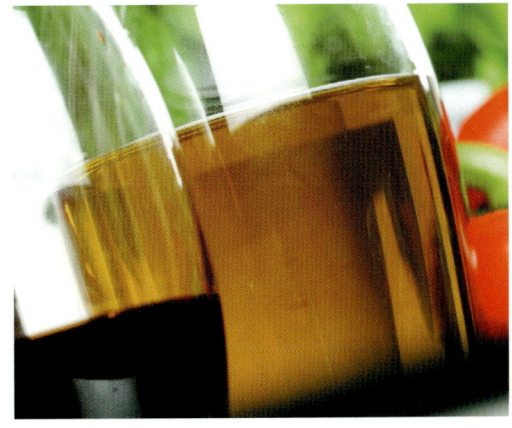

• Supermärkte und Imbissbuden: die schnellen Helfer

Sollte sich auch diese kurze Mittagspause nicht ausgehen, dann werfen Sie einen Blick auf das Kühlregal des nächsten Supermarktes. Hier findet sich sicherlich etwas Käse, ein Joghurt oder Obst.

Viele Supermärkte bieten außerdem schon fertige Salate oder sogar italienische Antipasti zum Mitnehmen an.

Sehr bewährt haben sich auch einige Imbissbuden. Ein Döner mit Salat oder ein halbes Hähnchen mit Krautsalat helfen über den größten Hunger hinweg.

Das Allerwichtigste auch hier wieder: Lassen Sie die Semmel oder das Brot weg!!!

TIPP Seien Sie gut gerüstet!

Mein Tipp: Legen Sie sich im Auto und am Arbeitsplatz einen kleinen Löffel, ein Messer und eine Gabel, Serviette oder Feuchttücher zu. Dann sind Sie auch für Essen unterwegs bestens gerüstet.

Einladungen und Parties

Kaum hat man sich entschlossen die Ernährung umzustellen, lockt die nächste Einladung oder eine geschäftliche Veranstaltung steht bevor. Kein Problem, wenn Sie ein paar Regeln beachten:

• Private Einladungen
Ein Anruf genügt!
Ein befreundetes Ehepaar lädt Sie zum Essen ein. Was tun? Sorgen Sie vor! Ein kurzer Anruf genügt. **Informieren Sie Ihre Freunde über Ihre Ernährungsumstellung.** Vermeiden Sie es unbedingt von einer „Diät" zu sprechen. Ich bin mir sicher, Ihre Bekannten werden Ihren Wünschen gerne entgegenkommen. Vielleicht bitten sie Sie sogar einen Vorschlag für das Menü zu machen. Jede Gastgeberin möchte schließlich, dass sich die Gäste wohlfühlen. Sollten Sie Probleme mit der Argumentation haben, können Sie auch mal eine Allergie gegen ein Lebensmittel „vorschieben", das zieht immer!
Bei größeren, anonymeren Runden ist es oft nicht möglich, seine Wünsche anzumelden. Hier muss man tricksen. Essen Sie alles, was der Ernährungsweise entspricht, kosten Sie etwas vom Restlichen und lassen dann einfach etwas übrig. Ich bin mir sicher, niemand wird es Ihnen übel nehmen, ja vielleicht sogar nicht

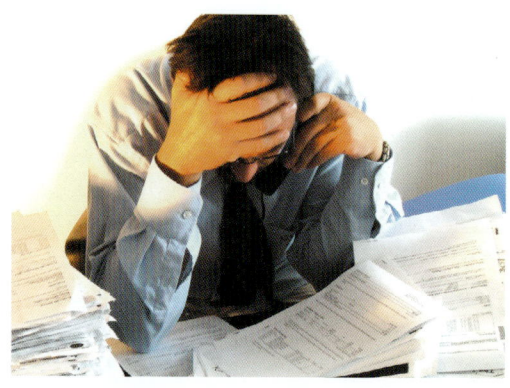

• Essen im Büro
Nicht immer ist es möglich zwischendurch das Büro oder den Arbeitsplatz zu verlassen. Nehmen Sie sich in diesem Fall **von daheim einen kleinen Imbiss mit.**
Tomaten mit Mozzarella, ein Salat mit Thunfisch und Ei oder etwas Käse kann man bestens vorbereiten. Auch ein Vollkornsandwich mit Salat, Tomaten, Gurken, Frischkäse oder mit einem mageren Schinken schmeckt sehr gut und lässt sich prima mitnehmen. Kaufen Sie aber kein fertiges Sandwich beim Bäcker oder im Supermarkt. Hier stecken für diese Fitmacherkombination zu viele Fette drin. Außerdem verwenden Bäcker hierfür gerne „Pseudo-Vollkorngebäck", wie z.B. Kornspitz, das nicht viel mit richtigem Vollkornbrot zu tun hat.

einmal bemerken. Auf keinen Fall sollten Sie sich verleiten lassen Brot zu essen!

• Auf größeren Parties und Empfängen

Jetzt wird es etwas schwierig. Ich will ehrlich sein: Es kann durchaus sein, dass bei so einem Empfang nichts Optimales für Sie dabei ist. Wenn es nur belegte Brötchen gibt, haben Sie nur die Wahl sich den Belag herunterzupicken (doch wohin mit dem leeren Toastbrot?) oder gar nichts zu essen. Doch ich kann Sie beruhigen: Dieser Fall kommt wirklich selten vor. Irgendetwas Passendes gibt es fast immer.

Sicherheitshalber sollten Sie trotzdem daheim schon eine Kleinigkeit essen, damit Sie im Ernstfall nicht vor lauter Heißhunger über die Chips herfallen. Am besten ein Stück Käse, denn der sättigt erst mal und passt zur Schlankmacherkombination.

Einfacher wird es bei den Getränken. Halten Sie sich an Prosecco, Champagner, Sekt oder Wein. Genießen Sie diesen Aperitif auf jeden Fall pur und versüßen Sie sich das gute Getränk nicht mit irgendeinem Likör. Und: Lassen Sie es mit ein oder zwei Gläsern gut sein!

• Ganz einfach: am Buffet

Es gibt ein Buffet? Prima! Der Idealfall für Sie! Denn nahezu jedes Buffet wartet mit Salaten, Tomaten mit Mozzarella oder Ähnlichem auf. Auch Fleisch, Fisch oder Geflügel mit Gemüsebeilagen werden oft angeboten. Lassen Sie das Brot links liegen. Die Weißmehlsemmel brauchen Sie inzwischen wirklich nicht mehr!

• Selbst eine Einladung geben

Nichts leichter als das! Holen Sie sich auf den Rezeptseiten Ideen für neue Gerichte und überraschen Sie Ihre Gäste mit Schlankschlemmer-Kreationen. Bestimmt wird es keinem auffallen, dass irgendetwas „anders" ist. Besonders gut eignet sich ein Grill- oder Fondueabend, selbstverständlich mit selbstgemachten zuckerfreien Soßen, einem schönen Salat und viel Fisch, Fleisch und natürlich Gemüse. Wenn's was besonderes sein soll: Auch Garnelen lassen sich prima grillen und kommen immer sehr gut an. Als Nachspeise gibt es Beeren mit einer Joghurtcreme oder einem dunklen Schokoladenhäubchen. Einfach in der Zubereitung und Ihre Gäste werden sicherlich begeistert sein!

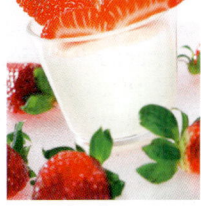

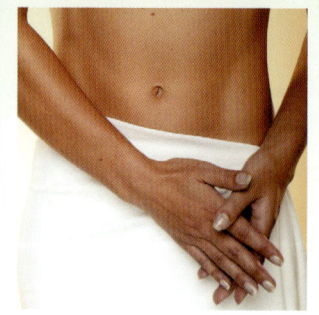

 ## Umstellungsprobleme in den ersten Wochen

Manchmal kann es in den ersten ein bis zwei Wochen zu Umstellungsproblemen kommen. Lassen Sie sich davon nicht irritieren, sondern bleiben Sie Ihrem Weg treu und machen Sie weiter. Spätestens nach zwei Wochen sind diese Anfangshürden überwunden.

• Unangenehm: Blähungen

Wer von viel Weißmehlprodukten auf vollwertigere Kost umsteigt, bekommt diese Umstellung meist „lautstark" zu spüren.

Kein Wunder, der Darm muss sich zum ersten Mal wieder richtig anstrengen, um mit den vielen Ballaststoffen fertig zu werden. Genau die machen ihn aber langfristig fit. Zunächst stöhnt unser wichtigstes Verdauungsorgan bei der ungewohnten Belastung, bis es sich an die neue Ernährungsweise gewohnt hat.

Gott sei Dank gibt es ein paar Tricks, wie Sie dieser unpässlichen Situation entgehen oder sie zumindest abschwächen können:

TIPP **So vermeiden Sie Blähungen**

› **Viel trinken:** Die Ballaststoffe benötigen viel Flüssigkeit, damit sie im Darm optimal aufquellen können. Trinken Sie daher ausreichend Flüssigkeit (mind. 1,5 Liter pro Tag)!

› **Gut kauen:** Besonders wichtig ist gutes Kauen, denn der Verdauungsprozess der Kohlenhydrate beginnt schon im Mund. Je flüssiger die Nahrung von oben reinkommt, desto leichter haben es Magen und Darm.

› **Langsam umstellen:** Gerade bei der Zubereitung von Müslis gilt: Stellen Sie langsam um. Verwenden Sie in der ersten Woche eher nur leicht verdauliche Flocken und mischen Sie erst mit der Zeit Körner, Samen und Kleie dazu. Sie können zusätzlich Ihr Müsli schon am Vorabend einweichen oder auch einige Minuten köcheln lassen. Außerdem sollten Sie abends auf Rohkost verzichten.

› **Durchhalten:** Halten Sie durch! Ihr Darm wird sich bald an die neue Ernährungsweise gewöhnt haben. Machen Sie auf keinen Fall den Fehler wieder zu Weißmehlprodukten überzuwechseln.

• Immer wieder Hunger?

Viele Teilnehmer meiner Kurse berichten, dass Sie in der ersten Woche ständig Hunger hätten. Doch überlegen Sie: Jahrelang war Ihr Körper gewohnt viel Zucker verarbeiten zu müssen und produzierte brav sein Insulin. Doch plötzlich kommt kein Zucker mehr. Weil er das noch nicht ganz glauben kann, schüttet er weiter Insulin aus. Das führt zunächst zu Unterzucker. Spätestens nach einer Woche hat sich der Körper daran gewöhnt, dass jetzt andere Zeiten angebrochen sind und er stabilisiert die Insulinausschüttung.

Mein Tipp bei Hunger: Essen Sie, wann immer Sie Hunger haben, aber auf jeden Fall nur Schlank- und Fitmacherkohlenhydrate. Nach einer Woche ist der Spuk vorbei.

• Sie nehmen nichts ab?

Gerade wenn Sie schon oft in die Jo-Jo-Falle getreten sind, hat Ihr Körper im Laufe der Zeit seinen Grundumsatz merklich herabgesenkt. Er benötigt einige Zeit, um den Stoffwechsel wieder entsprechend anzukurbeln, so dass er mit einer größeren Menge Essen umgehen kann. Daher kann es möglich sein, dass Sie am Anfang nichts oder nur ganz wenig abnehmen. Dies gilt insbesondere für ältere Menschen, da der Grundumsatz mit steigendem Alter abnimmt.

Lassen Sie sich davon nicht verrückt machen, sondern freuen Sie sich lieber, dass Sie nun mehr essen können als früher ohne gleich wieder zuzunehmen. Bald werden auch Sie die ersten Kilos verlieren.

TIPP **Nur einmal wiegen...**

Lassen Sie sich nicht von der Waage tyrannisieren. Wiegen Sie sich lieber nur einmal pro Woche oder sogar noch viel seltener. Denn in den ersten Wochen geht es schließlich hauptsächlich darum, mit der neuen Ernährung vertraut zu werden und das Essen neu zu entdecken.

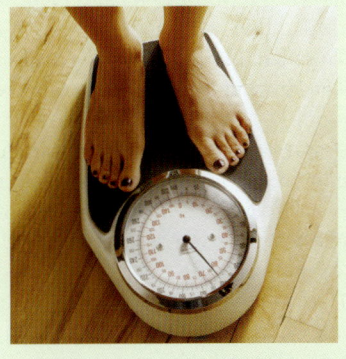

Auch das kann passieren:

• Schon in der ersten Woche purzeln die Kilos schneller als erwartet

Es kann durchaus sein, dass Sie schon in der ersten Woche 2, 3 oder 4 Kilo abnehmen. Freuen Sie sich! Rechnen Sie aber damit, dass es in den nächsten Wochen ein wenig langsamer gehen kann. Am Anfang entledigt sich der Körper gerne unnötiger Wasserreserven. Langfristig sind maximal 1 - 1,5 Kilo Gewichtsverlust pro Woche realistisch.

Doch immerhin: Nach acht Wochen haben Sie dann womöglich schon 10 Kilo abgenommen und was sind schon zwei Monate?

• Ihre Nachmittagsmüdigkeit ist verschwunden

Da Sie jetzt nicht mehr so starken Blutzuckerschwankungen ausgesetzt sind, bleiben Sie den Tag über gleichmäßig fit und leistungsfähig. Am Anfang werden Sie sogar ab und zu verwundert sein, dass der Arbeitstag schon vorbei ist. Der Nachmittagsmüdigkeit können Sie also ein für allemal Lebewohl sagen!

• Sie haben plötzlich keine Lust mehr auf Süßes

Noch vor zwei Wochen hätten Sie schwören können ohne Schokolade nicht leben zu können und plötzlich haben Sie keine Lust mehr auf Süßes? Wundern Sie sich nicht, wenn Sie kein Interesse mehr an Sahnetorte und Weihnachtskeksen haben. Ihre Geschmacksnerven haben sich inzwischen angepasst und vieles Gezuckerte wird Ihnen viel zu süß vorkommen. Glückwunsch!

Sie haben das wichtigste Ziel schon erreicht: Gleicher Genuss bei gesünderem und schlankmachendem Essen! Lustvoll abnehmen eben!

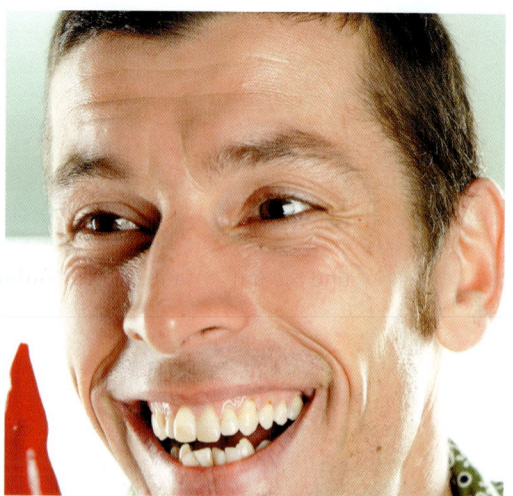

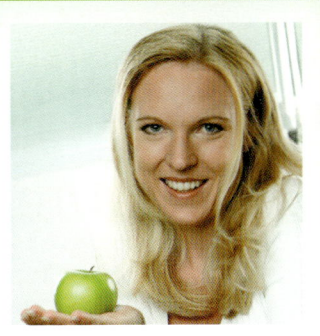

Konzentrieren Sie sich auf hochwertige Kohlenhydrate!

Je natürlicher, desto besser

Je mehr ein Kohlenhydrat seiner ursprünglichen Form entfremdet wurde, desto ungünstiger ist es für unseren Organismus. Und je naturbelassener, desto besser. Eigentlich ganz einfach, denn so ist es von der Natur schließlich auch vorgesehen. Als unser genetisches Programm vor über zwei Millionen Jahren geschrieben wurde, gab es weder Raffinationsmöglichkeiten noch Methoden Getreide zu schälen. Die größten Dickmacher, Zucker und Weißmehl, verstecken sich heute dagegen leider (fast) überall. Diese Kohlenhydrate haben schließlich auch einen Vorteil. Sie sind verdammt praktisch. Sie sorgen für eine lange Haltbarkeit, eine leichtere Verarbeitung und sind sogar nicht einmal teuer. Und sie machen satt. Allerdings nur kurze Zeit, denn dann schlägt der Hunger um so gnadenloser zu.

Durchbrechen Sie den Teufelskreis!

Besinnen Sie sich wieder auf wirklich gute und hochwertige Nahrung. Sicherlich, die Vollkornnudeln schmecken am Anfang ungewohnt. Und die 70%-Schokolade mag Ihnen momentan auch viel zu bitter vorkommen. **Doch es ist erstaunlich, wie schnell sich der Mensch neue Dinge aneignen kann, wenn er bereit ist, sich darauf einzulassen.** Dieser erste Schritt ist auf der einen Seite der schwierigste, denn er erfordert ungewohnte Handlungen, wie z.B. das Weglassen von Brot. Doch sehr bald werden Sie merken, dass dieser Schritt sogar sehr einfach ist und Sie ihn in nahezu jeder Alltagssituation spielend leicht umsetzen können.

Wie geht es weiter?

Bleiben Sie mindestens zwei Wochen bei Schritt 1. Auf jeden Fall solange bis die Umsetzung im Alltag auch richtig gut klappt. Gleich zum zweiten Schritt zu wechseln bringt erst einmal nichts. Im Gegenteil, es könnte durchaus sein, dass dann der Umstellungsschritt zu groß ist und Sie bald wieder das Handtuch werfen. Am besten Sie blättern gleich weiter zum Kapitel „Bewegung"!

DAS WICHTIGSTE IN KÜRZE
- wenn es gleich losgehen soll

KAPITEL 4.3: Zweiter Schritt
Der bewusste Umgang mit Fett!

Konnten Sie die Regeln aus dem letzten Kapitel erfolgreich im Alltag umsetzen? Wenn ja, dann sind Sie bereit für den nächsten Schritt. Jetzt ist es an der Zeit das Thema Fett in Angriff zu nehmen. Dabei geht es nicht um hysterisches Fettsparen, sondern um einen bewussten Umgang mit dem Dickmacher von einst. Halten Sie sich einfach wieder an die Devise „Gutes durch Besseres zu ersetzen". Hier ein paar nützliche Regeln:

1. **Seien Sie sparsam mit Lebensmitteln, die reich an gesättigten Fettsäuren** sind, wie z.B. Fleisch, Wurst und Vollmilchprodukte, und greifen Sie dabei öfter zu den fettärmeren Varianten.

2. **Bevorzugen Sie Fette und Öle, die viel ungesättigte Fettsäuren enthalten.** Dazu zählen unter anderem die meisten Pflanzenöle. Verwenden Sie in Ihrer Küche daher vor allem Oliven- und Rapsöl.

3. **Suchen Sie nach Lebensmitteln, die reich an so genannten Omega-3-Fettsäuren sind.** Sie haben positive Auswirkungen auf unseren Organismus und können sogar Herzinfarkt und Schlaganfall vorbeugen. Besonders zu empfehlen: Fetter Seefisch, Walnüsse, Rapsöl und Leinöl.

4. **Meiden Sie die schädlichen Transfette** so gut, wie es nur geht. Diese künstlichen Fettsäuren entstehen v.a. durch Frittieren und Härten von Fetten!

Einsparen! Hier verstecken sich viele **FETT**MACHER Fette 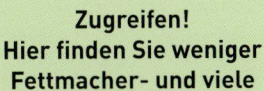	Zugreifen! Hier finden Sie weniger Fettmacher- und viele **FIT**MACHER Fette
Salatöle	
Palmöl Raffinierte (billige) Öle Fertige Mayonnaise	Olivenöl, Rapsöl, Leinöl, Walnussöl Mäßig: Sojaöl, Erdnussöl, Weizenkeimöl, Sesamöl, Kürbiskernöl, Sonnenblumenöl, Distelöl, Maiskeimöl
Bratöle und -fette	
Kokosfett, Palmkernfett, Butterschmalz, Schweineschmalz, Billige Margarine	Olivenöl, Rapsöl, Erdnussöl, Sesamöl seltener: Sonnenblumenöl
Fleisch- und Wurstwaren	
Koteletts vom Lamm und Schwein Bauchstücke, v.a. vom Schwein Bratwurst, Münchner Weißwurst, Frankfurter, Leberkäse, Speck, Salami, Mortadella, Mettwurst, etc.	Filets oder Schnitzel von Kalb, Rind, Schwein Roastbeef (Rinderlende) Wild, Lammrücken oder –keule Schinken (ohne Fettrand), Geflügelwurst, Bündner Fleisch, Bierschinken
Geflügel	
Gans und Ente (mit Haut) Suppenhuhn	Putenbrustfilet Hühnerbrustfilet
Fisch	
Aal	Besonders viel Omega-3: Lachs, Hering, Makrele, Thunfisch, Sardine Besonders fettarm: Zander, Forelle, Krustentiere, Tintenfisch, Dorsch/Kabeljau, Steinbutt
Milchprodukte	
Käse mit mehr als 45% F.i.T. (vor allem Hartkäse) Schlagsahne, Creme fraiche Mascarpone Vollmilch als Getränk	Käse mit bis zu 45% F.i.T. (v.a. Weich- und Frischkäse) Creme légère, Soja Creme fraiche, Sauerrahm Magerjoghurt und –topfen Halbfettmilch, Buttermilch, Molke und Sojamilch natur
Zwischensnacks	
Fast Food, Vollmilchschokolade Chips, Cremeeis, Sahnetorten	Trockenfrüchte, Oliven, Nüsse, Sorbets

 FINGER WEG!
Vor allem in Frittiertem stecken die äußerst schädlichen **Transfette**. Zu ihnen zählen auch die gehärteten Fette in Fertigprodukten (z.B. Schokoriegel, billige Margarine).

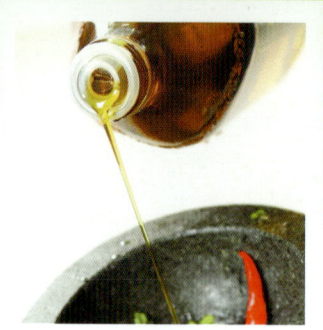

WARUM DAS SO IST
- ein bisschen Theorie schadet nie

 ### Fett macht nicht immer fett

Fett galt jahrelang als Dickmacher schlechthin. „Fett sparen, wo es nur geht", war die Devise. Der Grundgedanke ist durchaus richtig. Denn Fett hat definitiv die höchste Energiedichte und somit die meisten Kalorien. Ein Esslöffel Öl hat genau doppelt so viel Kalorien wie ein Esslöffel Zucker. Da gibt es nichts dran zu ändern.

Prinzipiell geht man davon aus, dass man nur bei einer negativen Energiebilanz abnehmen kann. Man muss also weniger Kalorien essen, als man verbraucht. Dabei macht es natürlich Sinn, wenn man das kalorienreichste Nahrungsmittel besonders einschränkt.

• Mehr Dicke trotz wenig Fett
Irgendwie ging die Rechnung der Low-Fat-Vertreter der vergangenen Jahre trotzdem nicht auf. Die Industrie produzierte zwar massenweise fettreduzierte Produkte und bei den Amerikanern ist der Fettkonsum in den letzten Jahren sogar tatsächlich von 40% auf 34% gesunken.

Trotzdem verdoppelte (!) sich in dieser Zeit die Zahl der Übergewichtigen!
Auch die Anzahl der Herzinfarkte ging keineswegs zurück und Zuckerkranke gibt es deutlich mehr.

• Die Qualität macht´s
Trotzdem: Nach allen aktuellen wissenschaftlichen Erkenntnissen hat der Fettkonsum zweifelsohne Einfluss auf unsere Gesundheit und unser Gewicht. Doch statt sich von der Fetthysterie anstecken zu lassen und den Fettkonsum durch massenhaft industrielle Low-Fat-Produkte einzuschränken, lohnt es sich vielmehr einen genaueren Blick auf die Fette zu werfen. Denn es gibt hier wahrlich ganz unterschiedliche.

Die einen können sich in der Tat ganz gewaltig auf Hüften und Herzgefäße schlagen, andere wiederum können sogar Herzinfarkt und Schlaganfall vorbeugen! **Es macht also Sinn, zwischen den Fettmacher- und den Fitmacherfetten zu unterscheiden.**

WISSENSWERTES

Ein bisschen Fett-Theorie

Bei den meisten Nahrungsfetten spricht man von so genannten Triglyceriden.
Darunter versteht man vor allem jenes Fett, das leicht als solches erkennbar ist, z.B. der Fettrand beim Schinken. Es gibt noch andere Arten von Fett, die optisch nicht so offensicht-lich sind. Dazu zählt zum Beispiel das Choles-terin.

So ein Triglycerid besteht aus einem Glycerin-molekül, an dem die so genannten Fettsäuren hängen. Und um genau diese Fettsäuren geht es uns nun. **Denn die Fettsäuren entscheiden darüber, ob ein Fett zu den Fitmachern oder den Fettmachern zählt.** Sie können gesättigt, einfach oder mehrfach ungesättigt sein.

Nahrungsfette sind eine Ansammlung von unterschiedlichen Triglyceriden. Manche ver-fügen über mehr gesättigte, andere über mehr ungesättigte Fettsäuren. Je mehr ungesättig-te Fettsäuren in einem Nahrungsfett vorkom-men, desto besser für Sie. Denn die meisten ungesättigten Fettsäuren haben eine äußerst positive Wirkung auf den Organismus.

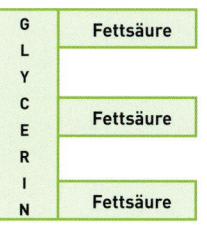

Fettsäuren können gesättigt, einfach oder mehrfach ungesättigt sein

INTERESSANTES

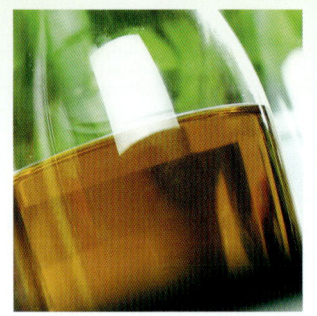

Fitmacherfette schützen das Herz und machen schlank

Ein Fitmacherfett ist immer reich an ungesättigten Fettsäuren. Sehr oft trifft das auf
Pflanzenfette zu. So kam es vermutlich auch
zur weit verbreiteten Meinung, pflanzliche
Fette seien pauschal besser als tierische. Das
stimmt nicht so ganz, denn auch unter den
tierischen Lebensmitteln sind einige mit wertvollen ungesättigten Fettsäuren zu finden, z.B.
die äußerst wichtigen Omega-3-Fettsäuren in
Fisch.
Die ungesättigten Fettsäuren wirken im Körper vor allem als „Bau- und Strukturfett" und
sind zum Beispiel für den Aufbau der Zellwän-
de verantwortlich.

• Besonders populär: Ölsäure
Die Ölsäure ist eine besonders bekannte Vertreterin der einfach ungesättigten Fettsäuren.
Sie ist die vorherrschende Fettsäure in Olivenöl, und zwar zu über 70%. Daher ist es längst
kein Geheimnis mehr, dass **Olivenöl zu den
Fitmacherfetten schlechthin zählt.** Die mediterrane Küche bedient sich sogar fast ausschließlich dieses wertvollen Öls. Ölsäure hält
die Arterien jung, denn sie soll sich günstig
auf die Blutgerinnung, den Cholesterinspiegel
und den Blutdruck auswirken. Eine tolle Vor-
beugung gegen Herzkreislauferkrankungen!
Doch Ölsäure ist nicht nur in Olivenöl, sondern

auch in Raps- und Avocadoöl oder sogar im
Gänseschmalz reichlich enthalten.

• Die wichtigen Omega-Fettsäuren
Immer wieder hört man von den Omega-Fettsäuren und von ihren positiven Auswirkungen
auf den Organismus. Sogar die Lebensmittelindustrie hat schon reagiert und produziert
inzwischen Omega-3-Margarine oder Ähnli-
ches. Doch was steckt wirklich hinter diesem
Fremdwort? In der Tat recht viel, denn die so
genannten Omega-Fettsäuren zählen zu den
mehrfach ungesättigten Fettsäuren. Sie sind
essentiell, d.h. lebensnotwendig. **Der Körper
kann diese Fettsäuren, die er dringend benötigt, nicht selbst herstellen.** Daher müssen
wir ihn über unsere Nahrung damit versorgen.

• Zuviel Omega-6 ist schlecht
Die ausreichende Versorgung mit Omega-
6-Fettsäuren fällt uns auch nicht besonders
schwer, denn es gibt genügend Lebensmittel, wo reichlich davon drin ist. Daher ist
unser Bedarf an Omega-6-Fettsäuren sogar
bei weitem gedeckt. Im Gegenteil: Wir laufen
sogar Gefahr zuviel von ihnen zu konsumieren
und das hat durchaus Nachteile. Denn zuviel
Omega-6-Fettsäuren können die Blutgefä-

ße verengen, Bluthochdruck erzeugen oder Entzündungen fördern. Viel Omega-6 steckt in Distel-, Soja-, Maiskeim- oder auch Sonnenblumenöl. Diese Öle daher eher in Maßen und am besten in Verbindung mit Oliven- oder Rapsöl genießen!

• Viel mehr Omega-3 essen

Ganz anders sieht die Sache bei den Omega-3-Fettsäuren aus. Die sind in unserer Ernährung nur sehr spärlich, bzw. nur in ganz bestimmten Lebensmitteln enthalten. Meistens sind wir mit diesen Fettsäuren unterversorgt. Schade, denn Omega-3-Fette sind ein toller Schutz gegen Herzinfarkt und Schlaganfall! Sie wirken blutverdünnend, verbessern die Fließeigenschaft des Blutes und haben zudem entzündungshemmende Eigenschaften.

Wer fit und gesund bleiben will, der steigert daher seinen Omega-3-Konsum und schränkt den Omega-6-Konsum eher ein. Tolle Omega-3-Lieferanten sind Raps- und Leinöl, Walnüsse oder fetter Seefisch.

WISSENSWERTES

Leinöl – mehr Medizin als Schlemmerspaß

Aus gesundheitlichen Gründen darf ich Ihnen das Leinöl nicht vorenthalten. Denn Leinöl ist der Omega-3-Lieferant schlechthin. Kein anderes Öl verfügt über so viel Omega-3-Fettsäure. Ca. 65% dieses Öls bestehen daraus.

Zum Vergleich: In 150g Lachs sind 5g, in 2 EL Leinöl schon 13g drin. Als besonders schmackhaft kann man dieses Öl allerdings nicht bezeichnen. Mischen Sie es einfach in kleinen Mengen in Ihr Salatdressing. Das merkt man geschmacklich kaum.
Oder Sie verwenden es wie Medizin und genehmigen sich ein kleines „Stamperl" Leinöl pro Tag. Wer nicht gerne Fisch isst, sollte sich der Gesundheit zuliebe mit dieser Möglichkeit anfreunden.

Fettmacherfette – hier lohnt sich Einsparen nun wirklich

Natürlich zählen auch etliche Fette zu den absoluten Dickmachern. Vor allem bei den Lebensmitteln, die reich an gesättigten Fettsäuren sind, gilt es einmal mehr aufzupassen.

Beschäftigt man sich ein bisschen näher mit den Aufgaben dieser Fette im Körper, versteht man, warum sich gerade diese Fette auf die Hüften schlagen können. Während die ungesättigten Fettsäuren vor allem als Zellbaustoffe dienen, haben die gesättigten Fettsäuren die Aufgabe, dem Muskel die für Bewegungsvorgänge notwendige Energie zu liefern. Solange der Muskel diese Energie auch verbrennt, wir uns also ausreichend bewegen, ist alles in Ordnung. Bewegen wir uns jedoch zu wenig, wird´s problematisch. Denn überschüssiges Fett wird mithilfe des Insulins im Fettgewebe als Depotfett eingelagert und macht sich als unansehnlicher Rettungsring um Bauch und Hüften breit. Außerdem verstopft (oder besser gesagt: verfettet) dieses überschüssige Fett unsere Arterien.

Es sind also nicht die gesättigten Fettsäuren an sich schlecht, sondern lediglich ein Zuviel davon! Auch ein bisschen Depotfett braucht übrigens unser Körper, denn es schützt ähnlich wie Schaumstoff unsere Organe vor Erschütterungen oder Schlägen und dient darüber hinaus als Wärmeschutz. Der Neandertaler war über die wärmende Schutzschicht noch ganz froh, heute übernehmen unsere Kleider diese Aufgabe. Zuviel Depotfett ist nicht nur ein ästhetisches, sondern wie wir inzwischen wissen, ein gesundheitliches Problem.

Durchschnittlich nehmen wir übrigens 60% der Fette in Form von gesättigten Fettsäuren auf. Das ist eindeutig zu viel und der Anteil sollte auf jeden Fall in Richtung der Fitmacherfette verschoben werden. **Die meisten gesättigten Fettsäuren finden Sie in tierischen Produkten, wie Fleisch, Wurst und Vollmilchprodukten, sowie im Kokosfett.**

„Wenn man jedem Individuum die geeignete Menge Nahrung und Bewegung geben könnte, nicht zu wenig und nicht zu viel, so hätte man den sichersten Weg zur Gesundheit.“

Hippokrates von Kos

Killerfette: „Transfette"

Neben den gesättigten Fettsäuren sind die so genannten „Transfette" ein besonderes Problem. Diese Fettsäuren entstehen vor allem beim starken Erhitzen von Fett (z.B. Frittieren!) bzw. beim so genannten Härten von Fetten. Da diese Fettsäuren nur aufgrund dieses künstlichen Prozesses entstehen, spricht man auch von „entarteten Fetten". Mit Natur haben diese Fette nichts mehr zu tun und je künstlicher ein Produkt, desto schlechter ist es auch für den Körper.

Die Transfette werden auch oft als richtige „Killerfette" bezeichnet, da sie zerstörerisch auf unsere Blutgefäße wirken. Meist sind diese Killer gut versteckt, z.B. in billiger Schokolade oder Margarine.

Als Faustregel gilt: Je unnatürlicher und industrieller ein Produkt, desto größer die Gefahr mit diesen Fetten konfrontiert zu sein.

INTERESSANTES

Die Sache mit der Margarine

Immer wieder kommt in meinen Seminaren der Einwand, Margarine sei doch viel besser als Butter. Wirklich? Haben Sie schon einmal gehört, wie Margarine hergestellt wird? Wie kann ein vollkommen künstliches Produkt gesund sein? Gewiss, Margarine enthält kein Cholesterin. Dass das Nahrungscholesterin aber kaum über das Blutcholesterin entscheidet, weiß man heute. Dieses Argument lasse ich also nicht gelten. Vielmehr sollte man sich ansehen, was bei der Margarineherstellung mit den wertvollen Pflanzenfetten geschieht. Diese durchlaufen unter anderem einen Härtungsprozess, wodurch aus den guten Pflanzenfetten schädliche Transfette werden!

Die Hersteller haben inzwischen reagiert und werben für Margarine mit möglichst geringen Anteilen an gehärteten Fetten. Doch Margarine bleibt ein Kunstprodukt und Butter kommt von der Kuh. Entscheiden Sie selbst, was Ihnen lieber ist!

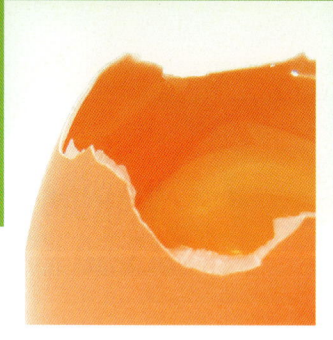

➡ Die Cholesterin-Saga

Über kaum eine Nahrungssubstanz wurde so viel geschrieben wie über das Cholesterin. Einst zum Schreckgespenst erklärt, revidiert man heute zunehmend die Aussagen von damals. Bevor Sie das geliebte Frühstücksei aufgrund des hohen Cholesteringehalts verteufeln, sollten Sie sich lieber selbst ein klareres Bild über diese Substanz machen.

• Cholesterin kommt nur in tierischen Produkten vor

Cholesterin ist ein Fett, ähnlich wie die Triglyceride. Es kommt ausschließlich in tierischen Produkten vor. Daher ist die Aufschrift „cholesterinfrei" auf einem Pflanzenöl lächerlich, denn in Pflanzenölen werden Sie niemals Cholesterin finden.

 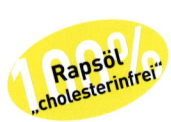

Sie schreiben schließlich auch nicht auf den Apfel „cholesterinfrei" drauf!

• Cholesterin ist wichtig

Cholesterin übernimmt in unserem Körper äußerst wichtige Funktionen. Es ist zum einen mitverantwortlich für den Aufbau jeder Zelle, denn es dient der Zelle quasi als Stützwand. Zum anderen wird es für die Bildung der Gallensäure benötigt, die wir wiederum für die Fettverdauung brauchen. Zudem ist Cholesterin die Grundsubstanz für eine Reihe von Hormonen und Vitaminen, z.B. der Sexualhormone oder von Vitamin D. Kurzum, Cholesterin wird für viele Körpervorgänge dringend benötigt.

• Das meiste Cholesterin stellt der Körper selbst her

Da diese Substanz nun so wichtig für uns ist, kann sich der Körper nicht darauf verlassen, dass er genügend davon über die Nahrung bekommt. Daher stellt er den größten Teil des Cholesterins selbst her, und zwar in der Leber. Also: Das zugeführte Nahrungscholesterin macht nur einen geringen Teil des Blutcholesterins aus! Den Blutcholesterinspiegel mit Hilfe von cholesterinarmen Lebensmitteln senken zu wollen, ist also wenig effizient.

• Hohes Cholesterin und Übergewicht zusammen machen krank

Einige Mediziner und Wissenschaftler gehen sogar davon aus, dass ein hoher Cholesterinspiegel so gut wie gar nicht über die Ernährung beeinflussbar ist, sondern machen eher genetische Einflussfaktoren, Rauchen oder Stress, dafür verantwortlich. Auch wird derzeit häufig in Frage gestellt, ob ein erhöhter

Cholesterinspiegel überhaupt ein Risiko darstellt. Dies gilt vor allem für schlanke Personen, bei denen eine genetische Veranlagung für erhöhte Cholesterinwerte vorliegt.

In einem sind sich die Experten jedoch einig: Ein erhöhter Cholesterinspiegel, der mit Übergewicht einhergeht, stellt ein wesentlich erhöhtes Risiko für eine Herzkreislauferkrankung dar! Das Übergewicht in den Griff zu bekommen, bleibt also das Hauptziel.

• Cholesterin in der Blutbahn

Cholesterin kann sich von allein im Blut nicht fortbewegen, um zu den Zellen zu gelangen. Es braucht quasi ein Transportschiff, das es zu den Zellen und von dort wieder zurück zur Leber bringt. Diese Transportfunktion übernehmen die so genannten Lipoproteine. Das sind spezielle Eiweiße, an die sich das Cholesterin binden kann. Sie haben vielleicht schon von der Bestimmung des LDL- bzw. HDL- Wertes gehört. LDL und HDL sind Lipoproteine, also die Transporter für das Cholesterin in der Blutbahn.

• Gibt es wirklich schlechtes Cholesterin?

LDL hat die Aufgabe das Cholesterin von der Leber zu den Körperzellen zu transportieren. Fälschlicherweise wird es oft als „schlechtes"

Cholesterin bezeichnet. Diese Bezeichnung ist etwas irreführend, denn LDL als solches ist nicht schlecht, sondern für den reibungslosen Ablauf im Körper unerlässlich. Seine „schlechte" Eigenschaft kommt lediglich dann zum Tragen, wenn zuviel Cholesterin im Blut ist. Denn dann transportiert das LDL die überschüssigen Cholesterinteilchen in die Gefäßwände und führt damit zu schädlicher Arteriosklerose. Im Ernstfall droht dann die Arterie zu verstopfen und der Schlaganfall oder Herzinfarkt steht unmittelbar vor der Tür.

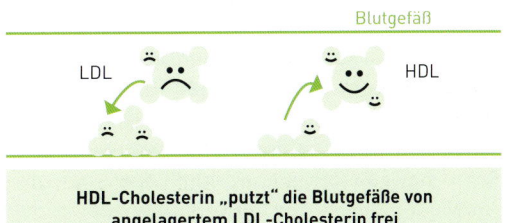

HDL-Cholesterin „putzt" die Blutgefäße von angelagertem LDL-Cholesterin frei

• „Gutes" Cholesterin kann putzen

Damit das nicht so leicht passiert, gibt es das so genannte „gute" Cholesterin, das HDL. Das HDL, auch so ein Transportschiff, das jedoch für den Rücktransport des Cholesterins zur

Leber verantwortlich ist, übernimmt nebenbei eine Putzfunktion und sammelt die abgelagerten Cholesterinteilchen wieder auf. Je mehr HDL-Schiffe im Blut sind, also je höher der HDL-Anteil im Blut, desto besser.

Der HDL-Wert lässt sich mit der Ernährung übrigens kaum steigern. Das funktioniert nur mit Bewegung, am besten mit moderatem Ausdauertraining.

• Cholesterin-Entsorgungsstation Dickdarm

Das gesamte Abfallcholesterin sammelt sich letzten Endes wieder in der Leber, genauso wie das nicht benötigte Nahrungscholesterin. Die Leber schickt die ganze Ladung zur Entsorgung in den Darm, von wo aus das überschüssige Cholesterin den Körper verlassen soll. Und nun kommt das eigentliche Dilemma: Denn im Darm sollte sich das Cholesterin an die unverdaulichen Ballaststoffe binden und mit ihnen ausgeschieden werden. Sind aber keine Ballaststoffe da, wandert das Cholesterin wieder zurück zur Leber, um wieder in den Blutkreislauf eingeschleust zu werden.

Der Cholesteringehalt im Blut steigt somit unweigerlich an. **Ballaststoffarme Ernährung wirkt daher negativ auf den Cholesterinspiegel** und umgekehrt: mit mehr Ballaststoffen sorge ich dafür, dass das Cholesterin den Körper schnell verlassen kann. Der Cholesterinspiegel sinkt.

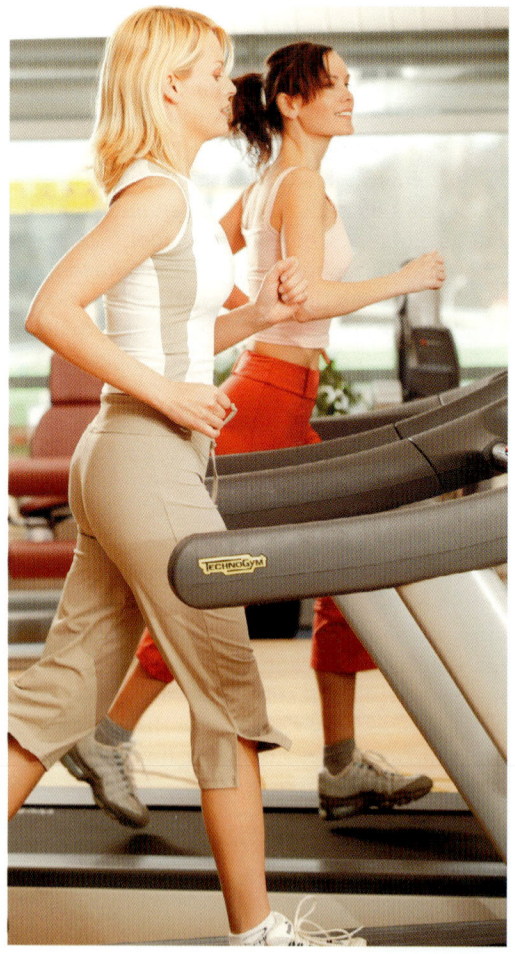

TIPP

So können Sie ihren Cholesterinspiegel positiv beeinflussen

› Weniger gesättigte Fettsäuren
Cholesterin wird für die Fettverdauung benötigt. Der Konsum von fettreichen Lebensmitteln regt die Cholesterinproduktion in der Leber an. Reduzieren Sie also Lebensmittel mit einem hohen Anteil an gesättigten Fettsäuren, wie z.B. Fleisch, Wurst oder Vollmilchprodukte.

› Viele Ballaststoffe
Ernähren Sie sich möglichst ballaststoffreich, so dass das überschüssige Cholesterin den Körper schnell verlassen kann. Besonders bewährt hat sich Haferkleie, die Sie ganz einfach in Ihr Frühstücksmüsli mischen können.

› Regelmäßiges Ausdauertraining
Steigern Sie Ihren HDL-Wert durch regelmäßiges, moderates Ausdauertraining. Ideale Ausdauersportarten: leichtes Laufen, Walken, Radfahren oder Schwimmen.

Fazit:

Wenn Sie übergewichtig sind und zudem einen erhöhten Cholesterinspiegel haben, dann kann es kritisch werden.
Lassen Sie auf jeden Fall auch ihren LDL- und den HDL-Wert testen! Das Verhältnis von LDL zu HDL beträgt im Idealfall etwa 3:1.

Bei der deutschen Bevölkerung wurden folgende Cholesterinwerte festgestellt:

Alter	Mittelwert	Oberer Grenzwert
10-19	175	230
25-29	198	270
40-59	250	350
65-85	leicht abnehmend	330

Quelle: W. Hartenbach

Der Cholesterinwert unterliegt im Übrigen durchaus Schwankungen.
Stress, sowohl geistiger als auch körperlicher Art und Erkrankungen können sich negativ darauf auswirken. Lassen Sie sich daher öfter, zumindest einmal im Jahr testen.

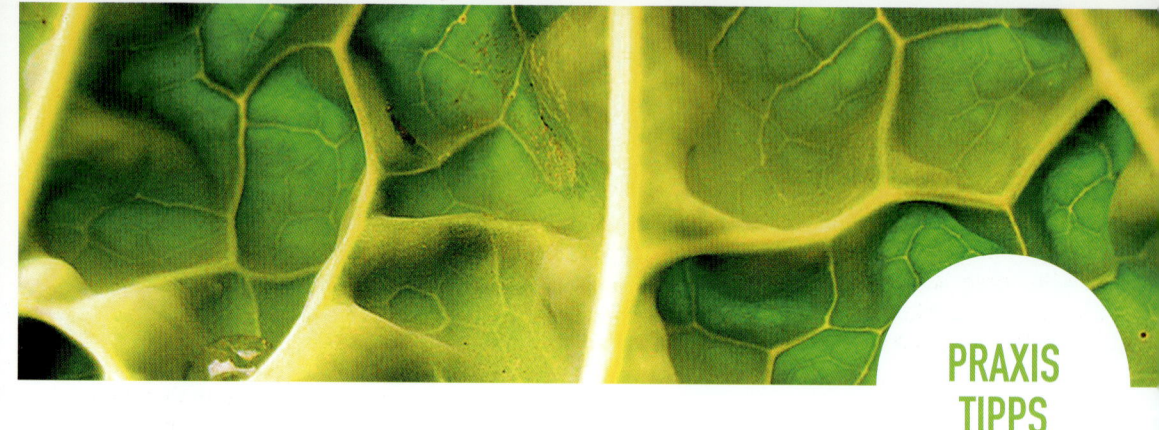

LET'S DO IT
– Tipps für die praktische Umsetzung

 ## Geben Sie Fitmacherfetten den Vorzug

Halten Sie sich beim bewussten Umgang mit Fett ebenfalls an den Grundsatz „Gutes durch Besseres zu ersetzen". Bevorzugen Sie Fitmacherfette, die reich an ungesättigten Fettsäuren sind. Halten Sie sich vor allem an die wertvollen Omega-3-Fettsäuren. Sie zählen zu den ausgesprochenen Powerfetten, weil sie der Gesundheit eher nutzen als schaden. Sie können Herzinfarkt oder Schlaganfall vorbeugen, wirken sich günstig auf den Insulinhaushalt aus und helfen somit beim Abnehmen!

Öle richtig im Einsatz

• Zum Anmachen von Salat
Für Ihr Salatdressing verwenden Sie am besten **Oliven- oder Rapsöl als Basisöl.** In beiden Ölen steckt besonders viel Ölsäure, eine einfach ungesättigte Fettsäure mit äußerst positiven Effekten. Rapsöl kann zudem noch mit einem weiteren Vorteil glänzen, denn es enthält als eines der wenigen Öle besonders viel Omega-3-Fettsäuren. Das normale Rapsöl verfügt über relativ wenig Eigengeschmack und ist ein sehr neutrales Öl, das man prima mit anderen Ölsorten (z.B. Walnuss- oder Kürbiskernöl) mischen kann. **Und mischen sollten Sie unbedingt.** Denn es gibt eine Reihe von Pflanzenölen, deren Fettsäuren zwar nicht ganz so optimal zusammengesetzt sind, die aber mit anderen Vorzügen aufwarten können. In ihnen stecken wertvolle Vitamine und Spurenelemente, wie z.B. im Weizenkeimöl. Hier ist besonders viel Vitamin E drin.

Außerdem geben einige Öle dem Salat eine ganz besondere geschmackliche Note, die man z.B. durch die Beigabe von passenden Samen oder Nüssen noch hervorheben kann. Sonnenblumen- oder Kürbiskerne eignen sich dafür bestens. Für alle asiatischen Salate bietet sich Sesam an. Etwas sparsamer sollte man mit Maiskeim-, Distel- oder Sonnenblumenöl verfahren. Denn diese Öle enthalten viel von den Omega-6-Fettsäuren, die wir ohnehin schon mehr als ausreichend konsumieren. **Doch es muss nicht immer Essig und Öl sein:**

Auch mit einem leichten Joghurtdressing liegen Sie immer auf der vitalen Seite. Ertränken Sie Ihren Salat bitte nicht in einer fetten Sahne- oder Cocktailsoße! So wird der beste Fitmacher zum Dickmacher!

TIPP Qualitativ hochwertige Öle verwenden

Prinzipiell gilt: Halten Sie sich auf jeden Fall an qualitativ hochwertiges Öl.
Vor allem wenn Sie Olivenöl als Dressing oder zum Einlegen von Gemüse verwenden, sollten Sie nur beste Qualität wählen. Ihr Körper wird es Ihnen danken!

Besonders zu empfehlen: kaltgepresstes natives Olivenöl extra vergine. Im Zeitalter der Massenproduktion ist es eines der ganz wenigen naturbelassenen, nicht raffinierten Öle. Alle Öle mit dieser Bezeichnung sind exzellent, man muss also nicht zum teuersten greifen!

• Zum Anbraten von Gemüse, Fisch und Fleisch
Zum Anbraten von Zwiebeln, Gemüse oder auch Fisch empfehle ich Ihnen ebenfalls **Olivenöl.** Allerdings sollten Sie Olivenöl nicht allzu stark erhitzen, auf keinen Fall sollte es zu rauchen beginnen. Daher eignet sich Olivenöl zum scharfen Anbraten von Fleisch eher weniger. Weichen Sie in diesem Fall lieber auf hitzebeständigere Öle, wie z.B. **Sonnenblumen- oder Erdnussöl** aus. Sehr gerne verwende ich in der Pfanne auch **Rapsöl.** Besonders lecker schmeckt **Albaöl**, das ist Rapsöl mit Buttergeschmack. Albaöl gibt´s im Internet unter www.albaoel.de zum Bestellen. Probieren Sie es einmal anstelle von Butter! Zu empfehlen: in Albaöl gebratener Fisch!

Kokosfett, das früher sehr oft zum Braten verwendet wurde, ist das einzige pflanzliche Fett, das reich an gesättigten Fettsäuren ist, und zwar zu über 90%. Lassen Sie von diesem Fett eher die Finger. Sie können es ganz leicht durch andere pflanzliche Öle ersetzen.

Übrigens: Die vom Asiaten gern verwendete Kokosmilch ist nicht ganz so fetthaltig und kann daher z.B. als Sahneersatz durchaus ab und zu zum Kochen verwendet werden.

TIPP Wok-Öle für alle asiatische Gerichte
In der Asienabteilung Ihres Supermarkt finden Sie immer häufiger so genannte Wok-Öle. Die Basis dieser Ölmischungen ist meistens Sesam- oder Erdnussöl, verfeinert mit Knoblauch oder Ingwer. Wok-Öle schmecken sehr gut und eignen sich prima für die Zubereitung aller asiatischen Gerichte.

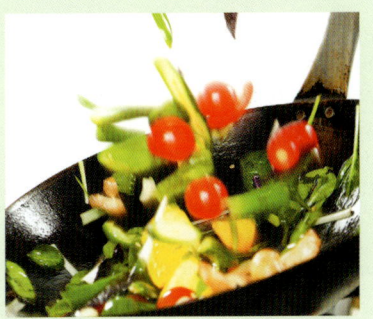

• Zum Einlegen und Verfeinern
Wenn Sie italienische Antipasti zubereiten und dafür Gemüse in Öl einlegen wollen, sollten Sie ebenfalls zu Olivenöl greifen. Auch zum abschließenden Verfeinern von Gerichten bietet sich das mediterrane Öl an. Träufeln Sie einige Tropfen über Ihren gebratenen Fisch oder verfeinern Sie Ihr Gemüse damit. Auch Sesamöl hat einen sehr interessanten Eigengeschmack. Es gibt dem Essen eine eher asiatische Note.

Diverse Öle im Überblick

Bezeichnung	Eigenschaften	Empfehlungen
Distelöl	- Besonders viel Omega-6-Fettsäure - Nicht zum Erhitzen geeignet	- Eher seltener verwenden - Am besten mit Rapsöl mischen
Erdnussöl	- Hocherhitzbar - Relativ hoher Anteil an einfach ungesättigten Fettsäuren, allerdings so gut wie keine Omega-3-Fettsäure	- Gut zum Anbraten von Fleisch - Passt v. a. zu asiatischen Gerichten
Kürbiskernöl		- Zum Abschmecken und Verfeinern - Im Salat mit anderen Ölen mischen
Leinöl	- Spitzenreiter an Omega-3-Fettsäure - Wird sehr schnell ranzig	- Sorgfältig lagern und bald verbrauchen - 1 TL tägl. kann Omega-3-Versorgung sichern
Maiskeimöl	- Recht hitzestabil - Hoher Anteil an Omega-6 und kaum Omega-3-Fettsäuren	- Nur mäßig verwenden
Mandelöl	- Hoher Anteil an einfach ungesättigten Fettsäuren - Kaum Omega-3 -Fettsäure	- Lediglich zum Verfeinern von Speisen, da sehr teuer
Olivenöl	- Sehr hoher Anteil an einfach ungesättigten Fettsäuren - Nur wenig Omega-3-Fettsäure - Nur mäßig hitzebeständig	- Auf Qualität achten! - Vielseitig einsetzbar - Gut zum Anbraten von Gemüse und Fisch, weniger von Fleisch - Sollte neben Rapsöl das Hauptöl in der Küche sein
Rapsöl	- Viele einfach ungesättigte Fettsäuren und viel Omega-3-Fettsäure - wenig Eigengeschmack	- Vielseitig einsetzbar - Möglichst oft verwenden! - Besondere Empfehlung: Albaöl
Sesamöl	- Guter Anteil an einfach ungesättigten Fettsäuren, allerdings keine Omega-3-Fettsäure - Relativ gut haltbar	- Passt gut zu asiatischen Gerichten, zum Anbraten oder Verfeinern
Sojaöl	- Enthält recht guten Anteil an Omega-3-Fs. - Nur mäßig erhitzbar und neigt etwas zum Ranzigwerden	- Gut für asiatische Gerichte, z.B. für Salate oder zum leichten Anbraten
Sonnen-blumenöl	- Viel Omega-6-Fettsäure bei kaum merklichem Omega-3-Anteil	- Lieber sparsamer verwenden, z.B. zum Anbraten von Fleisch
Trauben-kernöl	- Viel Omega-6-Fettsäure bei kaum merklichem Omega-3-Anteil	- Zum Verfeinern
Walnussöl	- Guter Omega-3-Lieferant - Wird leicht ranzig	- Sorgfältig lagern und bald verbrauchen - Prima zum Verfeinern von Salaten
Weizen-keimöl	- Guter Omega-3-Lieferant - Wird leicht ranzig	- Sorgfältig lagern und bald verbrauchen - Zum Verfeinern

Fisch – der Schlankmacher aus dem Wasser

Wer das Glück hat in der Nähe des Meeres zu wohnen, wird Fisch ohnehin schon längst zu schätzen wissen. In vielen anderen Regionen hat Fisch leider noch nicht Einzug in den wöchentlichen Speiseplan gehalten. Schade, denn die Vorteile von Fisch sind wirklich unschätzbar.

• Besonders fettarm: Süßwasserfische

Fangen wir mit Süßwasserfischen an. Diese sind in der Regel besonders fettarm, allen voran Zander und Forelle. Gerade das Richtige, wenn man gezielt und natürlich Fett sparen möchte. Bei diesen Fischen ist es durchaus denkbar, ab und zu Kohlenhydrate aus der Fitmacherecke (z.B. Parboiled oder Wildreis) zu kombinieren.
Vorsicht jedoch bei der Soße! Diese sollte dann natürlich ebenfalls fettarm ausfallen.

• Viel Omega-3 aus dem Meer

Wer ausschließlich zu Süßwasserfischen greift, bringt sich um die wahren Vorteile von Fisch. Denn es sind die wichtigen und wertvollen Omega-3-Fettsäuren, die wir vor allem in fettem Seefisch finden.

Lachs, Makrele, Hering, Thunfisch oder Sardinen stehen an der Spitze der tierischen Fitmacherfette. Sie wirken positiv auf die Fließeigenschaft des Blutes und können Herzinfarkt und Schlaganfall vorbeugen. Und dick machen sie auch nicht!

Als kleine Gedankenstütze gilt:
Fische aus kalten Gewässern, die zudem schnell schwimmen und über festes Muskelfleisch verfügen, sind besonders gute Omega-3-Lieferanten. Wildfänge sind außerdem den Zuchtfischen vorzuziehen. Kleiner Wermutstropfen: Manche Arten sind von Überfischung bedroht.

• Fazit: Mehrmals in der Woche Fisch essen!
Fisch sollte also unbedingt zwei- oder dreimal in der Woche auf dem Speiseplan stehen. Am besten natürlich kombiniert mit viel Schlankmachergemüse. Die Italiener reichen zum gegrillten Fisch gerne Spinat oder Bohnen. Auch Brokkoli schmeckt als Beilage ausgezeichnet.

Besonders wenn Sie Fisch ungern selbst zubereiten, sollten Sie ihn im Restaurant möglichst oft bestellen. Das gilt auch für sämtliche Meeresfrüchte, wie Garnelen oder Muscheln. Sie passen optimal in die Schlankmacherküche. In der Regel enthalten sie zwar nur wenig Omega-3, sind aber besonders fettarm.

TIPP Fischölkapseln

Es kann sein, dass Sie phasenweise nicht dazu kommen Fisch zu essen oder ihn schlichtweg nicht mögen. Auch wenn ich fest davon überzeugt bin, dass man Gesundheit essen kann und man nicht auf Nahrungsergänzungsmittel angewiesen ist, kann es in diesen Fällen sinnvoll sein, sich aus der Apotheke Fischölkapseln mit hoch dosierten Omega-3-Fettsäuren zu besorgen.

Oft werden hochwertige Vitaminpräparate in Verbindung mit Fischölkapseln angeboten. Denn eine Reihe von Vitaminen lässt sich nur in Verbindung mit Fett optimal vom Körper aufnehmen - eine optimale Ergänzung also. Allerdings ist unser Darm selten ganz „fettfrei", wodurch sich dieser Nutzen relativiert.

Nüsse – natürlicher Knabberspaß

Zum Knabbern eignen sich Nüsse besonders gut. Sie sind zwar als Snack irrsinnig fett, enthalten aber ebenfalls vorwiegend mehrfach ungesättigte Fettsäuren. Vor allem Walnüsse können mit einem relativ hohen Omega-3-Anteil aufwarten und passen daher richtig gut in die Schlankmacherküche.

Nussmischungen geben gemeinsam mit Obst oder Trockenfrüchten so richtig Power, so dass sie von vielen Sportlern inzwischen als Verpflegung geschätzt werden und einen idealen Mahlzeitenersatz darstellen. Sie sind leicht mitzunehmen und ohne Aufwand zu konsumieren. Bei fertigen Nussmischungen sollte man übrigens darauf achten, dass sie keine Rosinen enthalten.

Einen Nachteil haben Nüsse allerdings: Nur allzu leicht kommt es zum „Chips-Effekt":

Man kann einfach nicht mehr aufhören. Und wer täglich eine Packung Nüsse zusätzlich zu den normalen Mahlzeiten verzehrt, der wird sich trotz aller Fitmacherfette mit dem Abnehmen schwer tun. Denn man treibt damit seinen Gesamtfettkonsum ganz unbewusst in die Höhe. Und noch etwas: Halten Sie sich an die natürlichen Varianten – **also immer ungesalzene und ungeröstete Nüsse naschen!**

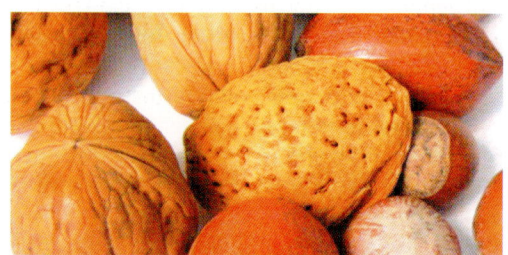

WISSENSWERTES

Tiefkühlkost - wesentlich besser als ihr Ruf

Keine Angst vor Tiefkühlkost. Vor allem bei Gemüse und Fisch lohnt sich der Griff in den Gefrierschrank. Dank der modernen Kühl- und Gefriersysteme ist tiefgekühlter Fisch heute oft besser als (vermeintlich) frischer. Gleich nach dem Fang werden die Fische noch an Bord gesäubert, evtl. filetiert und tiefgefroren.

In der eigenen Küche erweist sich tiefgekühlter Fisch als ungeheuer praktisch. Denn Lachs mit Gemüse aus der Tiefkühltruhe ist im Handumdrehen zubereitet und zudem reich an Powerfetten und Vitaminen. Denn auch beim Gemüse kann die Tiefkühlkost punkten. Gleich nach der Ernte werden Brokkoli & Co. schockgefroren, so dass nahezu alle wichtigen Vitamine erhalten bleiben. Tiefkühlgemüse ist daher oft vitaminreicher als frisches Gemüse, das schon tagelang im Kühlschrank liegt!

Wichtig: Kaufen Sie möglichst naturbelassene Tiefkühlkost. Denn Fischstäbchen mit dicker Panade oder Fertiggerichte mit vielen Geschmacksverstärkern lassen auch den gesündesten Fisch zum Dickmacher werden!

Gehen Sie mit Fettmacherfetten bewusst um

Einen Großteil der Fette nehmen wir in Form von gesättigten Fettsäuren zu uns. Doch gerade die sind es, die der Körper zum Einlagern in die Fettdepots verwendet. Es sei denn, wir verbrauchen das Fett über die Bewegung. Dennoch ist es nicht notwendig, vollkommen auf Lebensmittel mit viel gesättigten Fettsäuren, wie z.B. Fleisch, zu verzichten, auch nicht, wenn Sie abnehmen wollen. Doch sollten Sie auf jeden Fall bewusst damit umgehen, um nicht mehr zu konsumieren, als Sie verbrauchen. Damit halten Sie außerdem Ihre Blutfettwerte, insbesondere Ihr Cholesterin, etwas unter Kontrolle.

Einzige Ausnahme: Lebensmittel, die reich an schädlichen Transfetten sind. Diese künstlichen Fette, die beim Frittieren oder Härten entstehen, sind absolut zu vermeiden, wenn man gesund bleiben und abnehmen möchte. Sie sollten wirklich nur ausnahmsweise zu besonderen Anlässen (sofern diese Lebensmittel überhaupt zu einem besonderen Anlass passen!) verzehrt werden.

Fleisch – richtig auswählen

Keine Sorge, wenn Sie gerne Fleisch essen. Das ist durchaus mit der Schlankmacherküche vereinbar. Allerdings sollten Sie in Zukunft etwas kritischer sein bei der Auswahl der einzelnen Fleischsorten, denn auch hier gibt es Unterschiede in Sachen Fettgehalt und –zusammensetzung.

Zur Beruhigung: **Sie müssen sich nicht den Fettgehalt jedes einzelnen Stückchens merken.** Das wäre übertrieben und überhaupt nicht praktikabel. Vielmehr sollten Sie ein Grundverständnis dafür entwickeln, welche Sorten eher fett und welche eher mager sind.

Das reicht vollkommen. Für welches Fleisch Sie sich auch entscheiden, schneiden Sie auf jeden Fall den Fettrand weg! Leichter geht es nun wirklich nicht Fett zu sparen!

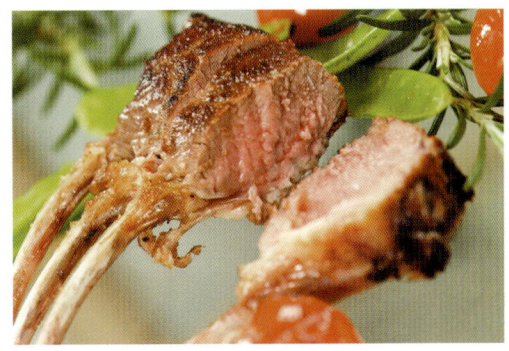

• Pluspunkte von Fleisch

Ganz auf Fleisch zu verzichten kann eine Lebenseinstellung sein, notwendig ist es sicherlich nicht. Im Gegenteil: Fleisch liefert hochwertiges Eiweiß, viele Vitamine (vor allem aus dem Vitamin B-Komplex), Mineralien und Spurenelemente, wie z.B. Eisen. Außerdem sättigt Fleisch besonders gut, so dass Sie weniger leicht „über den Hunger" essen.

• Trotzdem auf die Menge achten

Neben dem hohen Anteil an gesättigten Fettsäuren gibt es noch weitere Gründe, von einem übermäßigen Fleischkonsum abzuraten. Fleisch enthält so genannte Purine, die im Zuge des Stoffwechsels zu Harnsäure umgewandelt werden. Die Harnsäure wiederum kann sich in den Gelenken ablagern und im schlimmsten Fall zum Gichtanfall führen. Nicht jeder Mensch neigt zu diesen Ablagerungen, man sollte trotzdem achtsam mit dieser Tatsache umgehen. Viel trinken hilft hier übrigens enorm. Denn die Flüssigkeit „wäscht" die überschüssigen Säuren aus dem Körper.

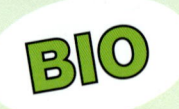
Dickmacher Wurst nur in Ausnahmefällen

In Wurst stecken besonders viel gesättigte Fettsäuren und die sind zudem meist gut versteckt. Doch nicht nur das:
Wussten Sie, dass in einem Großteil der Wurstwaren Zucker verarbeitet ist? Stöbern Sie mal im Wurstregal und studieren Sie die Zutatenlisten. Meist werden Sie auf „Dextrose" stoßen. Das hat im Übrigen auch seinen guten Grund, denn neben der geschmacksverstärkenden Wirkung von Zucker dient dieser oft auch dem Verarbeitungsprozess. In Wurst stecken also in der Regel beide Dickmacher, nämlich Zucker und gesättigte Fettsäuren.

Am besten, Sie halten sich an Schinken, roh oder gekocht, und schneiden auf jeden Fall den Fettrand weg. Besonders gerne empfehle ich luftgetrockneten Schinken aus Italien oder Spanien. Ein italienischer Prosciutto passt auch ausgezeichnet zum Antipastigemüse. Besonders fettarm ist Bündner Fleisch oder auch Geflügelwurst.

Geflügel – meistens besonders fettarm

Mit Ausnahme von Ente oder Gans ist Geflügel meist recht fettarm. Das Fett steckt bekanntlich in der Haut. Wer hier konsequent einsparen möchte, verzichtet auf die knusprige Hülle.
Hühner- oder Putenbrustfleisch sind so fettarm, dass Sie sogar durchaus ab und zu eine Fitmacherbeilage, wie z.B. Basmatireis, damit kombinieren können. Ente und Gans genießen Sie lieber nur zu festlichen Anlässen.

Das Suppenhuhn ist ebenfalls überdurchschnittlich fett, denn es soll schließlich eine „kräftige" Brühe daraus entstehen.

Käse – Fettgehalt und Konsistenz sind wichtig

Sie kennen bestimmt die Aufschrift F.i.T. oder F.i.Tr. auf den Käsepackungen, was soviel bedeutet wie „Fett in der Trockenmasse". Die Trockenmasse bleibt übrig, wenn man dem Käse das Wasser entzieht. Je weicher ein Käse ist, desto mehr Wasser enthält er und desto weniger stark fällt der Fettgehalt der Trockenmasse ins Gewicht. Ein weicher Camembert mit 60% F.i.T. hat absolut fast den gleichen Fettgehalt wie ein härterer Emmentaler mit 45% F.i.T.

Wer abnehmen will, wählt seine Käsesorten also nicht nur danach aus, wie viel F.i.T. enthalten ist, sondern beachtet auch die Konsistenz (und somit den Wasseranteil) des Käses. **Ein Käse ist dann besonders fettarm, wenn er weich ist und wenig F.i.T. enthält.** Beim Frischkäse beträgt z.B. der Absolutfettgehalt nur ein Drittel des Fettgehalts der Trockenmasse.

Die Schlußfolgerung: Passen Sie besonders auf bei Käse mit mehr als 45% Fett in der Trockenmasse, vor allem wenn es sich um Hartkäse handelt. Das heißt nicht, dass Sie für immer auf diese Käsesorten verzichten sollen, doch geben Sie den etwas fettärmeren Varianten auf jeden Fall den Vorzug. Besonders zu empfehlen: Frischkäse aller Art, Hüttenkäse, Mozzarella, Sauermilchkäse, Gauda, Schafskäse, etc.

Im Übrigen ist Käse ein wichtiger Calcium-, Phosphat- und Vitamin-B2-Lieferant und verfügt zudem über hochwertiges Eiweiß.

Eier – wieder rehabilitiert

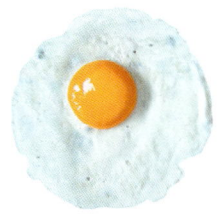

Keine Angst vor dem Ei. Es erlebt längst ein Revival, seitdem man herausgefunden hat, dass der Einfluss auf den Cholesterinspiegel nicht so stark ist, wie ursprünglich vermutet. Das Ei verfügt vielmehr über sehr hochwertiges Eiweiß, das vom Körper besonders gut verwertet werden kann. Das Fett bzw. das Cholesterin steckt im Übrigen nur im Dotter. **Wer auf sein Frühstücksei nicht verzichten kann, muss es auch nicht.**

Achten Sie jedoch darauf, dass Sie das Ei nur im Rahmen einer Schlankmacher-Mahlzeit konsumieren.

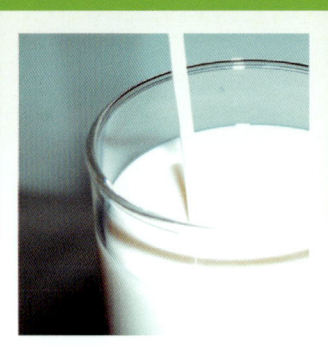

Milchprodukte – Fettsparen besonders einfach

Neben Käse gibt es natürlich noch eine Reihe weiterer Milchprodukte, die reich an gesättigten Fettsäuren sein können. Doch gerade hier ist die Auswahl an fettreduzierten Alternativen besonders hoch. Nutzen Sie das!

Anführer der fetten Milchprodukte sind Sahne und Crème fraiche. Doch zum Vergleich: Sauerrahm oder Crème légère haben dagegen nur halb so viel Fett und können auch prima verarbeitet werden. Eine tolle pflanzliche Alternative ist Soja Crème fraiche. Auch fettreduziert und besonders praktisch: QimiQ. Enthält wesentlich weniger fett als Sahne und hat zudem die Fähigkeit zu gelieren. Das ist besonders praktisch zum Zubereiten von Nachspeisen oder zum Binden von Suppen und Soßen. Zusätzlich gibt es inzwischen einige sahneartige, jedoch pflanzliche Produkte auf dem Markt, die ich durchaus empfehlen kann. Greifen Sie außerdem bevorzugt zur Halbfettmilch oder sogar zur Buttermilch. Vollmilch enthält zwar nur 3,5% Fett, verwendet man sie jedoch als Getränk, kommt eine recht ordentliche Menge davon zusammen. Auch fettreduzierte Joghurts schmecken inzwischen prima und sind fast genauso cremig wie die Vollfettvariante. Doch aufgepasst: Gerade in fettreduzierten Fruchtjoghurts oder „Sahneersatz"

steckt oft versteckter Zucker oder Stärke. **Werfen Sie also immer einen Blick auf das Etikett!**

WISSENSWERTES

Ein Fettvergleich:

Produkt	Fettgehalt absolut
(Schlag-)Sahne	30%
Creme fraiche	30%
Soja Crème fraiche	17,5%
Sauerrahm	15%
Creme légère	15%
QimiQ	15%
Kaffeesahne	10%
Vollmilch	3,5%
Joghurt vollfett	3,5%
Halbfettmilch	1,5%
Joghurt mager	0-1%
Buttermilch	0,5%
Molke	0,5%

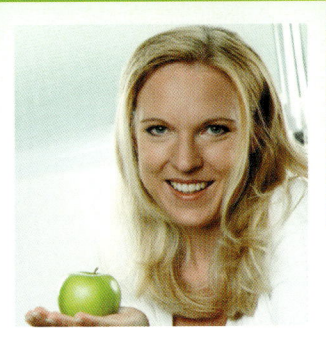

Gehen Sie bewusst mit Fett um!

Fett hat zwar fast doppelt so viel Kalorien wie Kohlenhydrate oder Eiweiß, ist aber sicherlich nicht zu verteufeln.

Alles in allem ist Fett gar nicht so schlecht

Fett kann, muss aber nicht fett machen. Entscheidend ist die Zusammensetzung der Fettsäuren. Wer viel mit Oliven- oder Rapsöl kocht, im Restaurant öfter mal Fisch oder Wild bestellt und beim gemütlichen Zusammensein Nüsse knabbert, braucht wahrlich kein schlechtes Gewissen zu haben, sondern tut dabei seiner Gesundheit was Gutes! Die mediterrane Küche macht es uns vor, machen Sie es nach!

Aufpassen vor der „vollen Ladung"

Das „schlechte Fett" hingegen kommt nicht selten gleich im Doppelpack mit einem „schlechten Kohlenhydrat" daher. Viele Fertigprodukte oder Schokoriegel, aber auch Pommes Frites und Chips, können mit geballten Fettmachern aufwarten. Dickmacher-Kohlenhydrate gepaart mit schädlichen Transfetten - guten Appetit! Bevor Sie zu diesen Produkten greifen, lassen Sie sich lieber ein schönes Steak oder eine wirklich gute Schokolade schmecken. Davon haben Sie in doppelter Hinsicht mehr: bessere Gesundheit und mehr Genuss.

Wie geht es weiter?

Wahrscheinlich ist Ihnen die Umsetzung von Schritt 2 schon viel leichter gefallen und auch die folgenden Optimierungsmaßnahmen werden für Sie ein Kinderspiel sein. Denn Sie haben inzwischen schon ein gutes Bewusstsein dafür entwickelt, was Ihrem Körper gut tut.
Den nächsten Schritt können Sie in Angriff nehmen, sobald Sie Lust darauf haben. Vielleicht schmökern Sie ja auch einfach schon mal rein. Vielleicht wollen Sie sich damit aber auch noch Zeit lassen. Entscheiden Sie selbst!

DAS WICHTIGSTE IN KÜRZE
- wenn es gleich losgehen soll

KAPITEL 4.4: Dritter Schritt
Optimieren Sie!

Kohlenhydrate und Fette sind die zwei größten „Schrauben", an denen Sie drehen können, wenn Sie abnehmen wollen. Jetzt geht es quasi ans Feintuning. Das bedeutet nicht, dass die folgenden Ratschläge nicht wichtig wären. Im Gegenteil. Sie tragen sogar sehr zu Ihrem Wohlbefinden und zur Leistungssteigerung bei.

1. **Essen Sie ausreichend Eiweiß!** Prima tierische Eiweißlieferanten sind Fisch, mageres Fleisch, Geflügel, Eier und Milchprodukte. Pflanzliches Eiweiß findet man, z.B. in Hülsenfrüchten, Soja und Vollkorngetreide. **Kombinieren Sie so oft wie möglich pflanzliches und tierisches Eiweiß miteinander!**

2. **Trinken Sie 2-3 Liter,** mindestens jedoch 1,5 Liter pro Tag. Die besten Fitmacher sind Wasser und stark gespritzte Fruchtsäfte mit niedriger glykämischer Last.

3. **Nehmen Sie maximal drei Hauptmahlzeiten und zwei Zwischenmahlzeiten zu sich.** Wenn es Ihnen leicht fällt: ab und zu das Abendessen ausfallen lassen. Vermeiden Sie ständiges Vor-sich-hin-Essen!

4. **Essen Sie ausreichend Obst,** am besten vor dem Essen, und kombinieren Sie es am besten nicht mit anderen Lebensmitteln.

WARUM DAS SO IST
- ein bisschen Theorie schadet nie

 ### Eiweiß gegen den Jo-Jo-Effekt

Erinnern Sie sich an den Anfang? Damals fürchteten Sie sich womöglich noch vor dem drohenden Jo-Jo-Effekt. Der ist aber nichts anderes als die Folge eines reduzierten Grundumsatzes. Erhöhen Sie also Ihren Grundumsatz um sich vor dem Jo-Jo-Effekt zu schützen!

Der Grundumsatz eines Menschen hängt von mehreren Faktoren ab. Einige davon können wir beeinflussen, andere, wie z.B. die Körpergröße oder das Geschlecht, nicht. Konzentrieren wir uns auf das, was wir direkt beeinflussen können, und das ist die Körperzusammensetzung, also das Verhältnis von Muskel- und Fettmasse.

• Erhöhen Sie Ihren Grundumsatz
Je mehr Muskelmasse wir haben, desto größer wird unser Grundumsatz sein und desto mehr können wir essen ohne wieder in den Jo-Jo-Effekt zu fallen. **Es geht also darum, Muskelmasse zu erhalten. Noch besser: Fett- durch Muskelmasse ersetzen.** Am besten funktioniert das durch Bewegung, keine Frage. Daher sollte die Bewegung von Anfang

an ein fester Teil Ihrer neuen Gewohnheiten sein. Doch auch über die Ernährung können Sie einen positiven Beitrag zum Muskelerhalt leisten.

Baustoff der Muskelzelle

Jede Zelle unseres Körper wird aus Eiweißmolekülen aufgebaut. Man kann Eiweiß also als den Baustoff des Lebens schlechthin bezeichnen.

Eiweißmoleküle setzen sich aus den so genannten Aminosäuren zusammen. Sie bilden die kleinste Einheit, wenn Eiweiß aufgespalten wird. Der menschliche Körper benötigt zum Überleben 20 dieser Aminosäuren. Die meisten davon kann unser Körper selbst herstellen. Acht lebensnotwendige Aminosäuren allerdings nicht. Diese muss er über die Nahrung bekommen. Man nennt diese acht Aminosäuren auch essentiell, d.h. lebensnotwendig. **Bekommt der Körper diese acht Aminosäuren durch die Ernährung nicht, so muss er eigenes Körpereiweiß abbauen.**

• Bei zu wenig Eiweiß zapft der Körper die Muskeln an

Der Körper holt sich das benötigte Eiweiß aus den Körperteilen, die er nicht so dringend benötigt. Bewegen wir uns zu wenig, erachtet der Körper unsere Muskeln als unwichtig, und nimmt diese als willkommene Eiweißlieferanten. Weniger Muskeln bedeuten weniger Grundumsatz und somit weniger Energiebedarf. Stellen Sie sich also vor, Sie legen für zwei Wochen eine Null-Diät ein, ohne sich dabei zu bewegen. Für den Körper ist das eine absolute Notfallsituation! Um zu überleben, baut er nun ganz schnell Muskelmasse ab. Das Resultat: Nach zwei Wochen Null-Diät verlieren Sie fast genauso viel Muskelmasse wie Fett, da Sie dem Körper das notwendige Eiweiß vorenthalten haben. Er kann gar nicht anders als Muskelmasse abbauen!

Der Umkehrschluss: **Die ausreichende Versorgung unseres Körpers mit Eiweiß ist neben der Bewegung das wichtigste Instrument um dem Jo-Jo-Effekt vorzubeugen!**

Wie viel Eiweiß ist genug?

Die deutsche Gesellschaft für Ernährung empfiehlt einen Eiweißkonsum von 0,8 g pro Kilo Körpergewicht pro Tag. In Abnehmphasen oder auch in Phasen erhöhter körperlicher Anstrengung ist das aber viel zu wenig.

Unter 1g Eiweiß pro Kilo Körpergewicht sollte man nie liegen, Experten empfehlen sogar 2g oder mehr! Bei einer Frau mit 70 kg Körpergewicht wären das also 70-140g Eiweiß pro Tag.

Sie haben sicherlich keine Lust Ihr tägliches Essen nun abzuwiegen und auf seinen Eiweißgehalt hin zu untersuchen. Brauchen Sie auch nicht! Das wäre wahrlich kompliziert und hätte wieder einmal nichts mit lustvollem Abnehmen zu tun.

Es genügt vollkommen, wenn Sie in Zukunft etwas mehr Augenmerk auf Ihre Eiweißlieferanten legen. Halten Sie sich an einige wichtige Richtlinien und Sie liegen genau richtig!

Einzige Ausnahme:

Ihr Ausgangsgewicht liegt über 100 kg. Dann müssten Sie im Idealfall 100-200 g Eiweiß pro Tag zu sich nehmen, was mit der normalen Ernährung kaum mehr zu schaffen ist. Hier kann es Sinn machen mit Eiweißshakes zu ergänzen.

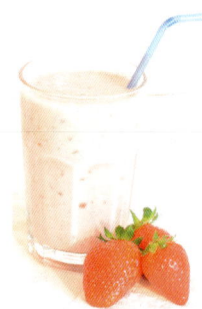

INTERESSANTES

Wann sind Eiweißshakes sinnvoll?
Wenn Sie mehr als 100 kg wiegen oder wenn Sie sehr schnell, sehr viel Muskeln auf-bauen wollen, dann kann ein Eiweißshake durchaus eine sinnvolle Ergänzung sein. Die Zusammensetzung eines hochwertigen Produktes ist für Ihren Körper optimal, kaum ein natürlicher Eiweißlieferant kann da mithalten. Achten Sie auf jeden Fall auf die Qualität! Billige Präparate können Sie vergessen.
Die meisten angebotenen Produkte sind Kombinationen aus Eiweiß und Kohlenhydra-ten. Je höher der Eiweißanteil, desto besser für Sie. 100%iges Eiweiß ist in der Regel recht schwer zu bekommen, da es zwar gut für den Körper ist, aber nicht gerade gut schmeckt. Ist der Kohlenhydratanteil zu hoch, dann sollten Sie auf jeden Fall die Finger davon lassen. Ideal ist ein 80:20 Shake, also 80% Eiweiß und 20% Kohlenhydrate. Achten Sie auf versteckten Zucker! Am besten, Sie besorgen sich ein gutes, geschmacksneutra-les Präparat und mixen es selbst mit Früchten oder Beeren!

Wo ist viel Eiweiß drin?

Eiweiß kommt in der Natur sowohl in pflanzli-chen als auch in tierischen Produkten vor. Tie-rische Eiweißlieferanten sind Fisch, Fleisch, Geflügel, Eier und Milchprodukte. Zu den pflanzlichen Eiweißlieferanten zählen Getreide (Vollkorn), Hülsenfrüchte (also Bohnen, Lin-sen, Erbsen), Soja und einige Gemüsesorten, wie Kohlgemüse, sowie die Kartoffel.

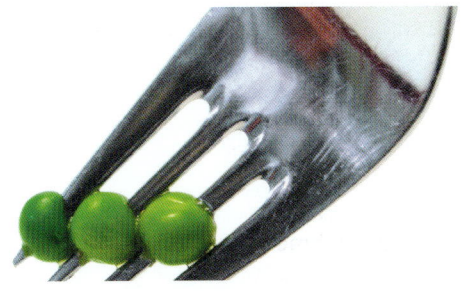

• Es kommt auf die biologische Wertigkeit an
Im Gegensatz zum Fett sind es diesmal vor allem die tierischen Eiweißlieferanten, die punkten können. Das liegt an der so genannten

biologischen Wertigkeit von Eiweiß. Denn nicht jedes Nahrungseiweiß kann der Körper gleich gut in körpereigenes Eiweiß umwandeln. Je besser die Ausnutzung des Eiweißlieferanten ist, desto höher die biologische Wertigkeit und desto besser für Sie. **Die biologische Wertig-keit von tierischem Eiweiß ist also höher als die von pflanzlichem.** Es gibt im Übrigen kaum ein Nahrungseiweiß, das der Körper zu 100% in eigenes Eiweiß umwandeln kann. Nahezu einzige Ausnahme: das Ei. Jahrelang als Cho-lesterinlieferant verteufelt erlebt das Ei in den letzten Jahren deshalb ein wahres Revival.

• Besonders gut:
fettarmes, tierisches Eiweiß
Tierisches Eiweiß hat den Nachteil, dass oft viel Fettmacherfett drin steckt. Besonders zu empfehlen sind daher fettarme, tierische Eiweißlieferanten oder solche, deren Fett zu den Fitmachern zählen. Besonders gut: Fisch, mageres Fleisch (z.B. Kalb), Geflügel und fett-arme Milchprodukte.

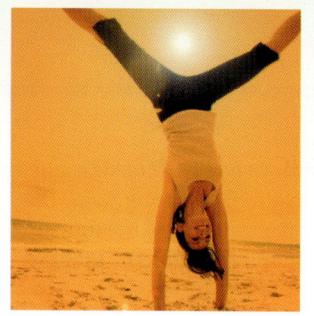

WISSENSWERTES

GUTE EIWEISSLIEFERANTEN:

Tierisch:
> Ei
> Thunfisch
> Rindfleisch
> Geflügel
> Kuhmilch, Molke

Pflanzlich:
> Sojaeiweiß
> Bohnen, Linsen
> Reis
> Vollkorngetreide
> Kartoffeln

Eiweiß für die gute Laune

Eiweiß ist der Produzent für sämtliche körpereigenen Zellen. Somit ist es auch für den Aufbau der Hormone verantwortlich. Hormone sind Botenstoffe, sogenannte Neurotransmitter. Sie sind im wesentlichen für unsere Gefühlswelt zuständig. Wenn wir glücklich, ausgeglichen und zufrieden sind, dann ist das Sache der Hormone. Genauso wie wenn wir depressiv, aggressiv oder lustlos sind. Zwei besonders spektakuläre Vertreter der Hormonwelt sind die Hormone Serotonin und Noradrenalin.

Das Tolle: Wir können die Produktion dieser „Gute-Laune-Hormone" über die Ernährung (und die Bewegung!) beeinflussen. Eiweiß spielt hierbei eine ganz entscheidende Rolle.

TIPP **Erhöhen Sie die biologische Wertigkeit!**

Durch cleveres Kombinieren der Lebensmittel können Sie die biologische Wertigkeit von Eiweiß erhöhen, und zwar auf bis zu 130% und mehr!

Am besten funktioniert das, indem Sie pflanzliches und tierisches Eiweiß zusammen essen. Klingt kompliziert, ist in der Praxis aber ganz einfach und sicherlich kombinieren Sie schon jetzt recht gut. Im Praxisteil finden Sie dafür viele weitere Anregungen!

Produzieren Sie Glückshormone

• Serotonin – das Glückshormon schlechthin
Kennen Sie das? Die kalte Jahreszeit naht, die Tage werden kürzer und die Stimmung nähert sich zunehmend einem Tiefpunkt.
Schuld daran ist der sinkende Serotoninspiegel im Körper. Serotonin ist verantwortlich für unsere gute Laune. Es macht uns ausgeglichen, gelassen und zufrieden. Der Serotoninspiegel fällt bei Lichtmangel jedoch merklich ab. Automatisch bekommt man mehr Lust auf serotoninerhöhende Lebensmittel. Ein beliebter Vertreter: die Schokolade. Kein Wunder, dass gerade in der Adventszeit die Lust auf Süßes besonders hoch ist.

• Gebildet aus der Aminosäure Tryptophan
Es gibt noch mehr leckere Lebensmittel, die den Serotoninspiegel erhöhen können. Das Glücksmacherhormon wird nämlich aus der Aminosäure Tryptophan gebildet. Damit diese Aminosäure schnell am Bestimmungsort, dem Gehirn- und Nervenzentrum, ankommt, benötigt sie ein schnelles Transportschiff. Wieder einmal das Insulin.
Am besten Sie kombinieren daher Lebensmittel, die viel Tryptophan enthalten, mit Fitmacherkohlenhydraten (z.B. Vollkornbrot). Die locken nämlich gerade genügend Insulin um das Tryptophan ins Gehirnzentrum zu transportieren. Der guten Laune steht somit nichts mehr im Weg!

• Noradrenalin – Das Hormon der Sieger
Noradrenalin ist das Hormon, das Sie begeisterungsfähig, kreativ und so richtig dynamisch macht. Dieser Botenstoff ist eine Vorstufe des Stresshormons Adrenalin. Er hat anregende Wirkung, und zwar in höchst positivem Sinn. Man kann es auch als „Eu-Stresshormon" (das ist die positive Form von Stress, z.B. wenn man verliebt ist!) bezeichnen. Wer eine Präsentation oder eine Rede halten muss, der sollte für einen hohen Noradrenalinspiegel sorgen. Das Begeisterungshormon wird aus der Aminosäure Phenylalanin gebildet.

TIPP Die besten Quellen für die „Gute-Laune"- Hormone:

Tryptophan:	Phenylalanin:
› Eier, Milch	› Eier, Milchprodukte
› Soja, Tofu	› Soja, Tofu
› Reis, Dinkel	› Hirse, Dinkel
› Nüsse	› Erdbeeren
› Tomaten, Spargel	› Shrimps, Krebsfleisch
› Avocado	› Fische, Algen

INTERESSANTES

Schokolade –
die Speise der Götter

Schokolade ist wahrscheinlich eine der ältesten Speisen überhaupt. Die Ureinwohner Mittelamerikas bauten den Kakaobaum wohl schon ca. 3000 v. Chr. an. Sie erkannten, dass man aus der gemahlenen Bohne ein Getränk mit anregender Wirkung machen konnte. Der Trunk aus flüssigem Kakao mit etwas Pfeffer diente den Einwohnern als Liebestrank.

Kein Wunder, dass später die Azteken Kakao als Kostbarkeit handelten, ja man sprach damals sogar von der Speise der Götter. Erst die Spanier brachten im 16. Jahrhundert die Kakaobohne nach Europa. Der spanische Hof war sofort begeistert vom herben Geschmack und damit startete die Kakaobohne ihren Siegeszug durch Europa, der bis heute anhält.

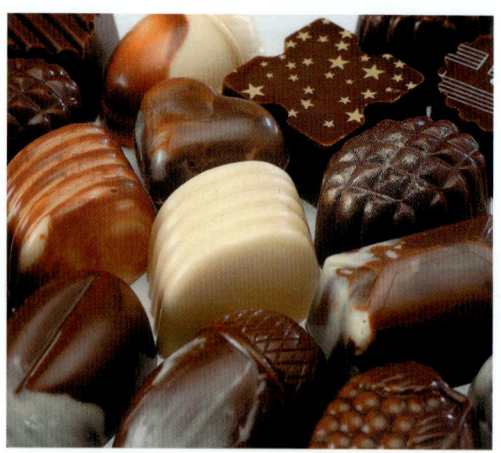

• Schokolade heute:
Oft nur Zucker und Fett
Mit dem anregenden Trunk von einst hat unsere heutige Schokolade meistens nicht mehr viel zu tun. Über 90% der Schokoladesorten sind nichts anderes als ein Zucker-Fett-Gemisch mit einem Kakaoanteil von kaum mehr als 30%. Die richtige, hochwertige Schokolade muss einen Kakaoanteil von mindestens 70% aufweisen.

**• Hochwertige Schokolade
ist gut für Körper und Seele**

Bei dieser Köstlichkeit handelt es sich nicht nur um ein sehr leckeres Nahrungsmittel, ja, ihr werden sogar gesundheitsfördernden Eigenschaften nachgesagt.

In der Tat sind in der Schokolade Stoffe enthalten (wenn auch nur in Spuren), die anregende Wirkung auf unseren Organismus haben sollen. Auch dunkle Schokolade enthält Zucker. Allerdings viel weniger als normale. Der Kakao selbst wirkt positiv auf den Blutzuckerspiegel, so dass Schokolade mit mehr als 70% Kakao – trotz Zucker - nur wenig dickmachendes Insulin lockt. Ganz ohne Zucker wäre Schokolade ungenießbar. Probieren Sie einmal ein Stück mit 99% Kakaoanteil (gibt's in Fachgeschäften) und Sie werden merken, was ich meine.

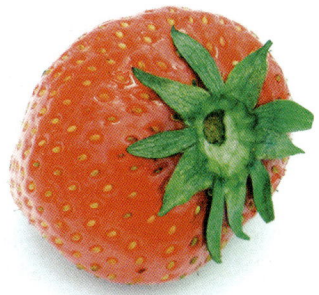

**• Trotz allem:
jede Menge Fett**

Die dunkle Schokolade produziert zwar wenig Insulin, enthält aber jede Menge Fett. Die vorherrschende Fettsäure ist die Stearinsäure, eine Vertreterin der gesättigten Fettsäuren. Die soll nach neuesten Untersuchungen allerdings wesentlich positiver auf den Organismus wirken als ursprünglich angenommen.

Wie dem auch sei, ein paar Stück Schokolade, vielleicht mit frischen Erdbeeren, können Sie auch in der Abnehmphase guten Gewissens genießen. Übertreiben Sie es nicht, denn wer täglich eine Tafel verspeist, braucht sich nicht wundern, wenn das Wunschgewicht auf sich warten lässt.

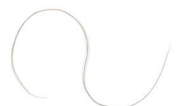

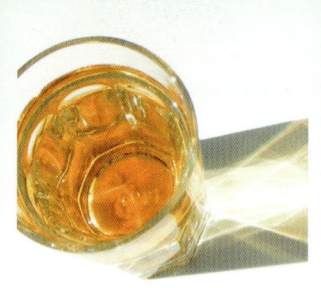

 ## Trinken ist Leben!

Unser Körper besteht zu einem Großteil aus Wasser. Durchschnittlich sind es ca. 60%. Kein Wunder, dass ausreichend Flüssigkeit enorm wichtig ist, um die Körperfunktionen aufrechtzuerhalten. Wir können tage-, wenn nicht sogar wochenlang ohne Essen auskommen, aber nur sehr kurze Zeit ohne Wasser. Abnehmen ohne genügend zu trinken funktioniert also nicht!

Mit zwei bis drei Litern pro Tag liegen Sie genau richtig. Auf keinen Fall sollten Sie unter 1,5 Liter rutschen. Wer zu wenig trinkt, läuft Gefahr seinen Stoffwechsel herunterzuschrauben, und zwar bis zu 3% pro Jahr!

Ob Sie nun zu wenig trinken können Sie leicht selbst feststellen, nämlich dort wo das Wasser den Körper wieder verlässt. Im Urin. Je dunkler er ist, desto stärker deutet das auf ein Flüssigkeitsdefizit hin.

Übrigens: Nahezu die Hälfte des menschlichen Wasserbestands liegt im Muskelgewebe vor. 70 - 75% der Muskulatur besteht aus Wasser, während Fettgewebe nur etwa 10 - 15% enthält.
Das erklärt den niedrigeren prozentualen Wasseranteil bei dicken Menschen.

• Entgiften Sie Ihren Körper!
Unsere Niere übernimmt eine wichtige Entgiftungsfunktion in unserem Körper, wenn nicht sogar die wichtigste überhaupt.

Sie sorgt z.B. dafür, dass die Harnsäure, die hauptverantwortlich für Gichterkrankungen ist, schnell den Körper verlässt. Überhaupt reguliert sie sehr stark den so genannten Säure-Basen-Haushalt im Körper und beugt somit der so genannten Übersäuerung vor. Die Niere kann nur dann optimal arbeiten, wenn wir sie ausreichend mit Flüssigkeit versorgen.

• Unterstützen Sie Ballaststoffe bei ihrer Arbeit
Ballaststoffe, die unverdaulichen Nahrungsbestandteile, die für eine reibungslose Verdauung sorgen, benötigen ebenfalls Wasser für ihre Arbeit.
Sie können nämlich nur mit Flüssigkeit ausreichend aufquellen und somit den Darm unterstützen.

Wer bei einer ballaststoffreichen Ernährung zu wenig trinkt, hat sehr schnell mit Blähungen und sonstigen Verdauungsproblemen zu kämpfen.

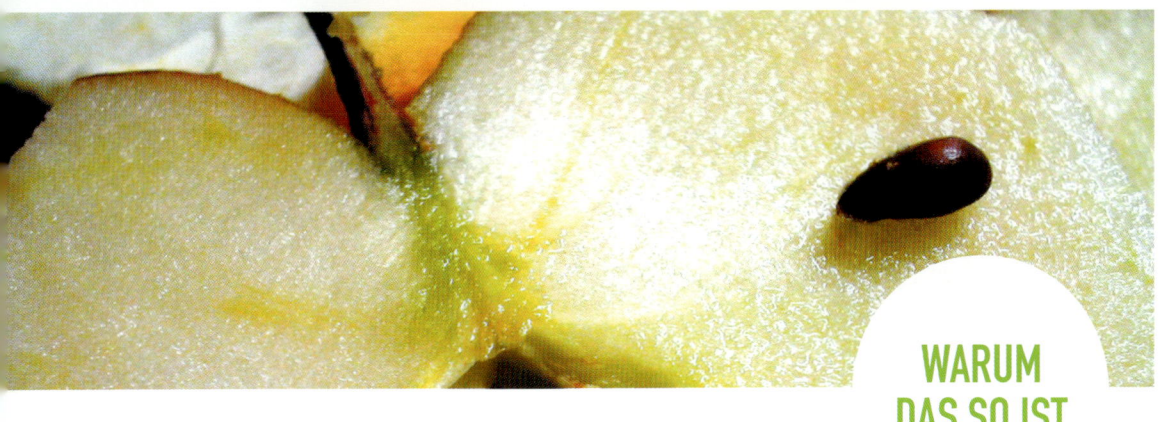

 ## An apple a day...

Es gibt jede Menge Empfehlungen zum Tagesbedarf an Vitaminen, Mineralstoffen und Spurenelementen. Wer sich 100% korrekt danach ernähren möchte, müsste sich ständig mit Nährwerttabellen beschäftigen und jede Mahlzeit protokollieren. Das wäre nicht nur zeitaufwändig, sondern auch völlig unsinnig.
Wenn Sie sich ausgewogen und ballaststoffreich ernähren, brauchen Sie sich um eine ausreichende Nährstoffversorgung keine Sorgen machen. Wichtig sind dabei alle Obst- und Gemüsesorten. Denn gerade die liefern viele Vitamine und Mineralstoffe und sind zudem reich an Ballaststoffen.
Ein beliebte Empfehlung lautet daher: Fünf Portionen davon am Tag. Diese Menge ist gar nicht so leicht zu schaffen. Gewöhnen Sie sich daher an, möglichst oft Salat oder Gemüse als Beilage zu essen, und greifen Sie zwischendurch öfter mal zum Apfel.

• Am besten:
heimische Obstsorten
Wenn Sie abnehmen wollen, halten Sie sich am besten an heimische Obstsorten, wie Äpfel, Birnen, Pfirsiche oder Beeren. Zucker kommt in Obst nämlich entweder in Form von Trauben- oder Fruchtzucker vor. Je nachdem, welche Zuckerart dominiert, wirkt Obst mehr oder weniger stark auf den Blutzuckerspiegel. Die heimischen Obstsorten sind oft reich an Fruchtzucker, bei den exotischen Früchten überwiegt meist der Traubenzuckeranteil. Das gilt für allem für Bananen, Ananas, Melonen oder Mandarinen. Prinzipiell gilt: Mischen Sie tropisches Obst immer mit heimischen Obstsorten, z.B. in einem leckeren Obstsalat. Somit kommen Sie in den Genuss aller Vitamine, ohne an Gewicht zuzulegen.

Einzige Ausnahme: die Banane. Sie ist das einzige Dickmacherobst und vor allem in reifem Zustand zu meiden.

• So oft es geht:
Schale dran lassen
Lassen Sie, wann immer es geht die Schale dran. In ihr stecken nicht nur die wichtigen Ballaststoffe, die sich positiv auf den Blutzuckerspiegel auswirken, sondern auch eine Reihe von sekundären Pflanzenstoffen. Diese Substanzen kennt die Wissenschaft noch gar nicht so lange. Man weiß aber heute, dass sie einen äußerst positiven Beitrag für die Gesundheit leisten. Sie können gegen die Entstehung von Krebs wirken und haben positive Auswirkungen auf unsere Blutwerte. Natürlich sollten Sie das Obst dann immer gut waschen.

INTERESSANTES

TIPP **Wie Sie Obst besser vertragen**

Viele Ernährungslehren raten Obst nicht mit anderen Lebensmitteln zu kombinieren, da dies problematisch für unseren Verdauungsvorgang sein kann. Auch ich habe sehr positive Erfahrungen damit gemacht, Obst von anderen Lebensmitteln zu trennen. Am besten Sie genießen es als Zwischenmahlzeit oder ca. 20 Minuten vor der Hauptmahlzeit. Vermeiden Sie es Obst als Nachspeise zu essen, sondern warten Sie ca. zwei Stunden damit. Das gilt übrigens nicht für Beeren. Sie eignen sie prima als Dessert oder fürs Müsli.

Avocado – Frucht oder Gemüse?
Avocados zählen zu den Obstsorten, obwohl sie kaum süß schmecken. Der Einfluss der Avocado auf den Blutzuckerspiegel ist gering, da sie nur über einen geringen Kohlenhydratanteil verfügt. Die Avocado ist zwar sehr fett, enthält aber hauptsächlich fitmachende ungesättigte Fettsäuren. Außerdem liefert Avocado Vitamin E und C und enthält die Aminosäure Phenylalanin, die zum Aufbau des Begeistungshormons Noradrenalin benötigt wird.

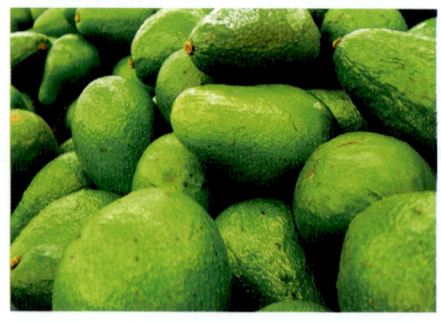

„Ob Du denkst, Du kannst es,
oder Du kannst es nicht:
Du wirst auf jeden Fall recht behalten."

Henry Ford

Wann und wie oft essen?

Wann und wie oft Sie essen, das ist ganz Ihre Entscheidung. Es hätte nicht viel Sinn, Ihnen einzureden schon um 17 Uhr zu Abend zu essen, wenn Sie täglich bis 19 Uhr oder später arbeiten müssen. Natürlich können Sie hinsichtlich der Anzahl und der Uhrzeit Ihrer Mahlzeiten noch optimieren. Keine Frage. Doch alles muss auch mit Ihrem Alltag vereinbar sein. **Versuchen Sie auf jeden Fall das für Sie Bestmögliche herauszuholen.**

• Drei oder fünf Mahlzeiten?

Sehr oft hört man die Empfehlung man solle auf den Tag verteilt möglichst viele kleine Mahlzeiten, mindestens jedoch fünf zu sich nehmen. Ich vertrete diese Meinung bewusst nicht und empfehle **maximal fünf Mahlzeiten am Tag.** Das hat mehr psychologische, denn physiologische Gründe. Denn wer ständig viele kleine Portionen (die meistens gar nicht so klein ausfallen!) isst, der verliert sehr schnell das Gefühl für Hunger und somit für Mengen. Studien haben sogar ergeben, dass Menschen, die sich an diese Empfehlung halten, mehr an Gewicht zunehmen als solche, die nur drei große Mahlzeiten am Tag verzehren.

• Kein „Vor-sich-hin-Essen"!

Hüten Sie sich vor diesem „Ständig-vor-sich-hin-Essen". Sie verzehren in Wirklichkeit oft mehr als bei „ordentlichen" Mahlzeiten, haben aber dennoch immer das Gefühl eigentlich noch nichts Richtiges gegessen zu haben. Es fehlt Ihnen einfach das Essenserlebnis. Außerdem sollten Sie Ihrem Darm immer wieder einmal eine Ruhepause gönnen. **Genießen Sie lieber die drei Hauptmahlzeiten bewusst, ja, machen Sie ein richtiges Ritual daraus.** Sollten Sie zwischendurch Hunger verspüren, dann naschen Sie einfach Obst, Nüsse oder auch einmal ein Joghurt. Auch eine Avocado ist eine prima Zwischenmahlzeit.

• Keine Fitmacher-Kohlenhydrate als Zwischenmahlzeit

Abnehmen können Sie nur, wenn Sie auch genügend Fett verbrennen. Nach einer kohlenhydratreichen Mahlzeit (auch nach Fitmacher-Kohlenhydraten) wird, wie wir wissen, Insulin ausgeschüttet. Dieses Insulin fördert nicht nur die Fettspeicherung, sondern es blockiert auch die Fettverbrennung. Während Insulin im Blut ist, machen die Fettzellen ihre Schotten dicht und lassen kein Fett mehr heraus. Die Fettverbrennungstüren sind zu und das Fett bleibt eingesperrt.

Wer abnehmen will, sorgt daher für ausreichend insulinfreie Zeiten und ernährt sich zwischen den Hauptmahlzeiten eher von Schlankmacher-Kohlenhydraten. Wenn Sie keinen Hunger verspüren, dann können Sie auf die Zwischenmahlzeit natürlich auch ganz verzichten.

Wenn Sie am Abend keinen Hunger verspüren, können Sie das Abendessen auch einmal ganz ausfallen lassen. Die lange insulinfreie Zeit bis zum nächsten Morgen ist das Erfolgsgeheimnis des beliebten „Dinner-Cancellings". Auch die Empfehlung, nach 18 Uhr nichts mehr zu essen, macht daher durchaus Sinn.

Gerade für berufstätige Personen stellt jedoch das Abendessen ein wichtiges und schönes Ritual dar, auf das Sie keineswegs verzichten müssen. Greifen Sie einfach bewusst abends öfter zur Schlankmacher-Kombination. Auch dabei wird nur wenig Insulin ausgeschüttet. Ideal wäre zum Beispiel gegrillter Fisch mit Gemüse. Wenn es sich anbietet, z.B. weil Sie schon mittags ein üppiges Mahl hatten oder sich das Abendessen zeitlich sowieso nicht ausgeht, dann verzichten Sie einfach ab und zu darauf.

LET'S DO IT
– Tipps für die praktische Umsetzung

 So machen Sie das Beste aus Eiweiß

Sie erinnern sich? Um Ihre Eiweißversorgung zu optimieren, sollten Sie - so oft es geht - tierisches und pflanzliches Eiweiß kombinieren. Damit erhöhen Sie die biologische Wertigkeit von Eiweiß enorm!

Das Ergebnis: Ausreichend Eiweiß bedeutet besserer Muskelerhalt und das bedeutet einen höheren Grundumsatz. Und Sie können mehr essen ohne dabei zuzunehmen.
Hier einige Anregungen:

TIPP **Prima Eiweißkombinationen, die gleichzeitig schlank machen:**

Zum Frühstück:
- Vollkornmüsli mit Magerjoghurt und Beeren
- Vollkornbrot mit Magerquarkaufstrich
- Eierspeise mit Lauch

Mittags:
- Kartoffel (in Schale gekocht oder in Folie) mit Kräuterquark
- Blumenkohlauflauf mit Käse und Ei
- Vollkornspaghetti mit Garnelen
- Basmatireis mit Shrimps und Wokgemüse

Abends:
- Steak mit grünen Bohnen
- Thunfisch aus dem Wok mit Sojabohnen und Gemüse
- Käseteller mit Rohkost (z.B. Kohlrabi, Karotten,...) und Ei
- Chili con Carne (ohne Mais)

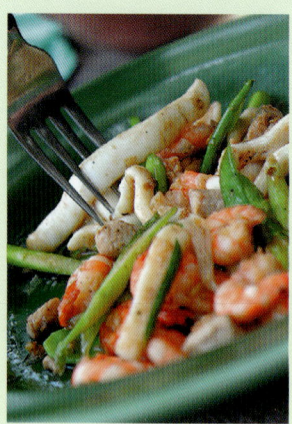

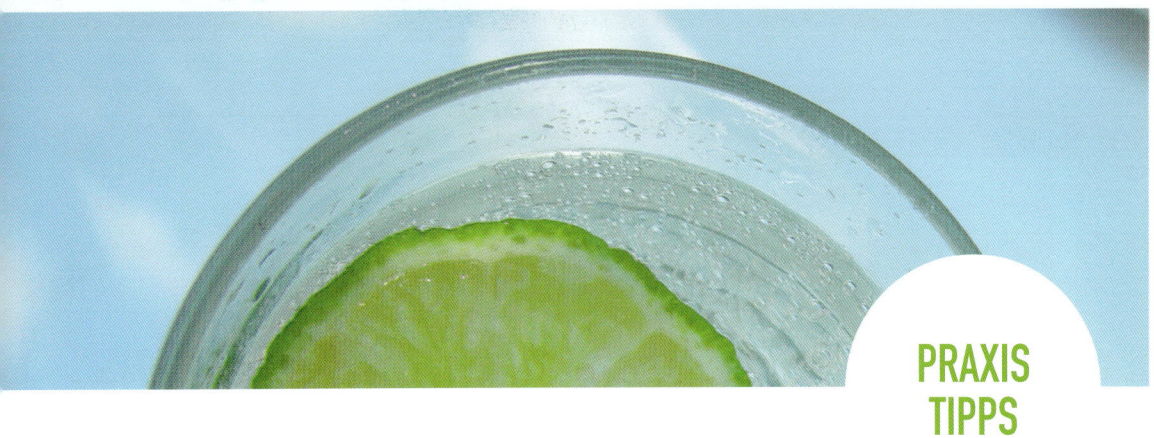

 # Diese Getränke sind wahre Fitmacher

Trinken Sie sich fit! Doch aufgepasst: Getränke können auch eine Dickmacherfalle sein. Denn wer täglich zwei Liter Limonade trinkt, braucht sich nicht wundern, wenn die Oberschenkel immer dicker werden. Suchen Sie sich lieber eines der folgenden Fitmachergetränke aus!

• Die Nummer 1: Wasser

Ungeschlagen in der Liste der Fitmachergetränke ist nach wie vor Wasser. Freuen Sie sich, wenn Sie in einer Gegend wohnen, wo man das Wasser aus der Leitung trinken kann! Ein unschätzbarer (und nicht zuletzt finanzieller) Vorteil.

Selbstverständlich ist Mineralwasser genauso gut zum Abnehmen geeignet und versorgt zudem noch mit Mineralien. Von diesen können Sie besonders gut profitieren, wenn Sie in Ihr Wasser eine Zitronenscheibe oder einen Spritzer Zitronensaft geben. Das Vitamin C unterstützt den Körper nämlich bei deren Aufnahme.

• Geschmackvolle Alternative: Saftschorle

Wenn Wasser Ihnen schlichtweg zu fad und zu langweilig ist, können Sie immer wieder einmal auf stark aufgespritzten Apfel- oder Orangensaft umsteigen. Achten Sie darauf, dass der Apfelsaft nicht mit Zucker versetzt ist. Puren Apfelsaft reihe ich auf jeden Fall unter die Fitmacher-Kohlenhydrate ein und vermeide es, ihn zu einem fetthaltigen Essen zu trinken.

• Ganz neu: Wellness-Wasser

Immer mehr Mineralwasserhersteller gehen dazu über ihr Wasser mit Geschmackstoffen zu versetzen. Die meisten dieser Getränke sind durchaus zu empfehlen. Sie sind meistens mit Fruchtzucker oder Süßstoffen gesüßt. Studieren Sie auf jeden Fall die Zutatenliste, denn manche vermeintlichen „Wellnessgetränke" sind wahre Zuckerfallen!

Sehen Sie diese Getränke eher als gelegentlichen Ersatz von Wasser an. Denn Süßstoffe sind letztlich ein Betrug an unserem Körper und haben keinerlei Nährwert!

• Wahre Vitaminbomben: Gemüsesäfte

Gemüsesäfte aller Art sind super zum Abnehmen geeignet. Vor allem Karotten-, Sauerkraut- oder Tomatensaft passen prima in die leichte Küche. Vielleicht legen Sie sich sogar einen Entsafter zu und holen sich somit eine Extraportion Vitamine.

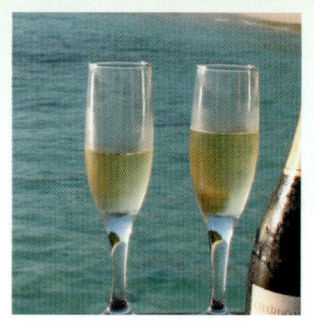

• Zum Anstoßen:
Sekt, Prosecco oder Champagner

Was wäre Silvester ohne das Glas Sekt zum Anstoßen! Keine Sorge, auf dieses Glas müssen Sie auch in Zukunft nicht verzichten. Auch als Aperitif eignet sich ein Glas Prosecco bestens. Achten Sie darauf trockene Sorten zu wählen, und „verfeinern" Sie das Getränk nicht mit süßen Likoren oder Ähnlichem. Da Alkohol die Fettverbrennung hemmt, sollten Sie prinzipiell auf die Menge achten. Ein oder zwei Gläser sind auf jeden Fall genug, wenn man abnehmen will.

• Zum Essen ein Genuss: **Trockener Wein**

Kaum ein Feinschmecker, der nicht einen guten Tropfen zum Essen serviert haben will. Ein schönes Glas Wein unterstreicht ein gutes Essen und gehört für viele Genussmenschen einfach dazu. Halten Sie sich beim Wein ebenfalls an die trockenen Sorten, egal ob Rot- oder Weißwein. Dessert- oder Portweine haben einen zu hohen Blutzuckeranstieg zur Folge und somit in Abnehmphasen nichts zu suchen. Belassen Sie es bei zwei oder drei Gläsern und legen Sie immer wieder bewusst alkoholfreie Tage ein! Es gibt zwar Studien, die Wein eine gesundheitsfördernde Wirkung nachweisen, ja, er soll sogar Herzkreislauferkrankungen vorbeugen, aber ein Zuviel an Alkohol ist auf jeden Fall gesundheitsschädlich!

• Nicht ganz unproblematisch: **Milch**

Mit der Milch ist das so eine Sache: Sie hat jede Menge Gegner. Die einen meiden Sie wegen des Milchzuckers, die anderen wegen ihres Fettgehalts und die Vertreter der asiatischen Ernährungslehren verteufeln sie ganz. Sie soll den Körper „verschleimen" und zudem Krebserkrankungen fördern. Außerdem soll Kuhmilch das Grundübel aller Allergien sein.

Faktum ist eines: Es gibt in der Tat immer mehr Menschen, die den Milchzucker, die so genannte Lactose, nicht vertragen. Sie leiden an einer Lactoseintoleranz (nicht zu verwechseln mit einer Milchallergie). Diesen Menschen fehlt ein bestimmtes Enzym, das die Lactose im Darm aufspaltet. Den Asiaten fehlt dieses Enzym generell, sodass die Milch im asiatischen Raum seit jeher nicht als Nahrungsmittel in Frage kam. Wer das Gefühl hat Milch nicht zu vertragen oder sogar von einer Allergie weiß, sollte natürlich die Finger davon lassen.
Da (Voll-)Milch relativ fett ist, empfehle ich sie als Getränk nicht unbedingt. Bedenken Sie, dass Sie mit einem halben Liter Milch ca. 13 g Fett konsumieren, das ist fast 20% des empfohlenen Tagesbedarfs an Fett! Bevorzugen Sie daher auf alle Fälle Halbfettmilch. Außerdem erhöht Lactose den Blutzuckerspiegel und führt zu einer Insulinproduktion.

Alles in allem ist also eher Vorsicht geboten, wenn es um größere Mengen Milch geht. Wer Milch als Mahlzeit konsumiert, z.B. fürs Müsli, der fährt richtig.

Auch gegen etwas Milch im Kaffee ist natürlich nichts einzuwenden. Genießen Sie also weiterhin Ihren Cappuccino!

• Fettarm, aber reich an Milchzucker:
Molke

Molke ist in den letzten Jahren zum richtigen Fitnessgetränk aufgestiegen. Sie enthält kaum Fett, allerdings genauso viel Milchzucker wie Milch. Wenn man nicht zuviel davon trinkt, dann ist Molke durchaus eine tolle Alternative zu Milch. Schmeckt gut und erfrischt prima! Achten Sie jedoch darauf, dass Sie nur ungezuckerte Molke verwenden. Die light-Varianten sind in der Regel mit Fruchtzucker oder Süßstoff gesüßt.

• Wenn es heiß sein soll:
Kräuter- und Früchtetees, Roibuschtee

Den Zucker im Tee haben Sie sich wahrscheinlich schon längst abgewöhnt. Verwöhnen Sie sich dafür mit qualitativ hochwertigen und aromatischen Tees. Wer einmal einen richtig guten Tee gekostet hat, der lässt die herkömmlichen Teebeutel links liegen. Schnuppern Sie bei der nächsten Gelegenheit in einen ausgesuchten Teeladen rein. Der Duft ist einfach umwerfend. Besonders verträglich ist der aus Südafrika stammende Roibuschtee. Es gibt aromatisierte Sorten, die den typischen, holzigen Geschmack etwas abmildern. Auch gute Früchtetees oder rückstandskontrollierte grüne Tees passen prima. Sie können ganz leicht ohne Zucker genossen werden.

Versuchen Sie in der Früh von Kaffee auf Tee umzusteigen oder gönnen Sie sich den Kaffee nur an ausgesuchten Tagen, z.B. am Wochenende!

• Der vermeintliche Muntermacher: **Kaffee**

Bei Kaffee scheiden sich wahrlich die Geister. Die einen sagen ihm fettverbrennungsfördernde Wirkung nach, die anderen raten prinzipiell von ihm ab. Sehen Sie Kaffee als Genussmittel und genießen Sie bewusst ein oder vielleicht zwei Tassen pro Tag. Denken Sie daran, dass Kaffee genauso wie schwarzer Tee stark entwässernd wirkt und Sie pro Tasse mindestens ein Glas Wasser dazu trinken sollten. Besser verträglich als Filterkaffee ist im übrigen italienischer Espresso.

Süßen Sie mit Süßstoff und verwenden Sie fettarme Milch, vor allem wenn Sie den Kaffee im Rahmen einer Fitmachermahlzeit trinken. Vielleicht haben Sie sich in der Zwischenzeit den Zuckergeschmack sogar schon abgewöhnt, sodass Sie gar keine Süße mehr benötigen!

Achtung: Bei diesen Getränken heißt es aufpassen!

• In der Abnehmphase tabu: Bier
Bier lockt viel dickmachendes Insulin und zählt somit auf jeden Fall zu den Dickmachergetränken. Die verzehrte Menge ist meistens auch nicht gerade gering, so dass ich Bier vor allem in der Abnehmphase zur absoluten Ausnahme machen würde.

• Finger weg: Zuckerhaltige Getränke
Cola, Limo und gezuckerte Fruchtsäfte sind mitverantwortlich, dass inzwischen fast jedes vierte Schulkind übergewichtig ist.
Lassen Sie von diesen Zuckerbomben die Finger. Sie haben keinerlei Nährwerte und machen einfach nur dick! Gerade bei Fruchtsäften sollten Sie darauf achten, dass sie keinen zusätzlichen Zucker enthalten. Denken Sie auch daran, dass die Glykämische Last von Säften immer höher ist als die der frischen Frucht.

• Gesundheitsschädlich: Hochprozentiges
Schnäpse, Whiskey und andere hochprozentige Alkoholika passen nicht in die Schlankmacherküche und machen zudem krank. Vergessen Sie den so genannten Verdauungsschnaps! Er betäubt hauptsächlich Ihren Schmerz, hat aber wenig verdauungsfördernde Eigenschaften.

TIPP

**Achtung:
Fruchtzucker und Zuckerersatzstoffe sind nichts für Kinder!**

Immer mehr Personen leiden nicht nur an einer Lactose-, sondern auch an einer Fructoseunverträglichkeit.

Ein möglicher Grund: zuviel Zuckerersatzstoffe, wie Sorbit, Isomalt oder auch künstlicher Fruchtzucker im Kindesalter.

Mit Süßstoff gesüßte Limonaden oder Colas sind also nichts für Kinder, vor allem nicht für Kleinkinder.

„Alles, wozu wir schwach sind, halten wir für unerträglich und wie viele nennen es eine Folter den Wein zu entbehren oder morgens geweckt zu werden."

Lucius Seneca

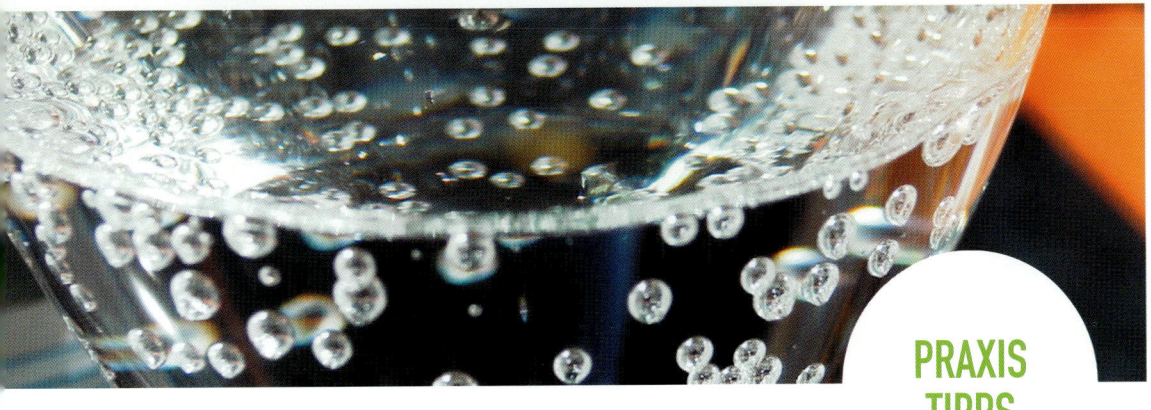

 ## Hilfe, ich vergesse zu trinken!

Gehören Sie auch zu den Leuten, die schlichtweg vergessen zu trinken, weil Sie einfach keinen Durst haben?

Auch ich zähle mich dazu und muss mich einiger Tricks bedienen, um auf mein Flüssigkeitspensum zu kommen.

Durst ist im Übrigen ein schlechter Indikator, da er schon ein richtiges Notfallsignal ist. Wer Durst verspürt, der ist schon lange im Flüssigkeitsdefizit.

TIPP **So kommen Sie auf Ihr Flüssigkeitspensum:**

› Viel Wasser im Büro
Stellen Sie sich im Büro als erstes eine Karaffe oder Flasche Wasser auf den Schreibtisch. Setzen Sie sich ein Zeitziel, z.B. das Mittagessen, wann diese Karaffe geleert sein soll.

› Im Auto nur mit (Wasser-) Flasche
Wenn Sie viel im Auto unterwegs sind, hat es sich bewährt immer eine Flasche, am besten mit leicht verschließbarem Deckel, dabei zu haben. Sportlertrinkflaschen sind besonders praktisch und können ganz leicht nachgefüllt werden. Nutzen Sie jede Tankpause um Ihre Flasche nachzufüllen oder sich ein Getränk zu kaufen!

› Nur geringe Mengen auf einmal
Trinken Sie immer nur kleine Mengen auf einmal. Der Körper kann nur eine begrenzte Menge an Flüssigkeit aufnehmen, ca. 1/4 Liter in der Stunde. Damit ersparen Sie sich auch so manch lästigen Gang auf die Toilette. Es bringt nichts, die gesamten zwei Liter auf einmal hinunter zu schütten!

› Das 1:2 Prinzip: Wenn Sie im Restaurant einen Wein bestellen, dann immer mit einem Glas Mineral- oder Leitungswasser dazu. Verfahren Sie nach dem 1:2-Prinzip: pro Glas Wein mindestens zwei Gläser Wasser! Gleiches gilt für Kaffee und schwarzen Tee.

 ## Mit diesem Obst genießen Sie richtig

Greifen Sie möglichst oft zu Obst - am besten als Zwischenmahlzeit. Denn Schlankmacherobst lockt nur wenig Insulin und das heißt: Bahn frei für die Fettverbrennung! Außerdem vertragen Sie Obst besser, **wenn Sie es vor oder zwischen den Mahlzeiten zu sich nehmen.** Als Nachspeise eignen sich Beeren besonders gut. Je nach Jahreszeit können Sie zwischen Erdbeeren, Himbeeren oder Johannisbeeren wählen. Greifen Sie öfters einmal auf tiefgefrorene Beeren zurück. Sie enthalten noch viele Vitamine und können das ganze Jahr über genossen werden. Beerenmus oder -sorbet lässt sich ganz einfach zubereiten.

**• Trockenfrüchte –
Knabberspaß mit Ballaststoffen**

Trockenfrüchte sind ein toller Ersatz für Chips, Salzstangen und Co. Sie enthalten noch viele Vitamine, sind reich an Ballaststoffen und machen satt. Sie können sogar als Mahlzeitenersatz oder Zwischensnack dienen. Beachten Sie, dass die Glykämische Last von Trockenobst immer etwas höher ist als die der frischen Frucht. Bei manchen Trockenobstsorten daher bei der Menge etwas aufpassen! Und wer allergisch auf Erdbeeren reagiert, lässt von diesem Obst lieber die Finger!

TIPP **Bevorzugen Sie Schlankmacherobst!**

Ungehemmt schlemmen: Äpfel, Birnen, Beeren, Grapefruit, Orangen

Am besten mit Schale: Pfirsiche, Pflaumen, Nektarinen, Aprikosen, Feigen

Am besten im Obstsalat: Melonen, Ananas, Mango, Weintrauben, Kiwi, Papaya

Aufpassen bei: Bananen, Datteln

TIPP **Trockenobst -
auf die Glykämische Last achten!**

Genüsslich schlemmen bei:
Getrockneten Äpfel

Mit der Menge aufpassen bei:
Getrockneten Aprikosen und Pflaumen

Finger weg von:
Getrockneten Bananen, Feigen, Datteln und Ananas

Hurra, geschafft!
So halten Sie Ihr Gewicht langfristig!

Die gesunde, ausgewogene Ernährungsweise ist eine Lebenseinstellung, ja, man kann fast sagen: eine Art Philosophie. Und zwar ein Leben lang! Es wäre ziemlich kontraproduktiv, wenn Sie, sobald Sie Ihr Gewicht erreicht haben, wieder zu Ihren alten Ernährungsgewohnheiten zurückkehren würden. Dann würden Sie bald wieder dort stehen, wo Sie angefangen haben.

Trotzdem kann man natürlich später die Regeln etwas lockern und sich ab und zu **Ausnahmen** gönnen. Sie werden sehen, Sie genießen diese Ausnahmen jetzt viel bewusster und intensiver als früher. Um nicht Gefahr zu laufen, wieder in alte Muster zu verfallen, möchte ich Ihnen einige **Tricks an die Hand geben, damit Sie richtig mit Ausnahmen umgehen lernen:**

MIT AUSNAHMEN RICHTIG UMGEHEN

→ Ausnahmen sind keine Sünden:
Genießen Sie die Ausnahmen bewusst und wirklich ohne schlechtes Gewissen. Wenn Sie sich generell gesund und ernährungsbewusst ernähren, dann kann Ihnen weder ein Kuchen noch ein Eis etwas anhaben. Schlechtes Gewissen lohnt sich wirklich nicht!

→ Keine Ausnahme nach der Ausnahme:
Kehren Sie nach der Ausnahme auf jeden Fall wieder zu Ihren guten Ernährungsgewohnheiten zurück. Oder besser noch: Versuchen Sie bei der nächsten Mahlzeit besonders bewusst auf die Auswahl und Kombination Ihrer Lebensmittel zu achten. Sie können eine Ausnahme sogar schon während der Mahlzeit „ausgleichen".
Nehmen wir an, Sie gehen essen und wissen schon vorher, dass Sie gerne eine Nachspeise nehmen würden. Dann achten Sie bei der Wahl von Vor- und Hauptspeise besonders darauf, dass Sie sich für ein ballaststoffreiches Gericht entscheiden, wie z.B. einen Salat. Die Ballaststoffe helfen Ihnen dabei die Nachspeise zu kompensieren.

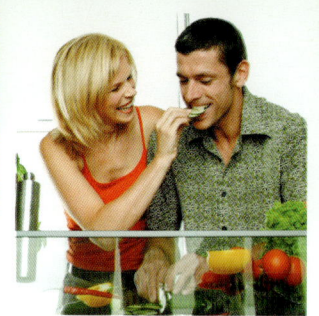

→ Lohnt sich die Ausnahme?

Bevor Sie eine Ausnahme machen, halten Sie kurz inne und fragen Sie sich, ob es sich auch wirklich lohnt. Steht der Genuss dafür oder greifen Sie nur aus Gewohnheit zu Pommes oder Kuchen? Oder tun Sie es um jemandem einen Gefallen zu tun?

Sie werden feststellen, dass unsere Entscheidungen sehr oft von äußeren Umständen beeinflusst werden. Das Kuchenbuffet von Tante Erna sieht einfach so lecker aus. Weil sich alle ein Eis bestellen, möchten Sie auch ein Eis. Wenn Sie jedoch eine Sekunde in sich hineinhorchen und sich fragen, ob denn der Kuchen auch so gut schmeckt, wie er aussieht, oder ob Sie nun wirklich gerade Lust auf Eis haben, dann relativiert sich die Entscheidung oft recht schnell. Sind Sie allerdings der Meinung, dass der Kuchen jetzt unbedingt sein muss, weil niemand ihn so gut backen kann wie Tante Erna, dann ist der richtige Zeitpunkt für eine Ausnahme gekommen.

→ Essen um des Essens Willen:

Manchmal möchte man sich einfach „etwas Gutes tun". Weil man so hart gearbeitet hat oder weil man etwas besonders gut gemacht hat oder aber auch, weil man frustriert ist. Oder weil einem einfach langweilig ist.

Hüten Sie sich davor, aus Langeweile oder Frust heraus zu essen. Denken Sie daran, in Wirklichkeit haben Sie keinen Hunger, sondern wollen einfach ein gutes Gefühl bekommen. Suchen Sie sich andere Dinge, die Ihnen gut tun. Nehmen Sie ein Bad, sehen Sie sich einen schönen Film an oder machen Sie einfach einen Spaziergang. Doch Essen sollten Sie wirklich nur um des Essens Willen und niemals um ein anderes Bedürfnis zu befriedigen!

→ Lassen Sie die Ausnahme nicht zu Regel werden:

Die Ausnahme sollte auf jeden Fall eine Ausnahme bleiben. Nur in diesem Fall ist sie etwas Besonderes, was Sie zu schätzen lernen wissen. Wer jeden Tag Apfelkuchen isst, verspürt keinen außerordentlichen Genuss mehr an Apfelkuchen. Doch wenn es ihn nur ab und zu gibt, und Sie sich dann einen besonders guten Apfelkuchen gönnen, dann schmeckt er so richtig gut. Und dann tut er nicht nur Ihrer Seele, sondern auch Ihrem Körper gut!

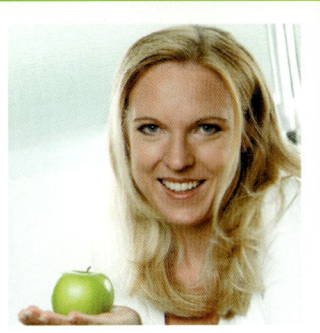

Der Blick fürs Wesentliche ist wichtig:

 Ganz entscheidend ist sicherlich das Thema Trinken. Fast jeder, der sich etwas mit der Ernährung beschäftigt, weiß, wie wichtig es ist **genügend Flüssigkeit** aufzunehmen. Dennoch fällt es vielen sehr schwer. Versuchen Sie irgendwie auf Ihre 2-3 Liter zu kommen, denn es ist WIRKLICH wichtig!

 Den **Eiweißkonsum zu optimieren** gelingt meistens sehr leicht. Pflanzliches und tierisches Eiweiß zu kombinieren geht sogar fast nebenbei. Vorrausgesetzt man ist nicht Vegetarier. Dann sollte man dieser Thematik mehr Beachtung widmen.

 Ob Sie ab und zu Dinner-Cancelling betreiben, hängt ganz von Ihrem Alltag ab. Entscheidend ist vielmehr, dass Sie dieses ständige **Vor-sich-hin-Essen bleiben lassen.** Damit verlieren Sie leicht die Kontrolle und bringen sich um das Essenserlebnis.

 Sich **Obst vor dem Essen** schmecken zu lassen, hat vielen meiner Kursteilnehmer sehr geholfen. Daher möchte ich diesen Tipp sehr gerne weitergeben. Doch auch hier gilt: Spüren Sie in Ihren Körper hinein. Sie werden sehr schnell merken, ob Sie sich damit wohler fühlen.

Sie sind immer mittendrin!

Wenn Sie es geschafft haben, die drei Schritte in Ihr Leben zu integrieren, dann sollte es eigentlich kein „Danach" mehr geben. Denn Sie sind immer mittendrin. Irgendwann werden Sie Ihr Wunschgewicht erreicht haben. Auch dann sind Sie immer noch mittendrin. Vielleicht machen Sie nun öfter einmal Ausnahmen. Das ist in Ordnung. Wenn Sie bemerken, dass Sie wieder an Gewicht zunehmen, dann wenden Sie die Regeln einfach wieder etwas konsequenter an. Sie werden sehen, bald werden die Kilos auch wieder purzeln.

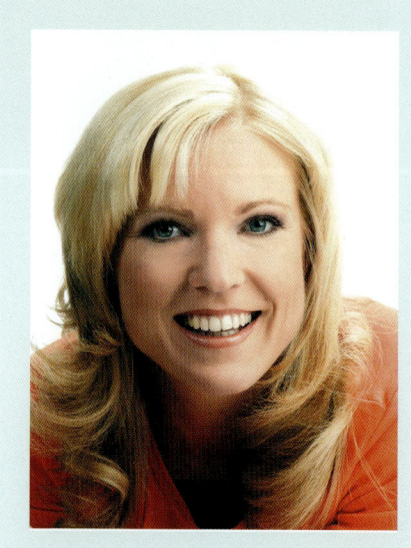

„

Was nicht benutzt wird

verkümmert und stirbt.

Benutzen Sie Ihren Körper,

indem Sie sich bewegen.

Täglich und ein Leben lang.

"

TÄGLICH BEWEGEN,
ZWEIMAL TRAINIEREN!

In diesem Kapitel erfahren Sie:
- warum Bewegung einfach dazu gehört
- wie Sie die Freude am Sport für sich entdecken
- welches Training Sie am besten unterstützt
- wie Sie zum Bewegungsmenschen werden
- warum Sie sich täglich bewegen und zweimal wöchentlich trainieren sollten

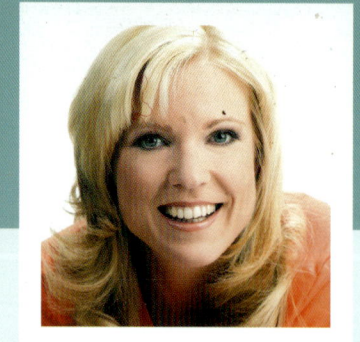

DAS WICHTIGSTE IN KÜRZE
- wenn es gleich losgehen soll

KAPITEL 5
Täglich bewegen, zweimal trainieren!

Wer nach diesem Motto lebt, kann bis ins hohe Alter fit und agil bleiben. Denn Bewegung ist das A und O eines gesunden Lebens. Auch Abnehmen funktioniert mit Bewegung einfach besser. Und effektiver. Bewegung heißt nicht, bis zum Umfallen zu schwitzen, und hat nichts mit eiserner Disziplin zu tun. Bewegung heißt Spaß haben, Glücksgefühle erleben und seinen Körper entdecken.

1. **Führen Sie ein „bewegtes" Leben!** 7 Tage in der Woche und 52 Wochen im Jahr. Im Alltag gibt es genügend Möglichkeiten aktiv zu werden.

2. Suchen Sie sich eine Sportart, die Ihnen richtig Freude macht, egal wie effektiv sie ist. **Machen Sie einmal pro Woche Sport einfach nur um Spaß zu haben.**

3. **Trainieren Sie regelmäßig Ihre Kraft und Ihre Ausdauer** nach einem persönlichen Trainingsplan. Diese Kombination führt sicher langfristig zum Erfolg.

4. Die **Regelmäßigkeit** macht's. Trainieren Sie lieber nur ein- oder zweimal die Woche, dafür aber konsequent!

WARUM DAS SO IST
- ein bisschen Theorie schadet nie

 ### Warum Bewegung so wichtig ist

Der Mensch ist ein „Bewegungstier", geschaffen um sich zu bewegen. Zumindest war das in der Steinzeit so. Bevor sich unsere Vorfahren das Frühstück schmecken lassen konnten, mussten sie erst auf die Pirsch gehen. Oft waren ganz schön lange Strecken zurückzulegen, um an ein stärkendes Mahl zu kommen.

Unsere menschlichen Gene haben sich seit damals kaum verändert. Unsere Bewegungsgewohnheiten aber ganz gewaltig. Statt Tiere jagen, heißt es Einkaufswagen schieben. Statt Wurzeln ausgraben, den Kühlschrank öffnen. Damals musste sich der Mensch bewegen um zu überleben. Und das sollte er heute auch noch. Nur zwingt ihn heute keiner mehr dazu. Leider. Denn würden wir uns so viel bewegen, wie ursprünglich für unser System vorgesehen, könnten wir uns viele Krankheiten und Wehwehchen ersparen. Rückenschmerzen wären ein Fremdwort, genauso wie Kreislaufprobleme und – Übergewicht!

**• Abnehmen funktioniert mit
Bewegung einfach besser!**
Wer mehr verbraucht, als er isst, der nimmt ab. Ein einfaches physikalisches Gesetz. Das Ganze nennt sich „ausgeglichene Energiebilanz".

Die gilt immer. Je mehr wir uns bewegen, desto mehr Energie verbrennen wir und desto einfacher funktioniert das Abnehmen. Denn Bewegung bedeutet mehr Muskelmasse. Und das wiederum bedeutet straffere Formen. Sie wollen schließlich nicht nur Gewicht verlieren, sondern Ihre Figur verbessern. Dazu reicht es jedoch nicht aus, „nur" seine Ernährung umzustellen. Die unschönen Dellen am Oberschenkel und die schlaffen Oberarme bekommen Sie nämlich nur mit gezielter Bewegung weg. Sagen Sie dem Schwabbelbauch den Kampf an und kommen Sie in Bewegung.

Werden Sie vom Sitzmenschen zum Bewegungsmenschen. Lieber heute als morgen!

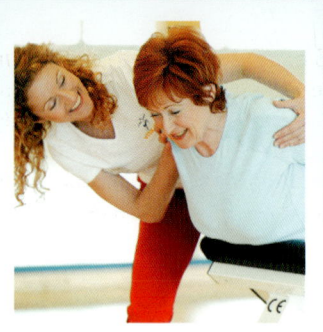

WISSENSWERTES

• Sie werden leistungsfähiger

Stellen Sie sich vor, Sie benötigen nur halb so viel Zeit um mit Ihrer Arbeit fertig zu werden! Ein schöner Gedanke, nicht wahr?

Bewegung erspart Ihnen vielleicht nicht die Arbeit, aber Sie werden staunen, um wie viel schneller Ihnen die Dinge in Zukunft von der Hand gehen werden. Sie werden kreativer und dynamischer. Denn durch Ihr Gehirn sausen jede Menge Glückhormone. Serotonin zum Beispiel. Dieses Hormon sorgt nicht nur für gute Laune, sondern wird sogar als das „Chefhormon" bezeichnet. Denn viele Führungspersönlichkeiten haben einen besonders hohen Serotoninspiegel. Sie sind ausgeglichener und strahlen eine natürliche Autorität aus. **Wer sich viel bewegt, der steigert seinen Serotoninspiegel, die gute Laune und somit seine Leistungsfähigkeit!** Stress hat keine Chance, genauso wenig wie Lustlosigkeit und Depressionen.

• Sie bekommen mehr Selbstbewusstsein

Je zufriedener Sie mit sich und Ihrem Körper werden, desto mehr wächst Ihr Selbstbewusstsein. Sie fühlen sich stark und leistungsfähig und spüren, wie Sie immer fitter werden. Plötzlich zählen Sie zu den aktiven Menschen, die voller Elan einen Berg besteigen und mit

Durch Sport verliert man nicht immer an Gewicht!
Wer sich bewegt, verändert seine Körperzusammensetzung: Weniger Fett, dafür mehr Muskeln. Die sind aber schwerer als der Hüftspeck. Wenn Sie sehr übergewichtig sind, werden Sie durch mehr Bewegung (und bessere Ernährung) sehr schnell an Gewicht verlieren. Je weniger Sie wiegen, desto „schwerer" fallen Ihre neu erworbenen Muskeln ins Gewicht. Sie nehmen dann nur wenig ab, verbessern aber Ihre Figur enorm. Kontrollieren Sie daher neben dem Gewicht auch immer Ihren prozentualen Körperfettanteil! Der sollte sich bei richtigem Training nach unten bewegen!

einem Lächeln die Treppe statt den Lift benutzen. **Sie spüren von Tag zu Tag mehr, was Ihnen gut tut, und entwickeln ein völlig neues Bewusstsein für Ihren Körper.** Durch Ihre verbesserte Haltung gehen Sie aufrechter und dynamischer durchs Leben.

Selbst wenn Sie noch nicht Ihr Wohlfühlgewicht erreicht haben, empfinden Sie Ihren Körper viel schöner. Denn Sie können zunehmend die positiven Veränderungen bemerken. Das macht Spaß, motiviert und stärkt Ihr Selbstwertgefühl.

• **Sie erhalten Ihre Gesundheit**
Wenn man 20 oder 30 Jahre alt ist, spürt man noch nichts vom kontinuierlichen Verfall des Körpers. Doch schon ab dem 30. Lebensjahr werden unsere Körperfunktionen von Jahr zu Jahr schlechter. Das bemerken wir allerdings erst viel später. **Bis wir 70 sind, haben wir durchschnittlich bis zu 40% unserer ursprünglichen Muskelmasse eingebüßt!** Es sei denn, wir bewegen uns.

Denn ob wir im Alter fit und agil sind, hängt nur zur Hälfte von genetischen Einflussfaktoren ab. Die andere Hälfte steuern wir selbst, indem wir Muskelmasse erhalten oder sogar (wieder) aufbauen. Indem wir unser Herzkreislaufsystem in Schwung bringen. Oder indem wir unsere Beweglichkeit und Koordinationsfähigkeit verbessern. Bewegung bedeutet mehr Kraft und mehr Lebensqualität heute – und vor allem morgen.

Es ist nie zu spät!

Egal, wie alt man ist, man kann immer wieder anfangen, etwas für sich und seinen Körper zu tun. Muskeln sind in jeder Altersstufe trainierbar. Selbst 70-jährige können noch loslegen – am besten natürlich unter fachkundiger Anleitung und nach vorheriger Absprache mit dem Hausarzt.
Wenn Ihr Grundsatz schon seit Jahren lautet: „Sport ist Mord", dann sollten Sie sich überlegen, ob das noch zeitgemäß ist. Denn wer sagt Ihnen heute, dass Ihre Krankenkasse in 10, 20 oder 30 Jahren noch gewillt ist, Stubenhocker zu unterstützen? Und die Unterstützung werden Sie dann dringend benötigen. Denn der größte Teil aller Erkrankungen lässt sich auf schlechte Ernährung und zu wenig Bewegung zurückführen. Investieren Sie jetzt in Ihre Gesundheit. Dann können Sie auch morgen noch mit Ihren Enkeln spielen!

INTERESSANTES

Ladies aufgepasst: Die Osteoporose-Vorbeugung muss früh beginnen
Bei Osteoporose nimmt die Knochenmasse ab, die Knochen werden instabiler und leichter brüchig. Diese Krankheit kommt besonders oft bei älteren Frauen vor.
Der Knochen ist kein totes Material, sondern äußerst aktiv. Er reagiert genauso auf bestimmte Reize wie andere Körperzellen. Wer sich nicht bewegt, schwächt langfristig auch die Knochen und umgekehrt. Durch Krafttraining kann man Osteoporose effektiv vorbeugen. Am besten man beginnt noch vor dem 30. Lebensjahr. Denn bis dahin bildet sich die sog. Peak Bone Mass. Je größer die ist, desto geringer das Osteoporoserisiko. Jenseits der 30 geht es darum, die Peak Bone Mass zu erhalten, und noch später darum, einem Knochenabbau entgegenzuwirken. Übrigens: Auch die ausreichende Versorgung mit Calcium ist für die Bildung der Peak Bone Mass wesentlich. Wer als junge Frau Milchprodukte (vor allem Käse) verschmäht, sollte sich Gedanken über die Zukunft seiner Knochen machen!
Tipp bei Milchallergie: Mandeln, Haselnüsse, Grünkohl und Fenchel sind brauchbare Kalziumlieferanten!

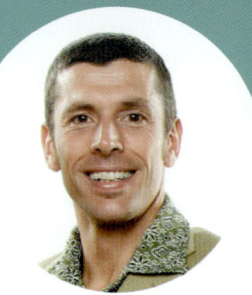

INTERVIEW mit Mag. Roland Fussl, Sportwissenschaftler und Personal Coach

Heutzutage versuchen die Menschen alles Mögliche um ihr Gewicht in den Griff zu bekommen. Spielt dabei Bewegung wirklich eine so große Rolle, wie immer wieder behauptet wird?

Fussl:

Der Mensch ist ein ganzheitliches Konzept von Geist, Körper und Seele. Der Bewegungsapparat ist ein wichtiger, wenn auch oft vernachlässigter Teil davon. Der Körper lebt von und mit der Bewegung und den verdienten Pausen, die aus dem bewegten Leben resultieren. Da in diesem „ganzheitlichen Konzept Mensch" alle Prozesse miteinander verflochten sind, reicht die Wirkung von Bewegung weit über das „Bewegte" hinaus. Zahlreiche Untersuchungen unterstreichen eines: Bewegung ist ein unübertroffen vielseitiges und wirksames Wundermittel – wenn die richtige Form gewählt wird und die Dosis stimmt.

In Zeiten von Wellnesshotels, Schönheits-Chirurgie und Diätenboom scheint doch dem Körper eine Menge Aufmerksamkeit gewidmet zu sein.

Fussl:

Die Körperwahrnehmung trägt viele Gesichtszüge der modernen Gesellschaft. Besonders auffällig: Erst wenn man mitten in einer Krise steckt, werden Veränderungen angegangen. Da man dann schon spät dran ist, kann nichts schnell genug gehen. Der Zugang ist somit oft oberflächlich und man erwartet, dass allein finanzieller Aufwand einen schon ans Ziel bringt. Doch der Körper ist intelligent und ein erfolgreicher Umgang mit ihm braucht Geduld und Konsequenz.

Die Dosis muss also stimmen und konsequent sollte man sein. Was bedeutet das für mein Bewegungsprogramm?

Fussl:

„Bewegen" heißt den Körper wieder seiner Bestimmung näher bringen, egal ob im Treppenhaus, auf dem Fahrrad zur Arbeit oder beim Aktiv-Spaziergang. Das alles kann und soll täglich, ja sogar stündlich geschehen.

Mit „richtiger Dosis" meine ich die Intensität, die aus Bewegung „richtiges Training" macht. Ein flotter Spaziergang mit dem Hund ist ein wertvoller Beitrag zum Wohlbefinden eines „Bewegungsmenschen", ein Training ist das aber noch nicht.

Warum nicht?

Fussl:

Ganz einfach: Der Reiz bei der so genannten Alltagsbewegung ist zu gering um einen Trainingseffekt auszulösen. Nordic Walking oder Laufen wirken dagegen viel intensiver und zielgerichteter.
Mein Tipp: Zwei Tage der Woche sollten unter dem Zeichen „Training" stehen. Mein Leitspruch daher: Täglich bewegen, zweimal trainieren.

Wie motivierst Du „Sportmuffel" zum Training?

Fussl:

Für Leute, die bisher noch nie Sport betrieben haben, kann schon eine etwas intensivere Alltagsbewegung eine Herausforderung sein. Ich motiviere in diesem Fall zunächst zu mehr Bewegung an der frischen Luft, wie Spazierengehen, Radfahren oder Wandern. Wichtig ist es, wieder den Zugang zu seinem Körper zu bekommen.

Soll das heißen, bei Faulen genügt doch das „Sparprogramm"?

Fussl:

Keineswegs. Aber was für den Sportler reine Alltagsbewegung darstellt, kann für den Anfänger schon anstrengend sein. Doch auch dann gewöhnt sich der Körper schnell an die Belastung und aus der „normalen Bewegung" soll sukzessive ein Training entstehen. Aus Spazierengehen wird Nordic Walking und später vielleicht einmal Laufen.

Welchen Ratschlag hast Du für jene, die den „Spaß an der Bewegung" vermissen?

Fussl:

Ob man Spaß an einer Sache hat, hängt viel mit der persönlichen Einstellung zusammen. Ich denke, das kann man nur im eigenen Kopf lösen. Bewegungsprogramme und Trainer können einem dabei jedoch sicherlich helfen. Doch weder tägliche Bewegung noch das Training können oder müssen immer Spaß machen. Man muss daraus vielmehr eine Gewohnheit machen, um den Nutzen zu ziehen – ähnlich dem täglichen Zähneputzen. Aber aus der Gewohnheit heraus geschieht eben das Außergewöhnliche: Und das Gefühl körperlicher Fitness ist etwas Außergewöhnliches!

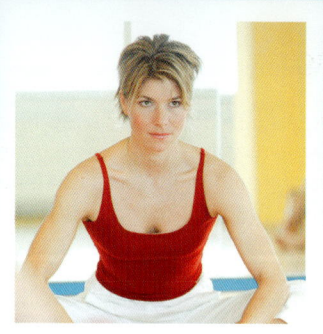

Täglich bewegen, zweimal trainieren!

Nur weil Sie die Treppe statt den Lift benutzen, werden Sie noch nicht abnehmen. Allerdings lässt sich eines sehr wohl beobachten: Fitte Menschen führen immer ein aktives Leben. Sie sind beruflich viel unterwegs, tollen mit ihren Kindern herum, müssen im Haushalt oder Garten kräftig zupacken und: sie nehmen die Treppe statt den Lift. Vielleicht nicht immer, aber meistens.

• Führen Sie ein „bewegtes Leben"!
Werden Sie zum aktiven Menschen, indem Sie ein „bewegtes Leben" führen. Bauen Sie, so oft es geht, Bewegung in Ihren Alltag ein. Und zwar täglich. Mehrmals. Das ist besonders dann wichtig, wenn Sie beruflich viel sitzen müssen. Stehen Sie öfters einmal auf und gehen Sie ein paar Schritte. Am besten sogar an der frischen Luft. Nur so. Einfach für sich. Um etwas Energie und Sauerstoff zu tanken. Gehen Sie zügig, wenn Sie einen Weg zu erledigen haben, und halten Sie Ihren Körper dabei gespannt. Sie werden staunen, wie Sie sich mit einer besseren Haltung gleich viel aktiver und dynamischer fühlen werden!

• Sport macht Spaß...
Ich bin fest davon überzeugt, dass jeder Mensch die Freude an der Bewegung für sich entdecken kann. Wer keinen Spaß am Sport hat, der hat vielleicht einfach noch nicht SEINE Sportart gefunden. Jeder von uns ist anders und so findet wohl jeder an etwas anderem Gefallen. **Suchen Sie sich zusätzlich zu Ihrer Alltagsbewegung eine Sportart, die Ihnen wirklich Spaß macht.** Etwas, wobei Sie lachen können, sich glücklich und zufrieden fühlen. Das kann ein Wettkampfsport, Yoga oder Tanzen sein. Ganz egal. Hauptsache Sie können dabei abschalten und ein wenig den Alltag vergessen. Versuchen Sie zumindest einmal pro Woche sich einfach nur zum Vergnügen zu bewegen.

...und bringt Abwechslung ins Leben!
Es spielt keine Rolle, ob Ihr Lieblingssport besonders effektiv ist. Viel wichtiger ist es zu erleben, wie Bewegung mehr Abwechslung, mehr Energie und mehr Freude in Ihr Leben bringen kann! Haben Sie also keine Sorge, wenn Sie bei dieser Sportart vordergründig nur wenig für Ihre Figur tun. Dafür ist vielmehr Ihr Trainingsplan zuständig. Denn wie gesagt, Treppensteigen allein macht nicht schlank. Und Golfspielen auch nicht. **Wer aktiv etwas für seinen Körper tun will, der sollte sich nicht nur täglich bewegen, sondern sollte auch regelmäßig und zielgerichtet trainieren.** Nicht täglich, aber zweimal in der Woche.

Für Ihren Körper wichtig: zielgerichtetes Training

Natürlich soll Sport Spaß machen. Aber Sport soll auch Erfolge bringen. Nicht immer geht das Hand in Hand. Schön wär's. In der Praxis ist vielleicht Ihr Lieblingssport nicht immer der effektivste, wenn's ums Abnehmen geht.

Die Lösung: Kombinieren Sie! Nehmen Sie sich ca. zwei Trainingseinheiten pro Woche vor, an denen Sie Ihr Trainingsziel in den Vordergrund stellen. Hierbei geht es darum, bewusst in Ihren Körper zu investieren. Und das funktioniert nur mit einem zielgerichteten und auf Sie abgestimmten Training.
Am besten: die Kombination von Ausdauer- und Krafttraining.

• Weniger ist oft mehr!
Sie müssen nicht täglich trainieren, um Erfolg zu haben. Im Gegenteil: Nehmen Sie sich nicht zuviel vor! Es genügt am Anfang vollkommen, wenn Sie ein- oder besser zweimal pro Woche gezielt trainieren. Schon dann werden Sie beachtliche Erfolge erzielen.
Bei übertriebenen Trainingsplänen fühlen Sie sich dagegen schnell überfordert. Und zwar körperlich wie zeitlich. Sie laufen allzu schnell Gefahr das Training wieder ganz aufzugeben, weil Sie das Gefühl haben es einfach nicht mehr zu schaffen. Dann hätte Ihr innerer Schweinehund wieder einmal gewonnen. Und das wäre schade.
Erst wenn Sie das Gefühl haben, dass „nichts mehr weitergeht" sollten Sie über einen weiteren Trainingstermin nachdenken. Gönnen Sie sich jedoch an mindestens drei Tagen eine Erholungspause!

• Entscheidend ist die Regelmäßigkeit
Viel wichtiger als die Quantität ist die Qualität des Trainings. Und auch die Regelmäßigkeit des Trainings. Lassen Sie nie mehr als eine Woche zwischen den Trainingseinheiten ver-streichen. Jede längere Trainingspause führt zu Leistungsverschlechterungen und Muskelabbau. Es bringt nichts, wenn Sie in einer Woche viermal trainieren, dann aber drei Wochen Pause machen.
Bleiben Sie immer am Ball! **Setzen Sie sich einen oder zwei fixe Termine für Ihr Training und räumen Sie diesen Terminen allerhöchste Priorität ein!** Es geht hier schließlich um Sie und Ihren Körper. Vergessen Sie das niemals!
Sollte wirklich einmal ein wichtiger Termin dazwischen kommen, fixieren Sie gleich einen Ersatztermin für das Training. Und zwar noch in derselben Woche!

• Trainieren Sie nicht allein!
Stellen Sie sich folgende Situation vor: Man nimmt sich fest vor zu Hause regelmäßig ein kleines Training durchzuführen. Bauchmuskelübungen, Liegestützen, vielleicht ein paar Kniebeugen. Für die Ausdauer steht sogar ein Heimtrainer zur Verfügung. Anfangs ist man voller Elan und absolviert regelmäßig sein Workout. Mit der Zeit wird es etwas langweilig und einsam. Immer öfter lockt das Sofa und das Training wird seltener. Irgendwann hört man ganz auf. Schade.

Trainieren Sie mit anderen Menschen, die Sie motivieren und mit denen Sie sich austauschen können. In Fitnesszentren finden Sie jede Menge Gleichgesinnte, die alle ein gemeinsames Ziel haben: etwas für sich zu tun. Unterschätzen Sie nicht die Kraft und Dynamik, die von diesen Menschen auf Sie überspringen kann. Möglicherweise finden Sie auch einen Trainingspartner, mit dem Sie sich zu festen Terminen verabreden. Sie wissen ja: Termine, die wir mit einem Fremden haben, lassen sich nicht so leicht absagen wie Termine, die wir mit uns selbst haben!

INTERESSANTES

Trainierte und Untrainierte im Vergleich

› Das Herz eines Untrainierten schlägt pro Tag durchschnittlich 20.000 mal öfter als bei einem Trainierten.

› Ein Trainierter verbrennt aufgrund des erhöhten Grundumsatzes „im Schlaf" (also an einem normalen Ruhetag) ca. 25% mehr Fett als ein Sitzmensch.

› Beim Aussteigen aus einem Bus reduzieren Trainierte mit gut ausgebildeter Beinmuskulatur 50% der Belastung durch ein aktives Abfangen. Diese liegt immerhin beim 3,5fachen des eigenen Körpergewichts für ein Bein!

› Ein Untrainierter verliert spätestens ab dem 30. Lebensjahr kontinuierlich an Muskelmasse. Wer regelmäßig Kraft trainiert kann dem Kraftverfall nahezu 100% entgegenwirken.

 Bevor Sie anfangen: Lassen Sie sich testen!

Ihr Bewegungsverhalten hat sich bisher darin beschränkt vom Auto zum Büro und vom Fernsehsessel zum Kühlschrank zu laufen? Dann sollten Sie sich auf jeden Fall das O.K. von Ihrem Hausarzt holen, bevor Sie anfangen. **Je älter und je übergewichtiger Sie sind, desto wichtiger ist ein ärztlicher Check.** Denn womöglich belasten verstopfte Arterien oder Bluthochdruck schon jetzt Ihr gesamtes Herzkreislaufsystem. Mit dem richtigen Training können Sie diese Beschwerden prima in den Griff bekommen. Ihr Trainingsplan muss jedoch auf Ihre gesundheitliche Verfassung abgestimmt sein. Ihr Körper ist sonst mit der ungewohnten Belastung womöglich überfordert.

Lassen Sie daher von Ihrem Arzt Ihre Blutfettwerte, Ihren Blutdruck und den Blutzuckerspiegel bestimmen. Ein EKG – im Ruhezustand und unter Belastung – sollte ebenfalls Teil der Untersuchung sein!

Sie können die Untersuchung auch von einem speziellen Sportarzt durchführen lassen. Der gibt Ihnen nicht nur grünes Licht für Ihr Training, sondern auch konkrete Trainingsempfehlungen.

INTERESSANTES

Das testet ein Sportarzt

Neben den wichtigsten Blutwerten, dem Blutdruck, dem Gewicht und dem Körperfettanteil interessieren den Sportarzt vor allem die so genannten Laktatwerte. Das Laktat ist die Milchsäure, die entsteht, wenn man sich bewegt. Je intensiver die Belastung ist, desto mehr. Und sie variiert je nach Fitnesszustand. Der Milchsäuregehalt im Blut gibt also Auskunft über Ihre persönlichen Belastungsgrenzen.

Der Sportarzt kann so erkennen, wie es um Ihre Kondition steht, und mithilfe dieser Werte genaue Trainingsempfehlungen geben. Er verbindet ein Belastungs-EKG, z.B. auf dem Fahrradergometer nicht selten mit einer Laktatmessung. Der Arzt entnimmt Ihnen dann bei jeder neuen Leistungsstufe etwas Blut und testet die Entwicklung der Milchsäure bei steigender Belastung, während das EKG Gerät mitschreibt. Lange waren Laktatmessungen den Profisportlern vorbehalten.

Jetzt lassen sich immer mehr Freizeitsportler testen, denn eine bessere Ausgangsbasis für einen guten Ausdauertrainingsplan – egal für welches Trainingsziel - gibt es kaum.

Ausdauertraining – gut für Kondition, Kreislauf und Fettverbrennung

Ausdauertraining ist nicht alles. Aber es ist die Basis. Wichtig für Herz und Gehirn. Unerlässlich für die Fettverbrennung und den Stoffwechsel.

Der Steinzeitmensch machte eine ganze Menge Ausdauertraining. Er wanderte und lief kilometerweit, um Nahrung für sich und seine Familie zu besorgen. Machen Sie es ihm nach! Sie müssen nicht laufen, es genügt zu walken. Oder Fahrrad zu fahren. Oder zu schwimmen.

• Kurbeln Sie Ihre Fettverbrennung an

Fett verbrennt im Muskel, sonst nirgends. Ausdauertraining kurbelt die Fettverbrennung an. Allerdings nur dann, wenn Sie mit genügend Sauerstoff im Blut trainieren. Je intensiver die Belastung ist, also je schneller Sie laufen, Rad fahren oder schwimmen, desto knapper wird die Luft. Je weniger Sauerstoff im Blut ist, desto weniger Fett wird prozentual verbrannt.

Denn im so genannten Sauerstoffdefizit verbrennt der Körper vor allem Zucker. Als Nebenprodukt wird dann auch noch die Milchsäure (Laktat) gebildet, die wiederum der Fettverbrennung im Weg steht.

Sie können also durch Ausdauertraining prima Fett verbrennen, sollten aber darauf achten, nicht zu intensiv zu trainieren. Im Praxisteil finden Sie viele Tipps, wie das einfach und problemlos funktioniert.

„In der einen Hälfte des Lebens opfern wir unsere Gesundheit, um Geld zu erwerben. In der anderen opfern wir Geld, um die Gesundheit wieder zu erlangen."

Voltaire

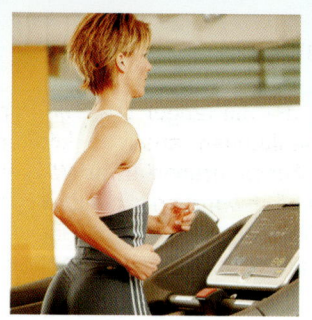

INTERESSANTES

Schnelleres Laufen verbrennt absolut mehr Fett

Auch wenn bei geringerer Laufgeschwindigkeit prozentual mehr Fett und weniger Zucker verbrannt wird, kann es sein, dass bei höherer Geschwindigkeit absolut mehr Fett verbrannt wird. Denn in diesem Fall ist der Gesamt-Energieverbrauch erhöht. Man verbraucht also insgesamt mehr Fett und mehr Zucker. Nur das Verhältnis zwischen Fett- und Zuckerverbrennung ändert sich.

Ein Bsp.: Sie laufen 60 Minuten mit langsamer Geschwindigkeit im optimalen Fettverbrennungsbereich. Sie verbrennen dabei ca. 350 kcal. Davon 140 kcal Zucker und 210 kcal Fett. Das entspricht einem Verhältnis von 40%:60%. Nehmen wir an, Sie laufen schneller und befinden sich dadurch nicht mehr im optimalen Fettverbrennungsbereich. Aufgrund der höheren Geschwindigkeit verbrennen Sie nun insgesamt 750 kcal, davon nun 60% Zucker und nur noch 40% Fett. Absolut gesehen haben Sie jedoch nun 300 kcal Fett verbrannt! Wird die Geschwindigkeit jedoch zu hoch, verbrennen Sie ausschließlich Zucker und so gut wie kein Fett mehr.

Fazit: Wer schneller laufen kann, also fitter ist, verbrennt absolut immer mehr Fett als ein eher Untrainierter. Wichtig ist es daher, auch die Leistungsfähigkeit konsequent zu steigern und zu verbessern. Die Basis dafür bildet jedoch immer das zur Verbesserung des Fettstoffwechsels notwendige Grundlagentraining.

• Stärken Sie Ihr Herz

Ihr Herz muss täglich tausende Liter Blut durch Ihren Körper pumpen. Eine enorme Leistung für ein Organ, das 80, 90 oder mehr Jahre problemlos funktionieren muss!

Stellen Sie sich einen Motor mit dieser Lebensdauer vor! Ein Motor würde nur bei ausgezeichneter Wartung so lange durchhalten.

Kümmern Sie sich um Ihr Herz genauso viel wie um Ihr Auto? Sorgen Sie vor und stärken Sie rechtzeitig Ihr Herz. Am besten funktioniert das mit gemäßigtem Ausdauertraining. Dann sinkt z.B. Ihr Ruhepuls. Ihr Herz muss nur noch 60mal pro Minute pumpen, anstatt 80mal und mehr.

Es muss also weniger leisten und hält somit länger durch! Gleichzeitig sinkt Ihr Blutdruck. Das hält Ihre Blutgefäße jung. Die versorgen Ihr Herz tagtäglich mit Blut. Wenn sie verkalkt, verstopft oder besser gesagt: verfettet sind, drohen Herzkreislauferkrankungen.

Sorgen Sie daher für saubere Blutgefäße. Ausdauertraining erhöht auch den HDL-Cholesterinwert im Blut und HDL putzt die Gefäße frei von schädlichen Ablagerungen. Keine Chance für Herzinfarkt und Schlaganfall!

• Beugen Sie Insulinresistenz vor
Mehr Ausdauertraining bedeutet weniger dick machendes Insulin. Denn Bewegung kann verhindern, dass die Zellen resistent gegen Insulin werden. Und selbst wenn schon eine Insulinresistenz vorliegt, kann diese durch Ausdauertraining positiv beeinflusst werden. Die Körperzellen können dann den Zucker und das Insulin wieder besser verarbeiten, was sich positiv auf den Blutzucker- und somit auch auf den Insulinspiegel auswirkt. Das ist gerade zum Abnehmen wichtig, denn Insulin fördert nicht nur die Fettspeicherung, sondern hemmt auch die Fettverbrennung.

Gute Ausdauersportarten

Alle Sportarten, die Sie länger ohne größere Belastungsschwankungen ausüben können, eignen sich als Ausdauersportarten. Walken, Rad fahren oder Schwimmen sind ideal. Im Winter prima: Skilanglauf am besten im flachen Gelände. Sportarten mit Belastungsspitzen, also Tennis, Squash oder sonstige Ballsportarten sind nicht geeignet. Auch Golf oder Spazierengehen ist nicht optimal. Bei diesen Sportarten strengen Sie sich schlichtweg zu wenig an, um in die Fettverbrennungszone zu kommen.

• Laufen ist nicht immer zu empfehlen
Laufen galt jahrelang als der Ausdauersport schlechthin. Laufen hat tatsächlich jede Menge Vorteile. Es ist sehr effektiv, kostet wenig und man kann es immer und überall betreiben. Doch nicht für jeden ist Laufen die richtige Sportart. Gerade wer übergewichtig ist oder mit schwachen Gelenken zu kämpfen hat, sollte seine Sportkarriere nicht gerade mit Laufen beginnen. Richtiges Laufen erfordert schon ein recht gutes Körpergefühl und etwas Koordination. Beides werden Sie bald erreicht haben. Fangen Sie jedoch lieber mit Walken, also schnellem Gehen, an.

WISSENSWERTES

Von Ausdauertraining spricht man immer dann, wenn...

› **zumindest 1/6 der Körpermuskulatur beansprucht wird:** In der Praxis sollte daher immer zumindest die Bein- und Gesäßmuskulatur trainiert werden.

› **es sich um eine zyklische Bewegung handelt:** Die Bewegung muss länger als 10 Minuten durchgeführt werden.

› **Herzatmung und Kreislauf mind. 50% ihrer Leistungsfähigkeit aufbringen müssen:** Eine gewisse Anstrengung sollte zu spüren sein. Zum Vergleich: Beim Spazierengehen (ca. 4 km/h) liegt die prozentuale Leistungsfähigkeit bei 30%.

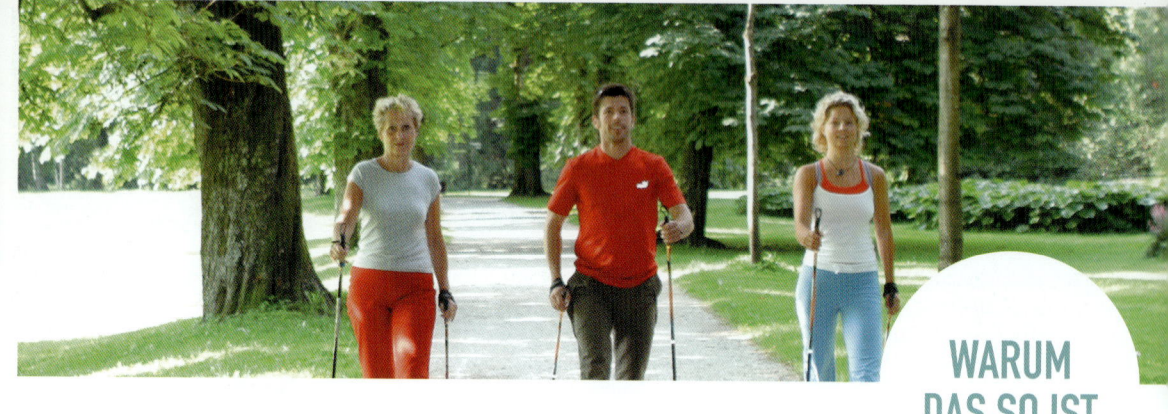

Für Einsteiger optimal: Nordic Walking

Der Siegeszug dieser Sportart ist nicht mehr aufzuhalten. Immer öfter trifft man auf die flotten Geher mit Stöcken. Die Beliebtheit dieses Sports hat seinen guten Grund. Kaum ein Ausdauertraining ist für Fitness-Einsteiger und auch Fortgeschrittene so gut geeignet wie Nordic Walking.

• Vorteil 1:
Sie trainieren ganzheitlich.
Durch den aktiven Stockeinsatz wird auch der Oberkörper optimal miteinbezogen. Es werden also wesentlich mehr Muskeln trainiert als beim Laufen, ja man aktiviert sogar bis zu 90% der gesamten menschlichen Muskulatur.

• Vorteil 2:
Sie schonen die Gelenke.
Das „sanfte Laufen" schont die Gelenke, die gerade bei Übergewichtigen hohen Belastungen ausgesetzt sind. Dafür sorgt nicht nur die langsame Geschwindigkeit, sondern auch der Stockeinsatz.

• Vorteil 3:
Sie können es fast überall tun.
Egal, in welchem Gelände Sie sich befinden, mithilfe der Stöcke können Sie auch unwegsame Stellen leicht überwinden. Durch spezielle Gummifüßchen, so genannte Pads, können Sie auch auf Asphalt die Stöcke gut einsetzen.

• Vorteil 4:
Sie können Intensitäten leicht verändern.
Je nachdem, ob Sie intensiver oder lockerer walken wollen, wählen Sie flaches oder etwas steileres Gelände. Und je aktiver Sie die Stöcke einsetzen, desto anstrengender wird es.

INTERESSANTES

Stockeinsatz verbessert Effektivität um 20%
Sportwissenschaftliche Untersuchungen belegen, dass Nordic Walking im Vergleich zum Walking ohne Stöcke zu einem 20% höheren Kalorienverbrauch führt. Auch die Sauerstoffaufnahme ist um bis zu 20% verbessert. Dadurch kann bei geringerem Tempo die gleiche Effektivität erzielt werden. Die Gelenksbelastung wird um 20% reduziert, wodurch sich Nordic Walking gerade für Menschen mit Gelenks- und Rückenproblemen besonders gut geeignet ist.

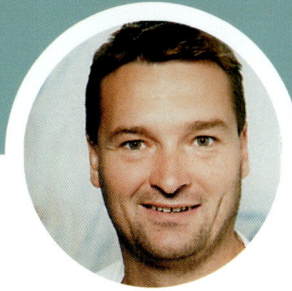
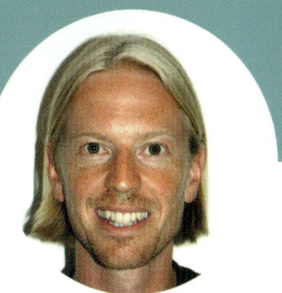

INTERVIEW

mit Mag. Franz Ganser und Dr. Sebastian Hörl
Gründer von „nordicsports"
Seit 1999 Österreichs führende Nordic-Walking-Experten

In Österreich gibt es inzwischen fast 500 000 aktive Nordic Walker. Wie erklären Sie sich diese positive Entwicklung?

Hörl: In der Tat hat keine andere Sportart ein solch großes Wachstum erzielt. Die neue Bewegungsform passt einfach genau in die heutige Zeit. Ein sanftes, jedoch effektives und zudem gelenkschonendes Ganzkörpertraining, das leicht zu erlernen und 365 Tage im Jahr in der freien Natur durchführbar ist. Und zwar für alle Zielgruppen. Sowohl für Anfänger als auch für aktive Sportler oder sogar Leistungssportler ist Nordic Walking ideal.

Wie ist Nordic Walking überhaupt nach Österreich gekommen?

Ganser: Der Trendsport wurde abgeleitet vom Skigang aus dem Langlaufsportbereich und 1998 in Finnland als eigene Bewegungsform „Nordic Walking" neu definiert. Die Konzeption und wissenschaftliche Aufbereitung erfolgte über unser unabhängiges Institut „nordicsports" (www.nordicsports.at), das im Auftrag der Verbände diese Aufarbeit und Entwicklungsarbeit leistete. Man erkannte dann schnell, dass die Sportart auch für den Breitensport bestens geeignet ist. Das „nordicsports"-Team bildete bereits in Österreich, Deutschland, Italien und Schweiz über 2000 Trainer aus. Inzwischen ist Österreich das weltweit erfolgreichste „Nordic Walking Land".

Welche Expertentipps können Sie geben?

Hörl: Nur die richtige Technik bringt die gewünschten Effekte. Am besten man wendet sich am Anfang an einen qualifizierten Trainer. Von außen sieht Nordic Walking nämlich oft leichter aus, als es ist. Einschulungen bieten spezielle Institutionen oder auch gute Fitnesszentren an. Wichtig ist auch die richtige Stockwahl. Gerade für Einsteiger dürfen die Stöcke nicht zu lang sein. Auch hier kann ein Trainer optimal beraten.

Wie wird es mit Nordic Walking weitergehen?

Ganser: Nordic Walking ist mehr als ein Trend und wird langfristig seine Anhänger finden. Daneben werden weitere nordische Bewegungsformen, wie Nordic Blading, Nordic Fitness Skiing oder Snowshoeing, immer beliebter.

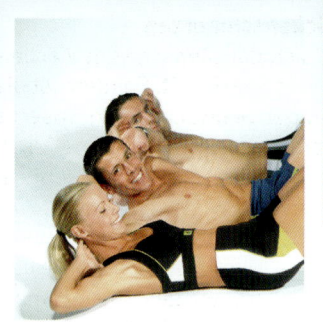

 Krafttraining – wirksamer Schutz gegen den Jo-Jo-Effekt

In Zeiten von Nahrungsknappheit versteht es unser Körper ausgezeichnet sich den neuen Gegebenheiten anzupassen. Er senkt den Grundumsatz herunter und kommt mit weniger Essen aus. Nicht gerade das Ziel, wenn man abnehmen und trotzdem schlemmen will. **Erhöhen Sie stattdessen Ihren Grundumsatz und beugen Sie dem Jo-Jo-Effekt vor!** Der Grundumsatz hängt neben gewissen unveränderlichen Gegebenheiten, wie z.B. der Körpergröße, von der Körperzusammensetzung ab. Genau genommen vom Verhältnis zwischen Körperfett- und Muskelmasse. Je größer die Muskelmasse, desto höher der Grundumsatz und desto mehr können Sie essen. Wenn Sie langfristig schlank bleiben wollen, müssen Sie Ihre Muskelmasse erhöhen – zu Lasten der Fettmasse.

TIPP **Analysieren Sie Ihren Körperfettanteil:**

Neben dem Gewicht ist der prozentuale Körperfettanteil der wichtigste Wert zur Beurteilung Ihrer Figur. Sie können ihn ganz einfach mithilfe von speziellen Fettwaagen, sog. Impedanz-Waagen, messen. Der Absolutwert ist zwar selten ganz exakt, da die Messung von verschiedenen Faktoren, wie z.B. der Tageszeit, abhängt. Entwicklungen lassen sich jedoch sehr gut ablesen. Messen Sie am besten stets zur gleichen Tageszeit und unter denselben Bedingungen, z.B. morgens gleich nach dem Aufstehen. Eine genauere Messung können Sie per Infrarot in guten Fitnessstudios oder beim Sportarzt durchführen lassen.

Alter	Frauen				Männer			
	Sehr gut	Gut	Mittel	Schlecht	Sehr gut	Gut	Mittel	Schlecht
20–24	18,2	22,1	25	29,6	10,8	14,9	19	23,3
25–29	18,9	22	25,4	29,8	12,8	16,5	20,3	24,3
30–34	19,7	22,7	26,4	30,5	14,5	18	21,5	25,2
35–39	21	24	27,7	31,5	16,1	19,3	22,6	26,1
40–44	22,6	25,6	29,3	32,8	17,5	20,5	23,6	26,9
45–49	24,3	27,3	30,9	34,1	18,8	21,5	24,9	27,6
50–54	26,6	29,7	33,1	6,2	19,8	22,7	25,6	28,7
55–59	27,4	30,7	34	37,3	20,2	23,2	26,2	29,3
60+	27,6	31	34,4	38	20,3	23,5	26,7	29,8

• Erhöhen Sie Ihre Muskelmasse!

Die Muskelzelle ist eine Faser, die bis zu 20 cm lang sein kann. Jeder Muskel ist aus vielen solcher Muskelfasern aufgebaut. Deren Anzahl ist übrigens genetisch vorgegeben. Es können keine neuen Muskelfasern gebildet werden. Wachsen können sie allerdings schon, und zwar in die Breite.

Muskelfasern wachsen immer dann, wenn der Muskel durch bestimmte Bewegungen gereizt wird. Allerdings muss dieser Reiz eine gewisse Intensität haben. Also einmal den Arm heben und schon mehr Muckis haben, funktioniert nicht. Sie müssen vielmehr dem Muskel mehr zumuten, als er gewohnt ist. Sie müssen ihn fordern – um ihn zu kräftigen.

Wenn Sie Ihre Muskelmasse erhöhen wollen, müssen Sie Ihre Kraft trainieren. Dann wird die Muskelfaser dicker. Und Sie werden schlanker.

• Nie wieder Rückenschmerzen

Irgendwann hat sich der Mensch vom Vierbeiner zum Zweibeiner entwickelt. Seitdem ist die Wirbelsäule eine der Schwachstellen unseres Bewegungsapparats geworden. Wer viel sitzt, kennt das Kreuz mit dem Kreuz zur Genüge. **Rückenschmerzen sind aber nicht das Resultat eines schwachen Knochengerüst, sondern einer zu schwachen Muskulatur.** Denn die hält und stabilisiert die Wirbelsäule und ermöglich überhaupt deren Bewegung. Wer regelmäßig trainiert, kräftigt das gesamte System, entlastet und stabilisiert. Verspannungen verschwinden. Beteiligt sind dabei nicht nur die Rücken-, Schulter- und Nackenmuskeln, sondern auch die Bauch- und Gesäßmuskeln. Positiver Nebeneffekt: Ihre Haltung verbessert sich enorm. Das streckt optisch und hat obendrein positive Effekte auf die Atmung und somit das gesamte Stoffwechselgeschehen.

„OH JE, KRAFTTRAINING!" – DIE BELIEBTESTEN AUSREDEN

→ „Bloß keine Muckis!"

Viele Frauen trauen sich nicht mit dem Krafttraining anzufangen, aus Angst vor zu viel Muskeln. Diese Ausrede gilt nicht. Viele Untersuchungen und Erfahrungen haben gezeigt, dass Frauen bei richtigem Training eher an Gewicht verlieren, anstatt an Umfang zuzulegen. Solange man nicht intensives Bodybuilding betreibt, braucht man sich keine Gedanken über zu viele Muckis zu machen. Vielmehr strafft Krafttraining die entsprechenden Körperteile ideal. Bei Männern ist es im Übrigen genau umgekehrt: Sie nehmen genau dort an Umfang zu, wo sie den Muskel intensiv trainieren.

→ „Krafttraining macht doch keinen Spaß!"

Bei diesem Teil des Trainings geht es ganz allein um Ihren Körper und Ihre Gesundheit. Auch wenn es hart klingt: Der Spaß steht nicht unbedingt im Vordergrund. Was allerdings jede Menge Spaß macht, ist sich im Spiegel zu beobachten, wie man straffer, schlanker und schöner wird. Und immer, wenn Ihr Trainer Sie lobt und Sie selbst spüren, wie Sie immer kräftiger werden, ist das Balsam für Ihr Selbstbewusstsein.

→ „Aber da bekomme ich doch Muskelkater!"

Muskelkater ist nicht - wie lange vermutet - auf zuviel Milchsäure zurückzuführen, sondern resultiert aus kleinsten Verletzungen des Muskels. Das ist nicht weiter schlimm, denn der Muskel kann sich schnell wieder regenerieren. Die kleinen Verletzungen passieren z.B. bei ungewohnten, intensiveren Belastungen oder wenn man sich nicht ausreichend aufwärmt. Bei einem richtigen Krafttraining sollte Muskelkater gar nicht auftreten. Massagen oder warme Bäder können die Schmerzen lindern. Auch sehr leichtes Training empfinden viele als angenehm.

Optimales Krafttraining

Im Gegensatz zum Ausdauertraining ist es nicht ganz so einfach ein effektives Krafttraining durchzuführen. Zum einen erfordert die Erstellung eines Trainingsplans ein gewisses Know-How, zum anderen benötigen Sie in der Regel einige Geräte, um Ihren Körper ganzheitlich zu trainieren. Zusätzlich soll das Training auch abwechslungsreich und nicht zuletzt auf Sie abgestimmt sein.

**• Besonders effektiv:
Krafttraining im Fitnessstudio**
Am effektivsten trainieren Sie sicherlich im Fitnessstudio. Denn hier haben Sie eine Menge Auswahl an Geräten und Kursen. Sie können an speziellen Kraftgeräten oder mit freien Gewichten ein Workout durchführen, je nachdem was Ihnen mehr liegt. Ganz wichtig ist die Betreuung durch einen Trainer. Denn erst dadurch können Sie sichergehen, dass Ihr Training auch auf Ihre Ziele und Ihre körperliche Verfassung abgestimmt ist. Und je zielgerichteter Sie trainieren, desto weniger Zeit benötigen Sie insgesamt für Ihr Training.

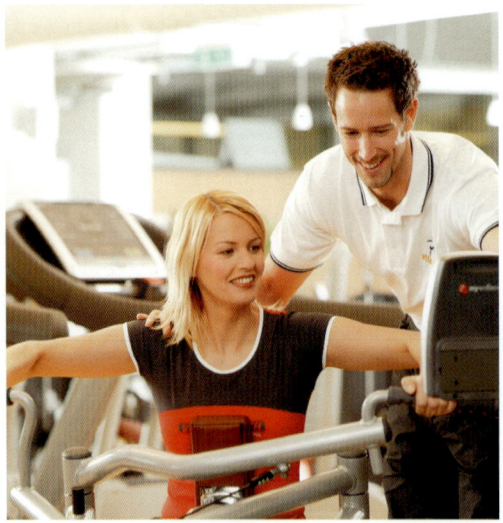

• Immer abwechslungsreich: Gruppenkurse
Es gibt ergänzend dazu viele Gruppenkurse, die besonders gut für ein abwechslungsreiches Krafttraining geeignet sind. Ganz vorne mit dabei: Langhanteltraining in der Gruppe. Die so genannten „Hot Iron"- oder „Pump"-Stunden werden immer beliebter. Musik und die Motivation durch den Trainer tragen außerdem zum Spaßfaktor bei. Etwas ruhiger geht es bei der Wirbelsäulengymnastik zu. Sehr trendy und höchst effektiv ist Pilates. Dieses oft recht anstrengende Training legt besonderen Wert auf die Atmung und die Kräftigung der Beckenbodenmuskulatur. Der Fokus liegt auf dem Finden der eigenen Körpermitte und auf der Stärkung der Wahrnehmungsfähigkeit.

• Schnell umsetzbar: Training daheim
Selbstverständlich können Sie auch zu Hause ein sinnvolles Krafttraining durchführen. Mit etwas Platz und einer Trainingsmatte gelingen schon jede Menge Übungen. Am besten eignen sich dabei immer noch alte „Klassiker", wie Liegestützen, Kniebeugen, Sit-ups oder Klimmzüge. Wenn Sie sich noch ein Paar Hanteln zulegen, ist ein relativ ganzheitliches Training möglich. Informieren Sie sich über die korrekte Übungsausführung und versuchen Sie später selbständig Übungen zu variieren. Denn wer immer die gleichen fünf Übungen durchführt, ist schnell gelangweilt. Achten Sie darauf den gesamten Körper zu bearbeiten und trainieren Sie nicht zu einseitig, indem Sie etwa nur Bauchmuskelübungen machen. **Wenn Sie gesundheitliche Beschwerden mit Ihrem Bewegungsapparat haben, dann rate ich Ihnen von einem selbständigen Training ohne fachkundige Anleitung ab.** Lassen Sie sich in diesem Fall zumindest bei der Zusammenstellung der Übungen von einem Experten oder Arzt beraten.

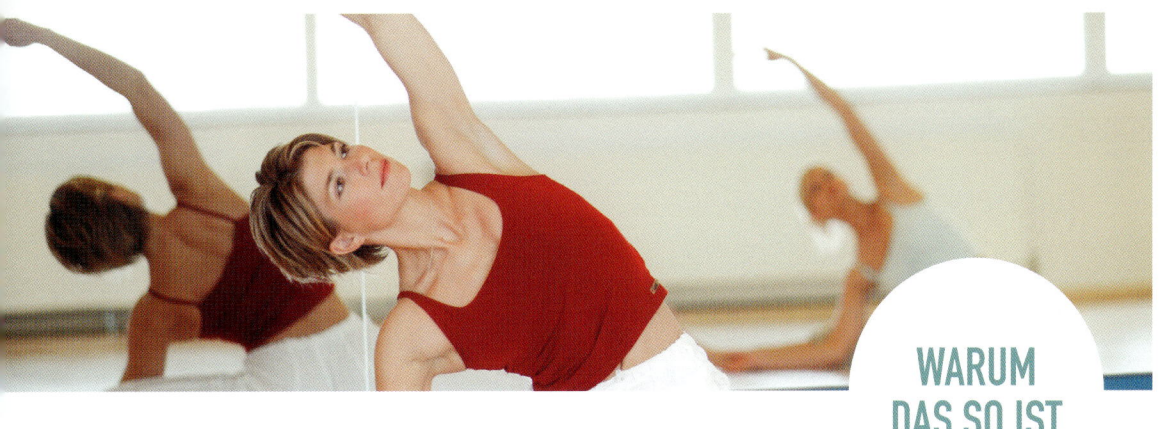

 ## Ganz wichtig: ein guter Trainingsplan

Das Standardtraining für jedermann gibt es nicht. Jeder verfolgt andere Ziele, hat andere körperliche Voraussetzungen und einen anderen Fitnesszustand. Ihr Training muss daher speziell auf Sie abgestimmt sein. **Sie brauchen einen ganz persönlichen Trainingsplan.** Dann können Sie sicher sein auch wirklich effektiv zu trainieren und Ihrem Ziel zügig näher zu kommen. So ein Trainingsplan sollte abwechslungsreich sein und gleichermaßen Ausdauer, Kraft und Koordination trainieren. Außerdem sollte er sowohl Anspannungs- als auch Entspannungsphasen beinhalten. Und er sollte den Körper ganzheitlich betrachten, sodass es nicht zu einseitigen Belastungen kommt.

Die Erstellung eines solchen individuellen Trainingsplans erfordert Know-How und Erfahrung. Selbst langjährige Freizeitsportler sind damit oft überfordert und nutzen den Rat von Experten.

• Am besten:
sich vom Experten beraten lassen
Suchen Sie sich Fachleute, die Sie bei der Zusammenstellung Ihres individuellen Trainingsplans optimal beraten. Das kann zum einen ein Personal Trainer sein. Er sollte über eine fundierte Ausbildung und Erfahrung in der Arbeit mit Menschen verfügen.

Oder Sie wenden sich an ein Fitnessstudio. In guten Studios arbeiten ausschließlich hochqualifizierte Trainer, die über jede Menge Erfahrung verfügen. Sie erstellen Ihnen einen zielgerichteten Trainingsplan, verfolgen Ihr Training und passen von Zeit zu Zeit den Trainingsplan an. Das ist ganz wichtig, denn wie Sie inzwischen vom Jo-Jo-Effekt her wissen, hat unser Körper die Fähigkeit sich neuen Gegebenheiten anzupassen. Mit dem besten Trainingsplan werden Sie daher irgendwann „anstehen", wenn Sie niemals Änderungen daran vornehmen.

• Den Trainingsplan immer
wieder anpassen
Anfangs bedeutet jedes Training eine Reizung des Muskels. Die Folge: Der Muskel wächst und wird stärker. Je länger Sie ihn auf dieselbe Art und Weise reizen, desto mehr gewöhnt er sich an die Belastung. Irgendwann reagiert er nicht mehr mit Wachstum, sondern mit Stagnation. Spätestens dann ist es an der Zeit mit neuen Übungen Ihren Trainingsplan zu ergänzen oder neue Belastungsintensitäten zu wählen. Natürlich wieder Ihrem Ziel entsprechend.

Prinzipien der Trainingsplanerstellung

› Die biologische Anpassung des Körpers
Unser Körper regiert bei Belastungen, aber auch bei Entbehrungen (Jo-Jo-Effekt!) mit biologischen Anpassungsvorgängen. Je besser der Trainingszustand ist, desto kleiner sind die Leistungsverbesserungen, die erzielt werden können.

› Das ideale Verhältnis von Belastung und Erholung
Keine Anspannung ohne Entspannung. Die Regenerationsphase spielt eine entscheidende Rolle für den Trainingserfolg. Regeneriert wird sowohl innerhalb eines Trainings (z.B. beim Krafttraining zwischen den einzelnen „Sätzen"), als auch zwischen den Trainingseinheiten.

› Die kontinuierliche Belastungssteigerung
Der Belastungsumfang und die Belastungsintensität sollten kontinuierlich und Schritt für Schritt gesteigert werden. Somit ist eine Leistungsverbesserung möglich, ohne dass es zu Überbelastungen kommt.

› Das Prinzip der Belastungsvariation
Bei regelmäßigem Training sollte der Muskel spätestens alle drei Monate neu „irritiert" werden, entweder durch mehr Trainingseinheiten, andere Übungen oder durch einen Wechsel von intensiven und weniger intensiven Einheiten.

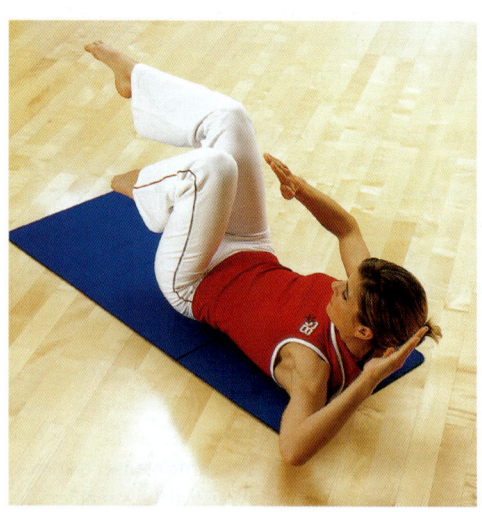

› Die Regelmäßigkeit des Trainings
Bei Trainingsunterbrechungen oder längeren Pausen stagniert die Leistung oder wird schlechter. Ein gesundheitsförderndes Training hat also regelmäßig, am besten das ganze Leben lang, zu erfolgen.

› Prinzip der Individualisierung
Ein sinnvolles Training richtet sich nach individuellen Trainingszielen, persönlichen Belastungsgrenzen, dem Alter oder dem Geschlecht. Auch genetische Voraussetzungen, Erkrankungen oder zurückliegende Verletzungen müssen beachtet werden.

Nach W.-U. Boeckh-Behrens / W. Buskies

• **Intensivbetreuung durch einen Personal Coach**

Immer mehr Leute setzen auf die Vorteile eines Personal Trainings. Hier arbeitet ein Trainer über einen längeren Zeitraum nur mit Ihnen. Entweder im Fitnesscenter oder bei Ihnen zu Hause. Er erstellt Ihren Trainingsplan, kontrolliert Ihr Training und passt es in regelmäßigen Abständen an.

In der Regel wird er sogar jedes Mal ein etwas anderes Training mit Ihnen durchführen, um das Ganze abwechslungsreich zu gestalten. **Ein guter Personal Trainer versteht sich darüber hinaus als Ihr persönlicher Coach.** Er hilft Ihnen Ihre Ziele zu erarbeiten, motiviert Sie beim Training und hat stets ein wachsames Auge auf Ihre aktuelle Verfassung und Ihren

Trainingszustand. Er wird in jeder Stunde sehr individuell auf Sie und Ihre Wünsche eingehen. Und er wird vielleicht auch manchmal etwas streng mit Ihnen sein, um Sie anzuspornen. Damit Sie auch wirklich am Ball bleiben.

Es gibt kaum eine bessere Möglichkeit so individuell und zielgerichtet zu trainieren. Allerdings ist die Sache nicht ganz billig, denn jede Stunde muss extra bezahlt werden.

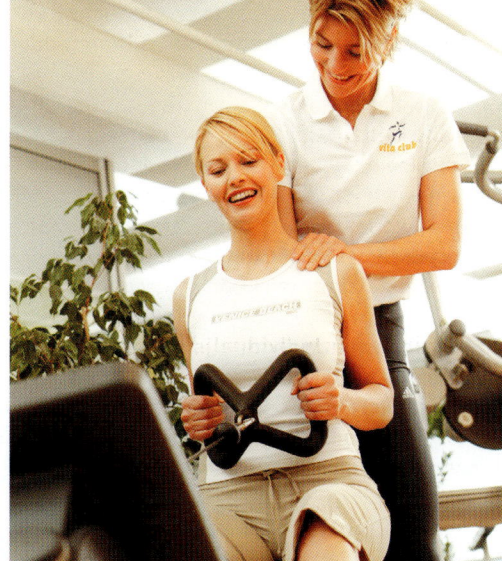

TIPP
Teilen Sie sich einen Trainer!

Sie müssen sich nicht wöchentlich einen Personal Trainer leisten. Oft ist es schon sehr hilfreich sich einmal im Monat von einem Coach beraten zu lassen, z.B. wenn Sie Ihren Trainingsplan anpassen wollen. Oder Sie teilen sich einen Personal Trainer mit einem Freund oder Trainingspartner!

LET'S DO IT
– Tipps für die praktische Umsetzung

 Täglich bewegen!
So werden Sie zum Bewegungsmenschen

Der Alltag bietet jede Menge Möglichkeiten um so ganz nebenbei aktiv zu werden. „Täglich bewegen" heißt das Motto – am besten 30 - 60 Minuten pro Tag. Klingt viel, ist aber ganz leicht zu schaffen, wenn Sie Ihren Tagesablauf bewusster gestalten. Stellen Sie sich dafür immer wieder als aktiven Menschen vor. Wie Sie mit Elan die Treppe hinauflaufen oder lachend zum abfahrenden Bus spurten. Sie werden sehen, dass Sie von Tag zu Tag vitaler werden und sich zunehmend besser fühlen werden. **Hier ein paar „Bewegungsideen", die sich immer leicht einbauen lassen.** Ich bin mir jedoch sicher, dass Ihnen noch viele weitere Gelegenheiten einfallen, bei denen Sie in Bewegung kommen können.

• Spazieren gehen
Gehen Sie zügig und atmen Sie bewusst ein und aus. Vielleicht finden sich in der Nachbarschaft Hunde oder Babies, die dringend an die frische Luft müssen.

• Etwas weiter weg parken
Sicherlich, der Parkplatz direkt vor der Tür hat schon seinen Reiz. Doch wenn das Wetter trocken ist und Sie nicht allzu spät dran sind, lohnt es sich durchaus ein paar Meter weiter weg zu parken und vor dem nächsten Termin noch etwas Sauerstoff zu tanken. Selbst wenn Sie etwas mehr zu tragen haben, sollten Sie Ihrem Schweinehund einen kleinen Tritt verpassen und losmarschieren.

• Öfter mal mit dem Rad fahren
Schwingen Sie sich einfach einmal auf Ihr Rad und fahren Sie los. Einfach so. Ohne Ziel. Nur so zum Genießen. Entdecken Sie Ihre Stadt vom Fahrrad aus. Gerade die, die sonst jeden Weg mit dem Auto unternehmen, staunen oft über so manch nettes Gässchen.

• Im Haushalt und Garten zupacken
Egal, ob Sie Staub saugen, Unkraut jäten oder einen Schrank ausmisten - werden Sie aktiv und packen Sie die Dinge schwungvoll an. Achten Sie dabei auf Ihre Körperhaltung, vor allem wenn Sie schwere Gegenstände heben müssen. Gehen Sie dazu am besten in die Knie und halten Sie den Rücken möglichst gerade.

• Mit Kindern spielen

Die meisten Kinder lieben es, wenn man mit ihnen herumtollt. Ja, vielen kann es nicht wild genug zugehen. Machen Sie mit. Wer viel körperbetonten Kontakt zu seinen Kids hat, fördert nicht nur ihre Entwicklung, sondern sorgt auch für eine bessere Fitness der Kleinen. (Immerhin können heutzutage viele Kinder nicht einmal einen Purzelbaum machen.) Mit den etwas größeren kann man Ball und Fangen spielen oder sogar Laufwettbewerbe veranstalten.

• Nehmen Sie die Treppe

Ein wirklich alter Hut, ich weiß. Doch umsetzen tun es die wenigsten. Gehen Sie in einem Gebäude zielstrebig auf die Treppe zu und machen Sie um den Lift einen Bogen. Möglichst schnell, damit Ihr Schweinehund keine Zeit hat nachzudenken. Nehmen Sie ab und zu zwei Stufen auf einmal und variieren Sie somit den Rhythmus.

• Stehen Sie öfter einmal auf

Stehen Sie immer wieder einmal von Ihrem Schreibtisch auf.
Telefonieren Sie im Stehen oder besser noch: gehen Sie in Ihrem Büro auf und ab. Recken und strecken Sie sich. Am besten Sie öffnen dabei das Fenster und atmen einige Male tief durch.

INTERESSANTES

Hätten Sie's gewusst?

Wer jeden Tag zwei Stationen früher aus dem Bus steigt, den Rest zu Fuß geht und bei jeder Gelegenheit die Treppe statt den Lift nimmt, kommt auf ca. 1000 zusätzlich verbrauchte Kalorien in der Woche...

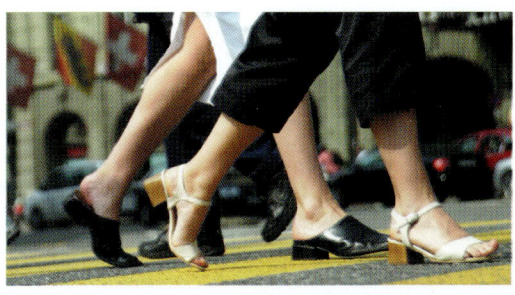

Die besten Übungen für den Alltag

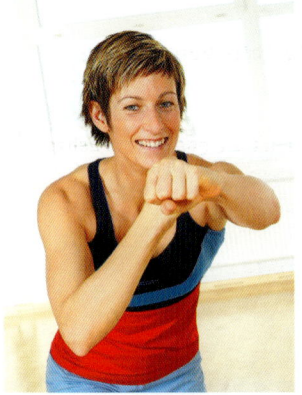

Im Büro:
Schattenboxen

Nehmen Sie eine Boxstellung ein und teilen Sie aus: Kinnhaken oder „lange Linke", je nach Lust und Laune. Vergessen Sie nicht mit Oberkörper und Kopf dem „Gegner" auszuweichen! Fangen Sie im Zeitlupentempo an und steigern Sie langsam die Geschwindigkeit. Damit lassen sich auch perfekt Aggressionen abbauen! Besonders viel Spaß macht's mit einem Spiegel: Einfach geschmeidig davor herumtänzeln und Ali würde blass vor Neid!

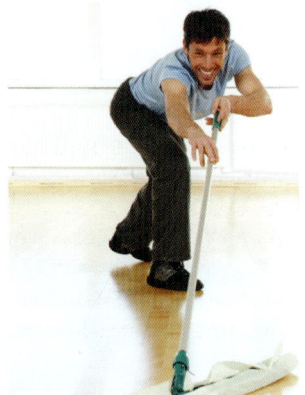

Bei der Hausarbeit:
alles mit Schwung

Nutzen Sie alltägliche Hausarbeiten, wie z.B. Boden wischen, für dynamische Bewegungen.

Strecken Sie sich ein wenig mehr als normal und gehen Sie die Sache mit Schwung an! Dazu noch fetzige Musik und los geht's!

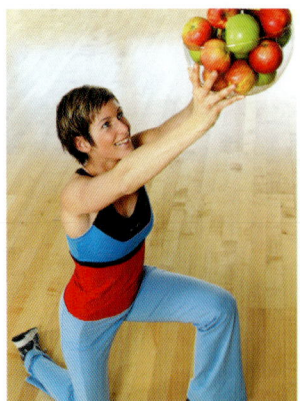

Beim Aufräumen:
eins nach dem anderen

Nehmen Sie beim Herumräumen ein Stück nach dem anderen in die Hand. Das ergibt schon jede Menge Kniebeugen! Wichtig: Nicht bücken, sondern mit geradem Rücken in die Knie gehen! Benutzen Sie schwerere Gegenstände auch mal als Hantel: 20mal auf Schulterhöhe heben und dann erst auf den Platz stellen.

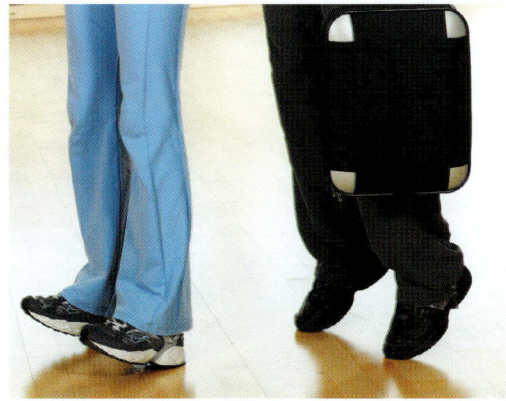

An der Bushaltestelle oder im Lift:
„Wadenpumpe"

Wechseln Sie langsam vom Zehen-
ballenstand in den Fersenstand, ohne
dabei die Balance zu verlieren.

Wem das zu langweilig ist: Mit
geschlossenen Augen oder mit
einbeiniger Belastung wird's recht
anspruchsvoll!

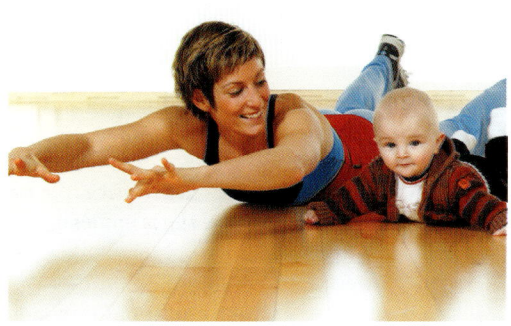

Mit dem Baby:
alles nachmachen

Legen Sie sich zu Ihrem Baby auf den
Boden und imitieren Sie seine Bewegungen. Ganz schön anstrengend, wenn
die Kleinen die Bewegung entdecken.

Bei den Größeren heißt es: einfach hinterher! Kinder sind Bewegung – lernen
Sie von ihnen!

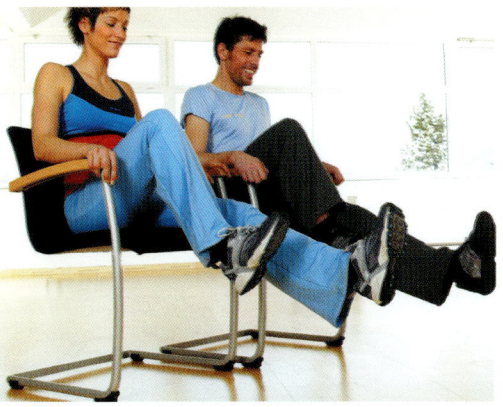

Im Flugzeug oder Zug:
Füße in die Luft

Lassen Sie die Füße kreisen und
strecken und beugen Sie abwechselnd
die Zehen.

Schreiben Sie mit dem linken Fuß das
ABC in die Luft und mit dem rechten
das Ganze spiegelverkehrt!

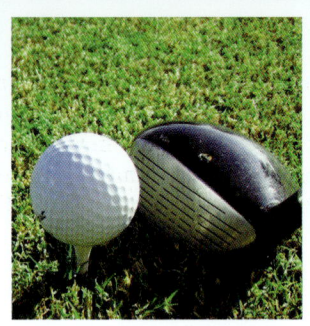

Finden Sie IHRE Sportart

Vielleicht gibt es schon jetzt einige Sportarten, die Ihnen besonders Spaß machen. Vielleicht haben Sie aber auch noch nicht DIE Sportart entdeckt. Vielleicht wollten Sie manche Dinge schon immer einmal ausprobieren, hatten aber nicht die Gelegenheit dazu. Jetzt ist die Zeit da! **Haben Sie keine Scheu davor eine Sportart neu zu erlernen.** Keiner ist als Meister vom Himmel gefallen. Sie werden sehen, es geht meistens sehr schnell, einen neuen Sport so gut zu erlernen, dass man „mit dabei sein kann". Meistens erklären sich Freunde und Bekannte gerne bereit, Ihnen ein paar Tipps und Tricks zu vermitteln, die den Einstieg erleichtern.

Sehr oft gibt es auch die Möglichkeit zu „schnuppern", sich eine neue Sache erst einmal anzusehen und eine Probestunde bei einem Lehrer zu besuchen. Nutzen Sie diese Möglichkeit!

• Sie haben keine sportlichen Freunde? Suchen Sie sich welche!

Wenn Ihre Freunde glauben, dass Yoga ein indisches Currygericht und Aerobic eine amerikanische Fernsehsendung ist, dann sollten Sie schnellstens Ihren Freundeskreis erweitern und einige aktive Zeitgenossen dazu nehmen. Im Fitnessclub oder in Sportverei-

nen finden sich immer wieder Gleichgesinnte. Gehen Sie offen auf die Menschen zu. Die meisten freuen sich, wenn ein neues Gesicht auftaucht. Manche suchen selbst nach einem Trainingspartner. Neue Freundschaften können entstehen...

• Beziehen Sie Ihre Familie mit ein

Bestimmt gibt es Dinge, die Sie ganz einfach mit Ihrer Familie gemeinsam tun können. Wandern, Radfahren oder Schwimmen zum Beispiel. An einem Abenteuer-Spaziergang durch den Wald oder einer Rodelpartie haben nicht nur Ihre Kinder jede Menge Spaß.

Denken Sie daran: Zeit ist heute ein knappes Gut. Das weiß auch Ihr innerer Schweinehund. **Versuchen Sie daher Ihr Familienleben mit Ihrem Ziel, ein aktiver Mensch zu werden unter einen Hut zu bekommen.** Das klappt in der Regel nur dann, wenn ein gewisser Teil des Freizeitprogramms beiden zugute kommt: Ihrer Gesundheit und Ihrer Familie.

> **TIPP** **Meine Empfehlung:**
> Machen Sie einmal pro Woche Sport einfach zum Spaß! Egal, ob Sie Radfahren, Tanzen oder Boxen. Hauptsache Fun!

• Denken Sie auch an Ihre Partnerschaft

Wie viele Ehen sind schon in die Brüche gegangen, weil einer von beiden mehr Zeit auf dem Golfplatz als im Ehebett verbracht hat? Ziehen Sie mit Ihrem Partner an einem Strang und finden Sie eine Sportart, die beiden Spaß macht. Egal, ob Sie zusammen Laufen gehen oder eine Skitour unternehmen, gemeinsam geht einfach alles leichter und macht obendrein viel mehr Spaß. Und wer weiß: Vielleicht wirken sich die neuen gemeinsamen Gewohnheiten auch auf Ihr Beziehungsleben positiv aus...

TEST

Welcher Sport passt zu mir?

› Nur mit Musik?
Sie brauchen Musik um abschalten zu können und sich zu motivieren? Dann sind Sie in Aerobic- oder Tanzstunden bestens aufgehoben. Aber auch Spinning wäre vielleicht etwas für Sie. Spinning ist nichts anderes als Indoor-Radfahren in der Gruppe unter Anleitung eines Trainers, mit viel Musik und Motivation.

› In der Natur?
Wer sich gerne an der frischen Luft bewegt, hat die freie Wahl: Wandern, Bergsteigen oder Radfahren. Freuen Sie sich, wenn Sie an einem Ort wohnen, wo dies leicht möglich ist und nutzen Sie das aus! Etwas elitärer: Golfspielen oder Reiten.

› Hauptsache Schwitzen?
Bei den meisten Kampfsportarten, wie z.B. Kickboxen, kommen Sie ordentlich ins Schwitzen. Aber auch bei Aerobic oder Spinning kann man sich so richtig auspowern. Wen es lieber nach draußen zieht: Mountainbike.

› Konzentration gehört dazu?
Wenn Sie nebenbei auch Ihren Geist aktivieren wollen, sind Sportarten wie Golf, Bogenschießen oder Klettern für Sie ideal. Aber auch Tanz oder Modern Dance erfordern die volle Konzentration – ideal um auf andere Gedanken zu kommen.

› Motivation Wettkampf?
Wer sich gerne mit anderen messen möchte und dadurch richtig motiviert wird, für den sind sämtliche Ballsportarten geeignet. Egal, ob Tennis, Squash, Fußball oder Handball – Hauptsache es macht Spaß. Achten Sie bei diesen Sportarten aber auf Ihre Gelenke!

› Entspannung als Ausgleich?
Manchmal sucht man einen eher sanften Ausgleich zum Alltag. Bei Yoga, Qi Gong, Tai Chi oder Pilates kann man seine Wahrnehmung stärken, seine Mitte finden und dabei so richtig abschalten.

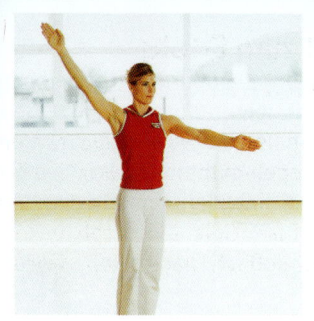

 ## Zweimal trainieren – effektiv und zielorientiert

Zweimal in der Woche sollten Sie zielgerichteter trainieren – und zwar am besten nach Plan.

Wenn Sie es nur einmal pro Woche regelmäßig schaffen, ist das auch in Ordnung. Vorausgesetzt Sie kommen im Alltag ausreichend in Bewegung. Lassen Sie jedoch keinesfalls mehr als eine Woche ohne Training verstreichen. Man kann es nicht oft genug erwähnen: Das Allerwichtigste ist die Regelmäßigkeit. Seien Sie darin konsequent! Sie werden sehen, dann möchten Sie das Training bald nicht mehr missen.

• Ready for Take-off? Sind Sie startklar?
Bevor Sie richtig loslegen, ist es entscheidend Ihren momentanen Fitnessstatus festzustellen. Je nachdem, wie alt Sie sind und wie Ihr Bewegungsverhalten in den letzten Jahren ausgesehen hat, kann es sinnvoll sein hierzu auch Ihren Hausarzt oder einen Sportarzt hinzuzuziehen.

TIPP **Ab wann zum Arzt?**
Holen Sie sich für Ihr Training grünes Licht vom Haus- oder Sportarzt, wenn:

✓ Sie älter als 40 Jahre sind und der letzte Gesundheits-Check mehr als zwei Jahre zurückliegt.
✓ in Ihrer Familie gehäuft Herzkreislauferkrankungen oder das „Syndrom X" (Übergewicht, Bluthochdruck, erhöhte Blutzucker- und Blutfettwerte) auftreten.
✓ Sie starkes Übergewicht haben (BMI über 35)
✓ Sie seit mehr als 24 Monaten keinen Sport mehr betrieben haben, v.a. wenn Sie noch nie regelmäßig Sport betrieben haben
✓ Sie auch bei subjektiv „leichten" Belastungen Schmerzen in den Gelenken und im Haltungsapparat oder Kreislaufprobleme verspüren.
✓ Sie regelmäßig Medikamente für Herzkreislauf oder Stoffwechsel nehmen.
✓ Sie schwanger sind.

Wenn Sie sich in einem Fitnessclub anmelden, gehört ein Fitness-Check am Anfang Ihres Trainings immer dazu. Mithilfe der Testdaten kann der Trainer einen sinnvollen und individuellen Trainingsplan erstellen.

WISSENSWERTES

Das passiert beim Fitness-Check im Studio
Der Trainer ermittelt Ihren BMI und Körperfettanteil und misst Ihren Blutdruck.

Um Ihre Kondition zu testen und Ihren optimalen Fettverbrennungspuls zu ermitteln, führt er einen Ausdauertest auf dem Fahrradergometer durch.

Dann prüft er Kraft und Beweglichkeit der einzelnen Muskelgruppen, man spricht dabei auch vom Muskelfunktionstest.
Darüber hinaus sollte sich der Trainer bei Ihnen über eventuelle Verletzungen, Operationen und Trainingserfahrungen erkundigen.

• Suchen Sie sich einen Trainingspartner
Ihr Schweinehund wird immer wieder einmal versuchen Sie vom Training abzubringen. Ein fester Trainingspartner kann eine tolle Stütze für ein regelmäßiges Training sein. Nicht selten ist gerade er es, der einen motiviert heute doch zum Workout zu kommen.

Selbstverständlich kann Ihr Trainingspartner auch Ihr Mann oder Ihre Frau sein. Manchmal kann es aber einfach auch ein loser Bekannter sein, dem Sie sich anschließen.

Ihr Schlüssel zum Erfolg – der Trainingsplan

Der Trainingsplan ist die Grundlage für ein gutes Training schlechthin. In ihn fließen wichtige Trainingsprinzipien, Ihre momentane Verfassung und Ihre Ziele ein. Profisportler trainieren ausschließlich nach Plan, warum nicht auch Sie?

Ihre Ziele sind vielleicht nicht dieselben, doch Sie investieren ebenso Zeit und Anstrengungen. Nutzen Sie diese Zeit so sinnvoll wie möglich, damit Sie den bestmöglichen Output bekommen.

• Wer erstellt einen Trainingsplan?
Jeder qualifizierte Trainer kann Ihnen einen guten Trainingsplan erstellen. Das muss nicht immer im Fitnesscenter geschehen. Es gibt eine Reihe von Personal- oder Wellnesstrainern, die freiberuflich arbeiten und Ihnen weiterhelfen können. Auch Physiotherapeuten und natürlich Sportwissenschaftler sind daraufhin spezialisiert. **Sie sollten allerdings darauf achten, dass die Person über eine anerkannte Ausbildung verfügt.**

Nur wenn Sie über viel Trainingserfahrung verfügen, sollten Sie sich den Trainingsplan selbst erstellen. Ziehen Sie dazu Bücher über Trainingslehren oder entsprechende Fachzeitschriften zu Rate.

• Bringen Sie Ihre Wünsche mit ein
Sie können selbst eine Menge dazu beitragen, dass Ihr Training auch Ihren Erwartungen entspricht.

Überlegen Sie sich schon vor dem ersten Treffen mit Ihrem Trainer, welche Trainingsziele Sie verfolgen, wie viel Zeit Sie sich für Ihr Training nehmen wollen und ob Sie lieber allein oder in einer Gruppe trainieren wollen.

• So könnte ein Trainingsplan aussehen:

Trainingsplan für Johanna, 52 Jahre

IST-Situation: BMI 30,2 ; Typ-II-Diabetikerin, seit 7 Wochen in einem Fitnessclub
Ziel: BMI unter 28 in vier Monaten, langfristig unter 27

MO	**Ausdauertraining** › 5 Min. Warm-Up; › 30-40 Min. Nordic Walking; › 10 Min. Cool-Down	**Bei Schlechtwetter:** Ausdauertraining im Studio (z.B. Laufband)
DO	**Kraftausdauertraining** › 10 Min. Warm-up & Bauchmuskeltraining; › 5-7 versch. Kraftgeräte im Studio (je 2-3 Sätze mit 20 Wdh., wenig Gewicht); › 20-30 Min. Crosstrainer, mittlere Intensität	**Alternativ:** Kurs „Bauch, Beine, Po" Danach: auch auf den Crosstrainer
SA	**Erlebnistag** Kleine Radtour mit Freunden	**Bei Schlechtwetter:** Lockeres Training am Fahrradergometer mit TV

Trainingsplan für Franz, 34 Jahre

IST-Situation: BMI 26,8 ; Schlechte Blutfettwerte, leichter Bluthochdruck, früher regelmäßig Sport, jetzt viel berufl. Stress; durch Freundin wieder zum Sport
Ziel: Später einmal Teilnahme an einem Halbmarathon, vielleicht auch Marathon! Franz hat sein Training mit einem sportmed. Check begonnen, worauf sein Coach ein optimales Trainingsprogramm erstellt hat:

MO	**Ausdauertraining mit kurzer Krafteinheit** › Dauerlauf, 50 Min.; › Bauchmuskeltraining	**Bei Schlechtwetter:** Auch nach draußen. Am besten mit der Laufgruppe.
MI	**Ausdauertraining** › Langer Dauerlauf, 70 Min, leichte bis mittlere Intensität	**Bei Schlechtwetter:** Laufband im Studio mit TV
DO	**Krafttraining mit Coach** › Basistraining aller Muskelgruppen (je 4 Sätze mit 15 Wdh.); › Ausgleichsgymnastik (Dehnen, etc.) › Planung der weiteren Laufeinheiten	**Aufgaben des Coaches:** › Anleitung und Kontrolle der Übungen › Unterstützung der Ausgleichs- gymnastik;
SA	**Ausdauer- und Krafttraining** › Langer, langsamer Lauf, 90 Min.; › Kurzes Krafttraining mit Freihanteln (4-6 Übungen, zu Hause)	**Alternativ:** Laufbandtraining (Intensität je nach Wochenzielsetzung)

• Ganz aktuell:
Computergesteuerte Trainingspläne

Moderne Studios bieten inzwischen computergesteuerte Trainingspläne an. Hierbei wird der Plan von Ihrem Trainer erstellt und auf einem Computerchip gespeichert. Die einzelnen Trainingsgeräte verfügen über kleine Computer, die miteinander vernetzt sind. Dieses Computersystem leitet Sie nun durch Ihren Trainingsplan. Sobald Sie Ihre Chipkarte in das Trainingsgerät stecken, stellt sich dieses automatisch auf Sie ein. Am Ende werden sämtliche Trainingsdaten gespeichert. Somit haben Sie und Ihr Trainer immer einen guten Überblick über Ihr Training und Ihre Fortschritte. Außerdem kann der Plan leicht und unkompliziert geändert werden. **Ein Computer ersetzt allerdings niemals den Menschen.** Ihr Betreuer bleibt nach wie vor die wichtigste Person für Ihr Training.

• Ganz wichtig: Regelmäßige Anpassung

Lassen Sie sich Ihren Trainingsplan regelmäßig anpassen. Da sich der Körper an gleichbleibende Belastung recht schnell gewöhnt, müssen regelmäßig Intensität und Umfang des Trainings verändert werden. Übertreiben Sie es aber nicht. Wenn Sie nur einmal pro Woche trainieren, brauchen Sie nicht jeden Monat einen neuen Plan. Im Gegenteil: **Bevor die nächste Anpassung sinnvoll ist, sollten Sie zumindest 6-8 Wochen regelmäßig trainiert haben.**

Einzige Ausnahme: Sie sind mit Ihrem Plan nicht zufrieden, fühlen sich bei gewissen Übungen nicht wohl oder haben sogar Schmerzen. Dann sollten Sie sich schon früher an Ihren Trainer wenden!

• So finden Sie den richtigen Fitnessclub für Sie:

Wenn Sie auf die Suche nach einem geeigneten Fitnessclub gehen, fragen Sie sich, worauf Sie besonderen Wert legen. Suchen Sie eher einen Lifestyle-Club oder ist Ihnen ein schlichtes Ambiente lieber? Gehen Sie nach dem Training gerne in die Sauna oder duschen Sie lieber gleich daheim? Wichtig ist, dass Sie einen Club finden, der zu Ihnen passt und wo Sie sich wohl fühlen. Lassen Sie sich auf jeden Fall ausführlich beraten und besichtigen Sie die gesamte Anlage. **Mein Tipp:** Unbedingt telefonisch einen Termin vereinbaren. Dann hat man auch sicher genügend Zeit für Sie.

Richtiges Ausdauertraining – Worauf Sie achten müssen

Durch richtiges Ausdauertraining verbessern Sie Ihre Kondition, stärken Ihr Herz und kurbeln die Fettverbrennung an. Sie versorgen Ihr Gehirn mit viel Sauerstoff. Das lässt Sie gut schlafen. Und konzentrierter arbeiten. Sie produzieren jede Menge Glückshormone und bauen Stress und Verspannungen ab. Kurzum: Ausdauertraining hat jede Menge positiver Effekte. Richtiges Ausdauertraining hat dabei nichts mit Keuchen und extremem Schwitzen zu tun. **Richtiges Ausdauertraining geht locker und leicht.** „Lieber plaudern statt hecheln" heißt das Motto.

• Wärmen Sie sich auf!

Bevor Sie mit dem Training beginnen, sollten Sie unbedingt Ihre Muskulatur mobilisieren. Dehnen Sie sich etwas und lockern Sie Ihre Gliedmaßen. Im Übrigen wäre „Aufwecken" der bessere Ausdruck dafür. Denn im Prinzip geht es darum Ihre Muskeln mit langsamen Bewegungen darauf vorzubereiten, dass jetzt bald Arbeit ansteht. **Damit wird Ihr Training effizienter und Sie beugen Überlastungen vor.** Es ist ein absoluter Irrglaube, man müsse sich im Sommer nicht aufwärmen, weil es sowieso schon warm ist! Richtig ist allerdings, dass sich die Aufwärmzeit im Sommer verkürzt. Genauso wichtig ist das Cool-Down, also die Regenerationsphase nach dem Ausdauertraining. Lockeres Auslaufen oder Gehen hilft dem Körper wieder auf „Normalniveau" zu kommen.

• Sorgen Sie für genügend Sauerstoff!

Ihre Muskeln können nur dann optimal Fett verbrennen, wenn Ihr Blut mit ausreichend Sauerstoff versorgt ist. Ob sie im Sauerstoffüberschuss trainieren, können Sie erkennen, indem Sie Ihren Puls beobachten. **Die maximale Fettverbrennung findet innerhalb eines ganz bestimmten Pulsbereichs statt.** Man spricht von der optimalen Fettverbrennungszone. Die ist im übrigen von Mensch zu Mensch verschieden. Daher macht es auch wenig Sinn den optimalen Puls über gewisse Formeln zu errechnen. Sie können Ihre persönliche Fettverbrennungszone z.B. im Rahmen eines Fitnesstests im Studio bestimmen lassen. Mit einer guten Pulsuhr können Sie die Bestimmung auch bei jedem Training selbst vornehmen.

• Trainieren Sie nicht zu kurz!

Ausdauertraining hat etwas mit Ausdauer zu tun. Logisch, dass es nicht mit 15 Minuten getan ist. **Eine halbe Stunde sollten Sie schon trainieren.** Wichtig: Lassen Sie es langsam angehen. Nicht gleich laufen, erst walken. Nicht sofort auf den Berg radeln, sondern erst in der Ebene.

Trainieren Sie so, dass Sie sich nach den 30 Minuten immer noch fit fühlen und Bäume ausreißen könnten. Mit der Zeit können Sie das Training auch ausdehnen und längere Einheiten einlegen.

• Wechseln Sie ab!

Wer täglich 30 Minuten mit gleicher Intensität trainiert, braucht sich nicht zu wundern, wenn sich bald keine Erfolge mehr einstellen wollen. Trotz regelmäßigem Training will einfach nichts mehr weitergehen. Weder konditionell noch gewichtsmäßig. Kein Wunder, denn auch hier gilt das Prinzip der biologischen Anpassung. Der Körper hat sich einfach schon an die gleichmäßige Belastung gewöhnt.

Variieren Sie daher Ihr Training. Mal länger, mal kürzer, mal lockerer und auch mal intensiver. Es macht nichts, wenn Sie ab und zu die so genannte anaerobe Schwelle überschreiten, also phasenweise im Sauerstoffdefizit trainieren.

Wichtig: Der Großteil des Trainings muss innerhalb Ihrer Fettverbrennungszone stattfinden. Auch während einer Trainingseinheit können Sie zwischen intensiveren und entspannenderen Phasen wechseln.

Prinzipiell gilt: Längere Einheiten lockerer und kürzere Einheiten intensiver gestalten.

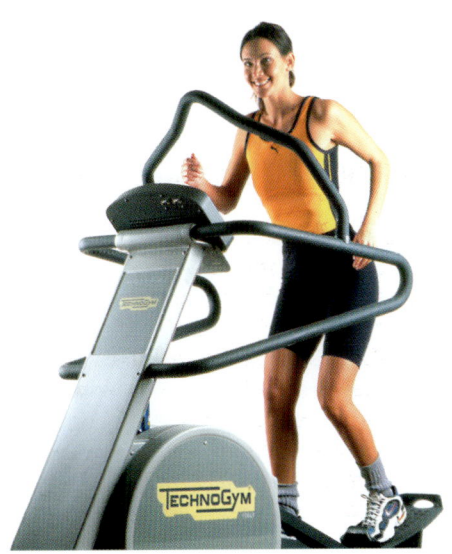

WISSENSWERTES

Was es mit dem Aufwärmen auf sich hat

Gezieltes Aufwärmen hat zwei wesentliche Ziele: Zum einen wird der gesamte Bewegungsapparat mobilisiert. Dabei werden die Gelenke „geschmiert", was wiederum späteren Verschleißerscheinungen vorbeugt.

Zum anderen steigt tatsächlich die Körpertemperatur an, im Idealfall auf ca. 38,5°C. Dadurch beschleunigen sich sämtliche Stoffwechselprozesse im Körper. Alles funktioniert ein wenig schneller, z.B. auch die Durchblutung des Muskels. Er wird geschmeidiger und elastischer und weniger anfällig für Verletzungen. Das Herz-Kreislaufsystem wird ebenfalls angeregt, versorgt den Muskel mit mehr Sauerstoff und verbessert die Leistungsfähigkeit. Dafür sorgt überdies eine gesteigerte Reaktions- und Koordinationsfähigkeit.

Wichtig für alle Aufwärmprozesse: locker anfangen und langsam steigern.

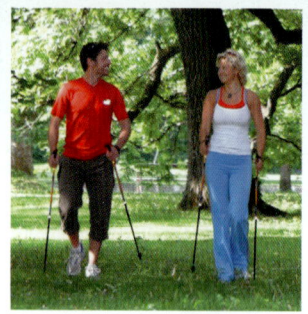

TIPP So trainieren Sie im optimalen Fettverbrennungsbereich

› Am besten mit einer Pulsuhr.

Eine gute Pulsuhr errechnet selbst Ihre optimale Fettverbrennungszone.
Sie sagt Ihnen genau, ob Sie zu schnell oder vielleicht sogar zu langsam unterwegs sind.
Vor allem Läufer sind übrigens oft viel zu schnell!

› Lächeln und plaudern.

Wer während des Trainings noch lachen und sich problemlos mit seinem Trainingspartner
unterhalten kann, trainiert meistens richtig. Natürlich sollte es ein bisschen anstrengend sein.
Sie sollten diese Anstrengung aber eher als angenehm empfinden.

› Richtig atmen beim Laufen.

Als kleine Kontrolle zwischendurch bietet sich beim Laufen der Atemtest an.
Zweimal einatmen und dreimal ausatmen. Wer das Gefühl hat, dass er sein Training in diesem
Atemrhythmus durchziehen könnte, liegt genau richtig!

› Nicht an anderen orientieren.

Wer in einer Gruppe oder zu zweit trainiert, ist leicht geneigt sich der Geschwindigkeit des
anderen anzupassen. Das kann gefährlich sein, denn dann ist man oft intensiver unterwegs, als
man eigentlich möchte.

Hören Sie auf Ihren eigenen Körper und bitten Sie gegebenenfalls Ihren Trainingspartner einen
Gang zurückzuschalten. Sollte der kein Verständnis dafür haben, suchen Sie sich lieber einen
neuen Trainingspartner.

Die Top Five Ausdauersportarten für Einsteiger und Fortgeschrittene

Viele Ausdauersportarten können Sie im Freien durchführen. Outdoor-Training hat einen enormen Vorteil. Die frische Luft versorgt Sie mit einer Extraportion Sauerstoff. Prima für die gute Laune und für einen wachen Geist. Nicht immer spielt das Wetter mit. Mit der richtigen Bekleidung sollte das allerdings kein Problem sein.

Ich gebe zu, auch ich muss mich oft überwinden bei Regen und Schnee die Laufschuhe anzuziehen. Wenn der Schweinehund Sie auch ab und zu vom Training im Freien abhält, nutzen Sie einfach die jeweilige Indoor-Alternative, entweder zu Hause auf dem Hometrainer oder im Fitnessclub auf einem der zahlreichen Ausdauergeräte. Auch manche Gruppenkurse trainieren Ihre Ausdauer sehr gut.
Fragen Sie Ihren Betreuer nach dem optimalen Kurs!

FÜR EINSTEIGER

1. Nordic Walking
Gerade für Einsteiger und Übergewichtige prima geeignet, denn es schont die Gelenke, ist leicht zu erlernen und trotzdem höchst effektiv. Außerdem lässt sich die Geschwindigkeit leicht regulieren, so dass es kaum zu einem zu intensiven Training kommen kann.
Wer fitter ist, kann durch steileres Gelände oder schnelleres Gehen die Intensität leicht steigern.

2. Radfahren in flachem Gelände
Ebenfalls sehr gelenkschonend, wenn man auf die richtige Haltung achtet. Man kann indoor auf dem Heimtrainer, im Fitnessclub oder natürlich outdoor trainieren. Radfahren ist nicht ganz so effektiv wie z.B. Laufen, da ein geringerer Teil der Muskelgruppen bewegt wird.

FÜR FORTGESCHRITTENE:

3. Laufen
Richtiges Laufen ist höchst effektiv, erfordert aber eine gewisse Technik und Koordinationsfähigkeit. Auch die Belastung der Gelenke ist etwas erhöht.
Wichtig daher: Parallel oder noch besser schon vorher die Gesäß- und Rumpfmuskulatur durch Krafttraining stärken. Stark übergewichtige Personen sollten schon einige Kilos abgenommen haben, bevor Sie mit dem Laufen beginnen.

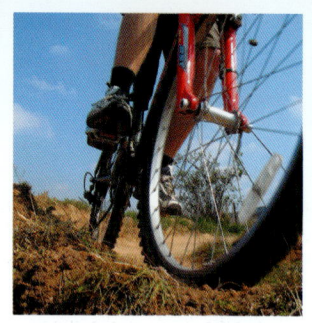

4. Skilanglauf

Eine der besten Ausdauersportarten überhaupt. Sollten Sie das Glück haben in der Nähe einer Loipe zu wohnen oder an Ihrem Urlaubsort eine vorfinden, nutzen Sie diese Gelegenheit. Einsteiger sollten sich zunächst an einen Langlauflehrer wenden, um die richtige Technik zu erlernen. Das geht sehr schnell und bringt enorm viel. Da Sie beim Langlauf nicht nur die Bein- und Gesäßmuskulatur, sondern auch den gesamten Oberkörper einsetzen, ist das Training ganzheitlich und höchst effektiv. Man kommt außerdem schnell voran, so dass Sie auch weitere Strecken spielend leicht bewältigen können.

Indooralternative: Crosstrainer im Fitness-Center

FÜR TRAINIERTE:

5. Mountainbike oder Spinning

Bei diesen Sportarten können Sie so richtig ins Schwitzen kommen. Sie sollten allerdings schon über einen gewissen Fitnesszustand verfügen, sonst rutschen Sie allzu leicht in ein Sauerstoffdefizit. Wer regelmäßig eine der beiden Sportarten ausübt, kann seine Kondition und persönliche Fitness enorm steigern.

TIPP **Lesen oder Fernsehen
verkürzt die Zeit**

Nutzen Sie Ihr Indoor-Training um ein Buch zu lesen. Wenn Sie während des Trainings noch entspannt lesen können, trainieren Sie sicherlich auch nicht zu intensiv.
In guten Studios finden Sie immer öfter Geräte mit eingebautem Fernseher.
Ein spannender Film kann die Zeit des Training wesentlich kürzer erscheinen lassen. Vergessen Sie dabei jedoch nicht auf den Puls zu achten!
Zu Hause können Sie sich den Heimtrainer natürlich einfach vor den Fernseher schieben.

„Zu unserer Natur gehört die Bewegung.
Die vollkommene Ruhe ist der Tod.“

Blaise Pascal

Die besten Aufwärmübungen

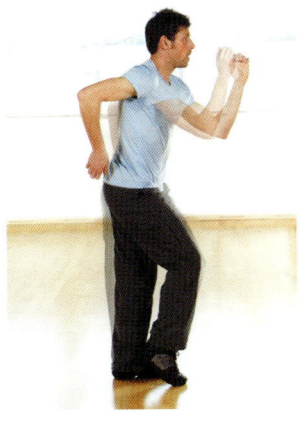

Tippling / Skipping

Heben Sie eine Ferse ab, wobei die Fußspitze am Boden bleibt. Das Bein ist somit am Knie leicht gebeugt. Beugen Sie beide Arme ca. im 90°Winkel. Der zum gebeugten Bein entgegengesetzte Arm wird nach vorne, der andere nach hinten hochgezogen. Es folgt ein gleichmäßiger Wechsel auf die andere Seite, wobei die Fußspitzen immer am Boden bleiben. Die gesamte Bewegung kommt aus den Waden, Beinen und der Hüfte. Das Tempo wird aus den Armen gesteuert. Fangen Sie im Zeitlupentempo an und steigern Sie bis auf Maximaltempo. Sportliche können die Füße dabei vom Boden lösen und am Ort kurze Sprints (Skippings) durchführen. Üben Sie mindestens eine Minute lang!

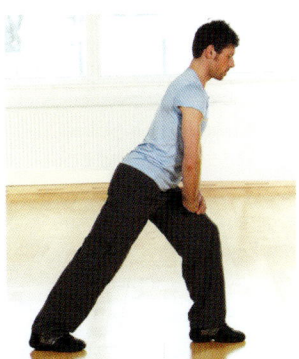

Wadenstretch

Schieben Sie im Ausfallschritt das hintere Bein gestreckt Richtung Wade in den Boden. Stützen Sie den Oberkörper am vorderen leicht gebeugten Bein ab. Die Füße zeigen parallel nach vorne, die Hüfte bleibt gerade.
Oberkörper und hinteres Bein bilden eine Gerade.
Ca. 2 mal 30 Sekunden pro Seite dehnen.

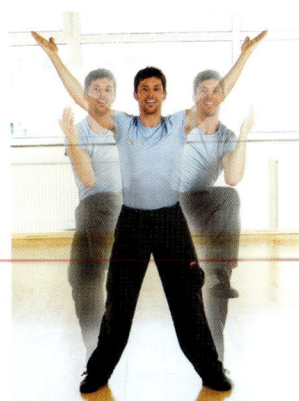

Überkreuz

Leichte Grätsche, Arme schräg nach oben (wie ein großes X). Ein Knie wird diagonal zur Mitte angehoben, der gegenseitige Arm zieht mit dem Ellbogen zum angehobenen Knie. Kontrolliert retour und auf die andere Seite wechseln. Erst in Zeitlupe, dann Tempo rhythmisch steigern.
Diese Übung hat noch einen weiteren positiven Effekt: Diagonalbewegungen steigern die Koordination der Gehirnhälften und sind somit richtige Muntermacher. Man kann sich besser konzentrieren und stimuliert das Immunsystem.

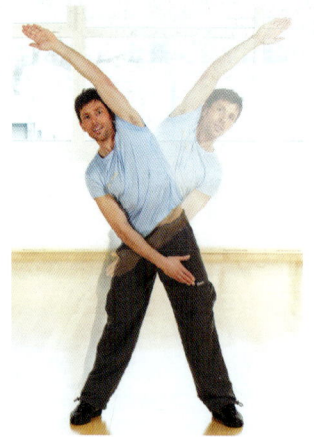

Obst pflücken

Wieder leichte Grätsche und Arme schräg nach oben. Nun zieht ein Arm diagonal über den Kopf weit nach oben, während die andere Hand diagonal nach unten zum Oberschenkel zieht.

Wichtig: Die Hüfte darf dabei nicht zur Seite ausweichen. Wechseln Sie kontrolliert zur anderen Seite. Am besten Sie stellen sich vor, Sie pflücken Früchte und schieben Sie in eine Schürze.

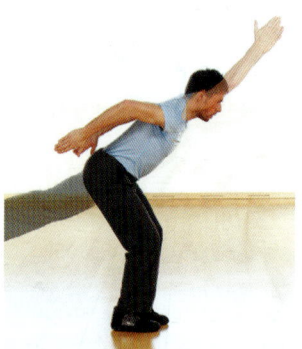

Wie die Langläufer

Schwingen Sie die Arme nach hinten, gehen Sie in Knie und beugen Sie den Oberkörper gerade nach vorne. Dann schwingen die Arme nach vorne hoch und ein Bein streckt nach hinten. Halten Sie kurz diese Position bevor Sie beim nächsten Schwung das Bein wechseln.

Während der gesamten Bewegung sollten Sie den Rücken möglichst gestreckt halten und sich richtig schön lang machen. 8-12 Wiederholung auf jeder Seite bringen Ihren Kreislauf in Schwung.

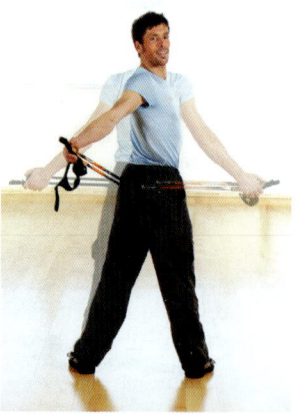

Schraube

Drehen Sie im Grätschstand mit gerader, stabiler Hüfte den Oberkörper nach hinten. Blicken Sie möglichst weit nach hinten, ohne dabei den Kopf in den Nacken zu ziehen. Halten Sie diese Position einige Sekunden und drehen Sie sich dann langsam zur anderen Seite. Die Arme halten Sie bei dieser Übung seitwärts hoch.

Noch besser: Sie unterstützen die Bewegung mit Walking-Stöcken, die Sie an der Hüfte platzieren.

So werden Sie ein Nordic Walker

Es beginnt mit der Wahl der richtigen Stöcke. Viele Einsteiger machen den Fehler mit zu langen Stöcken zu walken. Dann wird es schwierig die richtige Technik zu erlernen. Außerdem sollten Sie darauf achten, dass die Stöcke mit einem passenden Schlaufensystem ausgestattet sind. Das rasche Befestigen und Lösen ist besonders in Trink- oder Gymnastikpausen praktisch. Wenn Sie die Stöcke nicht alleine benutzen wollen, greifen Sie zu einem Modell mit Längenverstellung.

Wer es exklusiv will: Carbonstöcke. Sie dämpfen prima, sind aber recht teuer und eignen sich daher nur für Vielgeher. **Wanderstöcke sind für eine ordentliche Nordicwalk-Technik übrigens denkbar ungeeignet!**

TIPP So wählen Sie die richtige Stocklänge

Einsteiger sollten sich an folgende Formel halten:

$$\text{Ideale Stocklänge} = \text{Körpergröße in cm} \times 0{,}66 \text{ bis } 0{,}7$$

Bei einer Körpergröße von 1,70 m greift man also am besten zu einem Stock mit 115 cm Länge. Fortgeschrittene können auch etwas längere Stöcke verwenden.

Sie können sich selbst Stöcke zulegen oder bei Fitnesscentern oder Nordic-Walk-Schulen welche ausleihen!

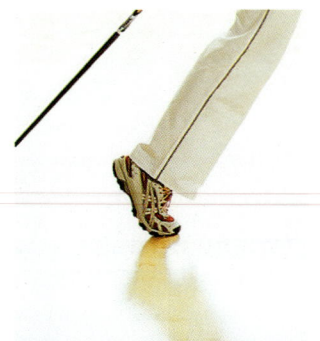

1. Beginnen Sie mit dynamischem Gehen

Gehen Sie zunächst ganz normal ohne dabei die Stöcke zu beachten. Setzen Sie dazu den Fuß mit der Ferse auf und rollen Sie über die ganze Sohle ab. Zum Schluss drücken Sie sich aktiv vom Fußballen ab. Lassen Sie die Arme beim Gehen ganz von selbst mitschwingen. Die Stöcke liegen sehr locker in der Hand und werden durch die Schlaufen gehalten.

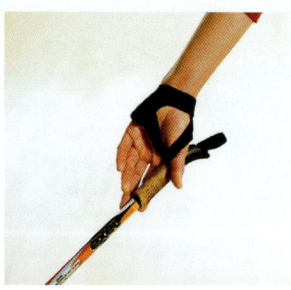

2. Steigern Sie die Bewegung

Nehmen Sie die Bewegung ganz bewusst wahr und steigern Sie dann allmählich das Gehtempo. Auch die Arme schwingen nun immer mehr mit.

3. Lassen Sie die Stöcke „einsetzen"

Lassen Sie die Stöcke nun wie von selbst mit der Spitze spürbar im Boden einsetzen.

Der optimale Einsetzpunkt liegt in etwa auf halber Schrittlänge. Der Kopf des Stocks zeigt schräg nach vorne bzw. die Spitze schräg nach hinten.

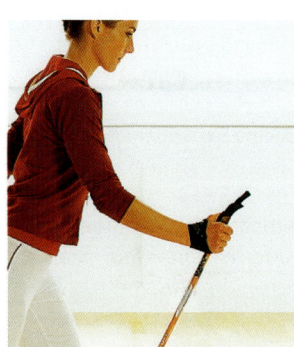

4. Setzen Sie die Stöcke aktiv ein

Sobald Sie den natürlichen Zeitpunkt und Rhythmus des Stockeinsatzes spüren, umfassen Sie die Stöcke fester. Jetzt können Sie die Stöcke richtig aktiv einsetzen. Die Kraft aus Rumpf und Armen überträgt sich nun auf die Bewegung. Das führt dazu, dass Nordic Walking um so vieles effektiver als normales Walking ist.

Sollten Sie zwischendurch aus dem Rhythmus kommen, fangen Sie den Bewegungsablauf einfach wieder von vorne an. Also: gehen mit Armbewegung, Stöcke schleifen lassen, Stöcke von selbst einsetzen lassen, Stockeinsatz spüren und dann aktiv einsetzen.

WISSENSWERTES

Gratis-Massage in den Armen
Durch den regelmäßigen Wechsel von Anspannung und Entspannung in der Hand-, Arm- und Schultermuskulatur kommt es zu einer Art Muskelpumpe in den Armen. Damit wird der Stoffwechsel angeregt. Verspannungen lösen sich.

TIPP So vermeiden Sie die häufigsten Fehler

Bewegen Sie den ganzen Arm!

Bewegt man beim Stockeinsatz nur die Unterarme statt den ganzen Arm, wird der Oberkörper automatisch zu steif und zu fest gehalten.
Tipp: Strecken Sie während der letzten Phase des Stockschwungs den Arm weit nach hinten.

Machen Sie sich groß!

Lassen Sie sich gedanklich von einem Marionettenspieler nach oben ziehen. Dadurch vermeiden Sie eine eingefallene Körperhaltung.

Setzen Sie Arme und Beine diagonal ein!

Sollten Sie in den so genannten Passgang verfallen und Arme und Beine parallel statt diagonal einsetzen, dann gehen Sie zurück zur Startübung. Außerdem: Nicht zuviel überlegen!

Lassen Sie locker!

Ein zu fester Handgriff führt zu Verspannungen in Schulter und Nacken. Lassen Sie die Hände bewusst locker und laufen Sie eine Zeitlang mit geöffneten Händen.

Für Fortgeschrittene: So steigern Sie sich

• Am Berg

Wenn Sie mit der Grundtechnik vertraut sind, können Sie anfangen in leicht welligem oder gar hügeligem Gelände zu walken. Das macht besonders viel Spaß, denn der Stockeinsatz ermöglicht es etwas zu experimentieren.

Hier ein paar nützliche Tipps für den Einsatz im Gelände:

Legen Sie beim Bergaufgehen den Körper ein wenig weiter nach vorne und stoßen Sie sich kräftiger mit dem Stock ab. Versuchen Sie zunächst die Schrittlänge beizubehalten. Wenn es steiler wird, machen Sie kleinere Schritte und reduzieren Sie etwas das Tempo. Keine Sorge, wenn Sie dabei etwas stärker atmen müssen.
Achten Sie aber darauf im aeroben Bereich, also im Sauerstoffüberschuss, zu bleiben. Mit einer Pulsuhr zu trainieren ist jetzt besonders wichtig.

Beim Bergabgehen müssen Sie Ihren Körperschwerpunkte etwas tiefer legen. Halten Sie den Oberkörper gerade und bleiben Sie in den Knien stets leicht gebeugt. Setzen Sie die Stöcke gleichzeitig mit dem Fuß, und zwar neben oder sogar hinter dem Körper, auf.

179

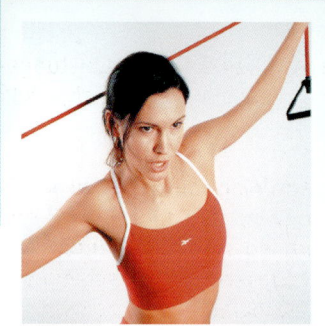

• Vom Nordic Walker zum Jogger

Je besser Ihre Fitness wird, desto mehr wird es Sie reizen auch einmal schneller zu laufen. Ersetzen Sie dazu zunächst eine Walkingeinheit durch lockeres Laufen von ca. 15-20 Minuten. Wer keine 20 Minuten durchlaufen kann, wechselt einfach alle 3-5 Minuten zwischen Laufen und Walken. Sobald Sie 20 Minuten im Laufschritt ohne Belastungsprobleme bewältigen können, sollten Sie die Laufzeit alle 2-3 Wochen um 5 Minuten erhöhen. Wenn man 30-40 Minuten locker durchhält, kann schon eine zweite Walkingeinheit pro Woche zum Lauftraining umgestellt werden – dem Jogger in Ihnen steht nichts mehr im Wege!

 ## Richtiges Krafttraining – Was Sie beachten sollten

Mit richtigem Krafttraining können Sie Muskeln aufbauen. Und zwar genau so viel, wie Sie wollen. Und an den Stellen, wo Sie wollen.
Die Muskeln helfen Ihnen nicht nur beim Schlankbleiben, sondern beugen auch Rückenschmerzen und Verspannungen vor. Sie sorgen außerdem für eine aufrechte Haltung und Sie schützen vor altersbedingten Erkrankungen, wie Osteoporose. Genauso wie beim Ausdauertraining gibt es einige Dinge, die Sie beim Krafttraining beachten sollten.

• Immer aufwärmen!

Noch viel wichtiger als beim Ausdauertraining ist jetzt das Aufwärmen. Wer zu schnell ins Training einsteigt, riskiert Verletzungen und Muskelkater. Mobilisierungsübungen oder lockeres Radfahren eignen sich prima. Denken Sie daran alle Körperpartien aufzuwärmen, die Sie später trainieren wollen. Wenn Sie Rückenübungen planen, sollten Sie also auch Arme und Schultern miteinbeziehen. Sie können dazu z.B. die geplante Kraftübung durchführen, jedoch mit minimalem Gewicht.

• Nach Plan und Test

Ihre Ausdauer können Sie recht gut auf eigene Faust trainieren. Nicht so Ihre Kraft.
Wer ein bestimmtes Ziel verfolgt, z.B. Abnehmen oder Rückenschmerzen vorbeugen, der sollte unbedingt nach Plan trainieren. Ihr Trainingsplan ist um so besser, je mehr Ihr Trainer über Sie und Ihre Ziele weiß. Ein gründliches Vorgespräch ist hier ganz wichtig. Auch der Muskelfunktionstest, der in der Regel Bestandteil eines Fitnesstests ist, gibt dem Trainer wichtige Hinweise für einen optimalen Plan.

• Alle Muskelgruppen trainieren

Zu jedem Muskel gibt es einen Gegenmuskel, den so genannten Gegenspieler. Der Gegenspieler zum Bizeps ist z.B. der Trizeps. Damit es nicht zu einseitigen Belastungen oder sogar Haltungsschäden kommt, sollten Sie immer beide gegengleichen Muskeln trainieren. Zudem sollten Sie alle großen Muskelgruppen (also Bauch, Rücken, Beine, Gesäß und Arme) in Ihr Training miteinbeziehen.

• Trainieren in „Sätzen"

Kraft trainiert man in so genannten Sätzen. Darunter versteht man die wiederholte Durchführung einer Übung. Ob ein Ein-Satz- oder Mehr-Satz-Training für Sie besser ist, hängt von Ihrem Trainingsziel und somit vom Trainingsplan ab.

• Regelmäßig trainieren

Man kann es gar nicht oft genug sagen: Wer Erfolg haben möchte, muss regelmäßig trainieren. Regelmäßig kann auch nur 1-2 mal pro Woche bedeuten, doch das konsequent. Wenn Sie krank sind, müssen Sie pausieren, keine Frage. Doch in allen anderen Fällen sollten Sie niemals mehr als eine Woche mit dem Training aussetzen. Ansonsten bauen Sie die antrainierten Muskeln ganz schnell wieder ab.

• Ausreichend Regeneration

Zwischen den einzelnen Kräftigungsübungen bzw. Sätzen sollten immer wieder Regenerationsphasen von mindestens einer Minute liegen. Sie sollten sich hierbei nach Ihrem Gefühl richten und das Training dann fortsetzen, wenn Sie es für sinnvoll halten.

Gönnen Sie sich nach dem Training bewusst eine längere Regenerationsphase. Ein Besuch in der Sauna oder bewusste Entspannungsübungen direkt danach sind ideal. Die Pausen können den Erfolg des Trainings entscheidend beeinflussen, ja man riskiert sogar Leistungsverschlechterungen, wenn man sich nicht daran hält.

Nach einem Krafttraining sollte man ca. 48-72 Stunden regenerieren, also nicht trainieren. Wenn Sie trotzdem jeden Tag zur Hantel greifen wollen, sollten Sie jeweils unterschiedliche Muskelgruppen bearbeiten, also an einem Tag den Oberkörper, am nächsten die Beine.

WISSENSWERTES

Soll man dehnen?

Nicht unbedingt. Das Dehnen während und nach dem Krafttraining wurde lange Zeit falsch eingeschätzt.
Nach einem sehr intensivem Krafttraining kann das Dehnen manchmal sogar schaden und zu Verletzungen führen. Viele empfinden einige leichte Dehnübungen nach dem Training allerdings als sehr entspannend. Dann sollte man es auch tun und sich somit für sein Training belohnen. Wenn Sie jedoch ein Dehnmuffel sind, können Sie durchaus auch ganz darauf verzichten.
Viel besser ist es übrigens sich unabhängig vom Training eine halbe Stunde Zeit zum Stretching zu nehmen. Das fördert die Beweglichkeit, macht den Körper geschmeidig und entspannt darüber hinaus prima.

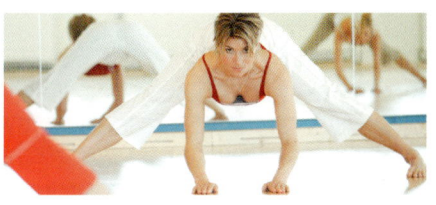

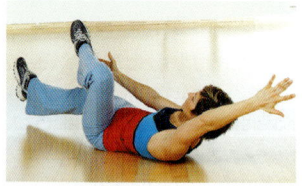

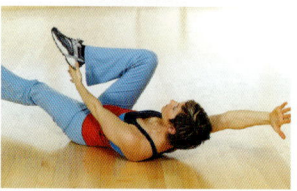

Der Käfer –
gibt super Bauchmuskeln

Heben Sie in Rückenlage Kopf und Schultern leicht an und strecken Sie beide Arme über den Kopf. Ziehen Sie ein Bein in Richtung Brust und greifen Sie dabei mit der diagonalen Hand zum Fuß.

Wechseln Sie langsam und kontrolliert die Seite. Schwieriger wird's, wenn Sie während der Übung den gestreckten Fuß knapp über den Boden halten und die Schulterblätter ganz vom Boden lösen.

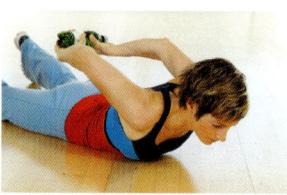

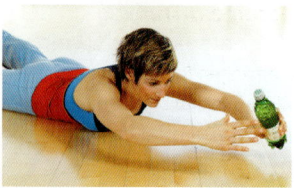

Der Schürzenbinder –
tolle Übung für den gesamten Rücken

Für diese Übung benötigen Sie einen Gegenstand, z.B. eine Flasche. Stellen Sie in Bauchlage die Zehenspitzen auf und spannen Sie die Pobacken an. Führen Sie die Flasche mit einer Hand in einem weiten Kreis knapp über dem Boden nach hinten, übergeben Sie hinter dem Rücken an die andere Hand und bringen Sie mit dieser die Flasche in einem weiten Bogen wieder nach vorne.
Stellen Sie sich vor, Sie würden sich eine Schürze umbinden. Wiederholen Sie die Übung ca. 4-6 mal, machen Sie eine kurze Pause und wechseln Sie dann die Richtung.

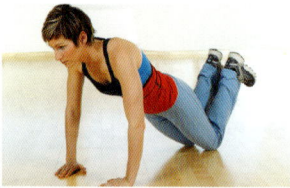

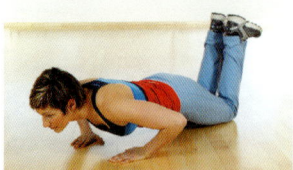

Liegestützen –
für straffe Oberarme

Setzen Sie in Bauchlage die Hände in Brusthöhe nahe am Brustkorb auf. Der Blick ist nach unten gerichtet, die Daumen zeigen nach innen und die Finger schräg nach vorn. Spannen Sie die Pobacken an, ziehen Sie den Bauch ein und stemmen Sie den Körper nach oben.

Wem das zu schwer ist: Einfach statt den Füßen die Knie am Boden aufsetzen! Wiederholen Sie die Übung ohne Absetzen mindestens dreimal bzw. so lange Sie durchhalten. Achtung: Nicht ins Hohlkreuz fallen!

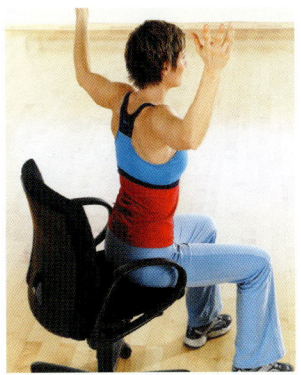

Stolzer Adler –
die ideale Haltungsübung für zwischendurch

Richten Sie im Stand oder an der Sesselkante sitzend den Oberkörper auf und machen Sie die Wirbelsäule richtig lang. Ziehen Sie die Arme etwas über der Waagrechten leicht gewinkelt nach hinten und schieben Sie das Brustbein leicht nach vor.

Dabei: Bauch einziehen und Hohlkreuz vermeiden! Halten Sie die Position einige Sekunden und dehnen Sie abschließend die Arme noch ein Stück weiter nach hinten, bevor Sie sie langsam zurückführen.

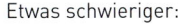

Lange Bank, kurze Bank –
für einen festen Po

Ziehen Sie in der „Bankstellung" einen Arm nach vorne hoch und schieben Sie das diagonale Bein mit der Ferse nach hinten. Machen Sie sich dabei richtig schön lang.

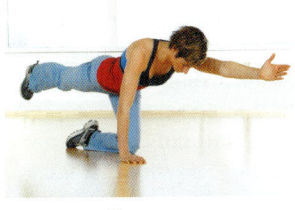

Halten Sie kurz die Position und bewegen Sie dann Knie und Ellbogen langsam zueinander. Wichtig: Kopf nicht in den Nacken ziehen und Bauch anspannen!

Etwas schwieriger:
Dabei Knie an den Ellbogen drücken und die Position kurz halten.

Die Übung sorgt nicht nur für einen festen Po, sondern auch für einen gesunden und stabilen Rücken.

„Bewegung macht beweglich -
und Beweglichkeit kann manches
in Bewegung setzen"

Paul Haschek

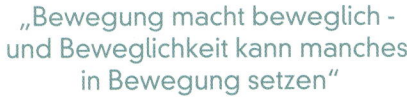

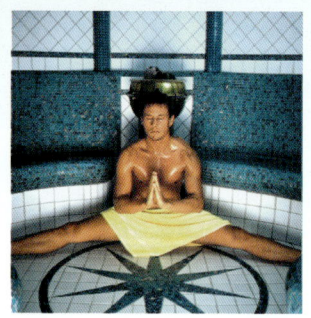

Und zum Schluss: der richtige Ausklang

Allzu schnell ist man geneigt, das Training rasch hinter sich zu bringen und sofort zum nächsten Termin zu eilen.

Nehmen Sie sich die Zeit, das Training entspannt und ruhig ausklingen zu lassen! Sie haben schließlich nun wirklich etwas für sich getan und sollten sich und Ihren Körper auch dafür belohnen.

Auch Ihren inneren Schweinehund wird das motivieren, auch beim nächsten Mal die Trainingshose anzuziehen.

• Bewusste Entspannung

Kennen Sie das angenehme Gefühl, das einen überkommt, wenn man sich nach anstrengenden Bauchmuskelübungen auf den Rücken legt, sich streckt und einfach ein bisschen entspannt?

Gönnen Sie sich diese paar Minuten der bewussten Entspannung. Egal, ob Sie etwas dehnen wollen, ein paar Mal bewusst ein- und ausatmen oder einfach nur daliegen und ausruhen wollen. Hauptsache, Sie fühlen sich gut und genießen das Gefühl des Loslassens.

• Duschen und saunieren

Eigentlich sollte sie selbstverständlich sein: die Dusche nach dem Training. Nicht nur aus ästhetischen Gründen ein absolutes „Muss", sondern auch aus gesundheitlichen. Durch das Training sondern Sie über den Schweiß Giftstoffe und Säuren aus. Die gilt es abzuwaschen und den Körper zu reinigen. Außerdem ist eine erfrischende Dusche nach dem Training eine absolute Wohltat, die Sie sich nicht entgehen lassen sollten.

Eine besondere Entspannung ist ein anschließendes Saunabad. Wer Probleme mit dem Kreislauf hat, sollte lieber die sanfte Variante, wie z.B. eine Biosauna, wählen.

• Trinken nicht vergessen

Beim Training haben Sie jede Menge Flüssigkeit verloren. Die leeren Speicher sollten Sie schnellstmöglich wieder auffüllen, am besten mit Wasser, gespritzten Fruchtsäften oder Elektrolytgetränken. Damit können Sie auch den Mineralienverlust schnell wieder ausgleichen. Nehmen Sie sich ruhig etwas Zeit dafür.

Vielleicht setzen Sie sich ja sogar noch mit Ihrem Trainingspartner zusammen und lassen somit Ihre Trainingseinheit gesellig ausklingen.

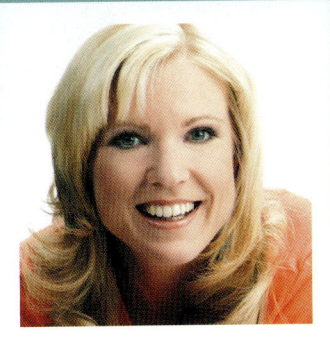

Sport ist eine Lebenseinstellung!

Wenn Sie ein schlanker und fitter Mensch werden und bleiben wollen, dann müssen Sie die Bewegung zu einem Teil Ihres Lebens machen. Sport ist nichts, was man eine Weile ausübt und dann wieder aufhört. Sport treiben bedeutet ein Leben lang in Bewegung bleiben.

 Das muss nicht immer ein schweißtreibendes Training sein. Im Gegenteil: Sport einfach nur zum Spaß zu machen, ohne dabei an Kalorienverbrauch oder Fettverbrennung zu denken ist sogar besonders wichtig. Durch eine gemeinsame Bergtour oder einen Familientag auf dem Rad schöpfen Sie viel **Kraft und Energie für Ihren Alltag.** Und Sie entdecken, dass Sport sehr viel mit Lebensfreude und Genuss zu tun hat.

 Um so eine Bergtour auch locker meistern zu können, brauchen Sie jedoch eine gewisse Fitness. Und die bekommen Sie am besten durch ein zielgerichtetes Training. Das hat am Anfang für Sie vielleicht noch nicht so viel mit Spaß zu tun, doch je **länger Sie trainieren, desto mehr spüren Sie die positiven Veränderungen Ihres Körpers.** Und irgendwann möchten Sie das gute Gefühl nach einem Trainingstag nicht mehr missen.

Entscheiden Sie sich dafür ein sportlicher Mensch zu sein. Und zwar ab heute.

„Erfolg hat nur, wer etwas tut,
während er auf den Erfolg wartet."

Thomas A. Edison

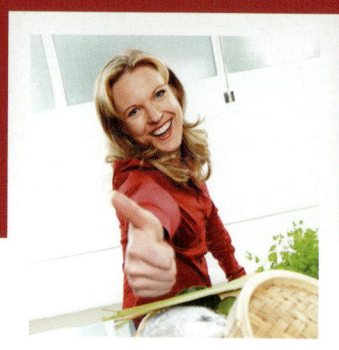

ZU GUTER LETZT:
ein Wort in eigener Sache

Sie haben in diesem Buch jede Menge über sich und Ihren Körper erfahren. Sie wissen nun, wie Kohlenhydrate und Fette im Körper wirken, und Sie wissen, wo sich die größten Dickmacher verstecken. Sie wissen, dass Sie Eiweiß dringend benötigen um nicht wertvolle Muskelmasse zu verlieren. Und Sie wissen, dass es ohne Bewegung im Leben einfach nicht geht. Zumindest nicht, wenn Sie fit, schlank und gesund bleiben wollen.

Dieses Wissen gibt Ihnen Macht. Und zwar die Macht frei zu entscheiden. Sie brauchen keine Diäten oder Ernährungspläne um schlank zu bleiben, denn Sie können die Nahrungsmittel nun selbstständig einschätzen und selbst entscheiden, was Sie essen und was nicht. Dieses Wissen gibt Ihnen **auch ein Stück Eigenverantwortung in die Hand.** Freuen Sie sich darüber, denn Sie übernehmen die Verantwortung für Ihren allerbesten Freund, nämlich sich selbst.

Die im Buch vorgestellten „Regeln" sind nichts anderes als Hilfestellungen auf Ihrem Weg zu einem neuen Ernährungsverhalten. Sobald Sie die gesund und schlank machende Ernährung für sich entdeckt haben, brauchen Sie die Regeln nicht mehr, denn Sie werden sie ganz unbewusst anwenden. Ergänzend dazu möchte ich Ihnen noch ein paar Gedanken mitgeben, an denen sich Ihr Leben von nun an orientieren könnte:

Nützliche Orientierungshilfen für ein leichtes Leben:

1. Je ausgewogener Ihre Ernährung ist, desto besser. Es gibt weder das beste noch das schlechteste Lebensmittel. **Die Mischung macht's.**

2. **Die allgemeine Marschrichtung sollte stimmen.** Wenn Ihr Ernährungsverhalten im Großen und Ganzen wenige Dickmacher, aber dafür viele Fit- und Schlankmacher enthält, dann können Sie guten Gewissens auch mal „zuschlagen".

3. Halten Sie sich an **möglichst naturbelassene Lebensmittel** und lassen Sie Fertignahrung und Junk Food links liegen.

4. **Lassen Sie sich Zeit.** Das Leben ist kein Wettrennen, auch wenn es einem manchmal so vorkommt. Nehmen Sie sich Zeit zum Essen, Kochen und Genießen. Und nehmen Sie sich Zeit für Ihren Körper, Sie haben nur den einen.
Bedenken Sie: „Wer keine Zeit für seine Gesundheit hat, der wird Zeit haben müssen krank zu sein." (HJ Reilly)

5. **Versuchen Sie nicht perfekt zu sein.** Aber geben Sie Ihr Bestmögliches. Und das kann auch heißen, dass der Schweinehund ab und zu gewinnt. Na und! Das nächste Mal gewinnen schließlich wieder Sie!

6. **Umgeben Sie sich mit Menschen, die so sind, wie Sie sein wollen.** Wenn Sie schlank und fit sein wollen, dann umgeben Sie sich mit fitten, sportlichen Menschen. Schließen Sie sich einer Abnehmgruppe an oder besuchen Sie Seminare zum Thema Lebensenergie.
Sie werden staunen, dass Sie dabei viele Menschen treffen, die schon fit sind und Sie motivieren, es ihnen gleich zu tun.

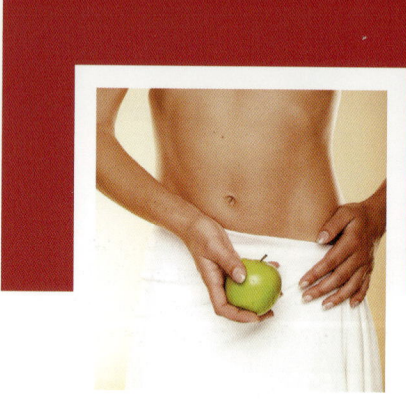

Hören Sie auf Ihren Körper!

Hören Sie auf die Signale, die Ihr Körper Ihnen sendet. Er sagt Ihnen genau, was gut für Sie ist und was nicht. Sie werden merken, je bewusster Sie Ihre Ernährung und Ihr Bewegungsverhalten gestalten, desto sensibler wird Ihr Körper reagieren. Das ist ein schönes Gefühl, denn dadurch spürt man das volle Leben in sich.
Unser Körper will instinktiv immer das Richtige. Manchmal erkennen wir es nur nicht, denn wir haben über die Jahre verlernt, seine wahren Bedürfnisse zu interpretieren. Jetzt gilt es dieses natürliche Gespür für den Körper wieder zu entdecken. Je vertrauter er Ihnen wird, desto mehr lernen Sie ihn lieben und schätzen. Und das stärkt Ihr Selbstvertrauen und nicht zuletzt Ihr Selbstbewusstsein.
Und je bewusster Sie das Leben leben, desto genussvoller wird es auch sein. Fastfood hat nichts mit bewusstem Leben zu tun und schon gleich gar nichts mit Lebensqualität. Lebensqualität bedeutet für mich das Leben mit allen Sinnen zu genießen: Ein schön gedeckter Tisch, das Lachen der Kinder beim Spaghettiessen, duftende Kräuter und Gewürze, eine besondere Köstlichkeit auf der Zunge zergehen zu lassen und die wohlige Wärme, die einem bei einem Schluck heißen Tee überkommt.

Halten Sie's wie Epikur!

Einer meiner Lieblingsphilosophen ist der Grieche Epikur. Er ging davon aus, dass jeder Mensch im Grunde nach Lebensfreude strebt. **Die ureigenste Bestimmung des Menschen sei es demnach zu genießen.** Er wurde daher oft als Philosoph der Völlerei missverstanden. Doch Epikur ging es um den „wahren Genuss" und den könne man nur dann spüren, wenn man vorher die Entbehrung erlebt hat. Auch heute streben die Menschen nach Lebensfreude, doch von Entbehrung will keiner etwas wissen. Und doch hat Epikur es - auch aus heutiger Sicht - auf den Punkt gebracht: Wer jeden Tag Champagner trinkt, für den ist Champagner nichts mehr Besonderes. Wer jeden Tag Schokolade isst, für den ist Schokolade selbstverständlich und möglicherweise schon nicht mehr wegzudenken. Doch wer sich nur ab und zu ein Stück - und dafür ein besonders gutes - gönnt, der genießt richtig und mit vollen Zügen.

Denken Sie an den ursprünglichen Zweck von Essen!

Natürlich hat man nicht immer Zeit aus einer Mahlzeit ein schönes Ritual zu machen. Oft genug essen wir, weil wir einfach Hunger haben und etwas essen müssen, um unsere Lebensfunktionen aufrecht zu erhalten. Doch warum sollten wir unserem Körper gerade dann etwas Schlechtes tun? Im Gegenteil: **Gerade wenn man nach einem Hunger-loch wieder leistungsfähig werden möchte, sollte man dieses Ziel im Auge behalten.** Und ein Wiener Schnitzel mit Pommes macht nun einmal gar nicht fit, sondern höchstens träge und schlapp.

Kommen Sie ins Handeln!

Nach all dem vielen Wissen und den nützlichen Tipps bleibt für Sie nur noch eins: ES ZU TUN. Kommen Sie ins Handeln und lassen Sie sich von niemandem davon abhalten, auch nicht von Ihrem inneren Schweinehund. Er wird auch weiterhin versuchen zu intervenieren. Aber er wird auch erkennen, dass Sie nun auf dem besten Weg sind ein fitter und schlanker Mensch zu werden. Und irgendwann wird er Sie unterstützen. Denn auch ihm macht die Sache zunehmend mehr Spaß.
Denken Sie daran: Sie haben nur dieses eine Leben und Sie sind mittendrin. Es beginnt nicht am nächsten Montag oder wenn Sie erst einmal Zeit haben. Genau in diesem Moment fängt der Rest Ihres Lebens an. Worauf also warten?

Ich wünschen Ihnen viel Erfolg und hoffe, dass ich in Ihnen ein wenig den Wunsch und das Verlangen nach Vitalität, Lebensfreude und einem gesunden Körper wecken konnte.

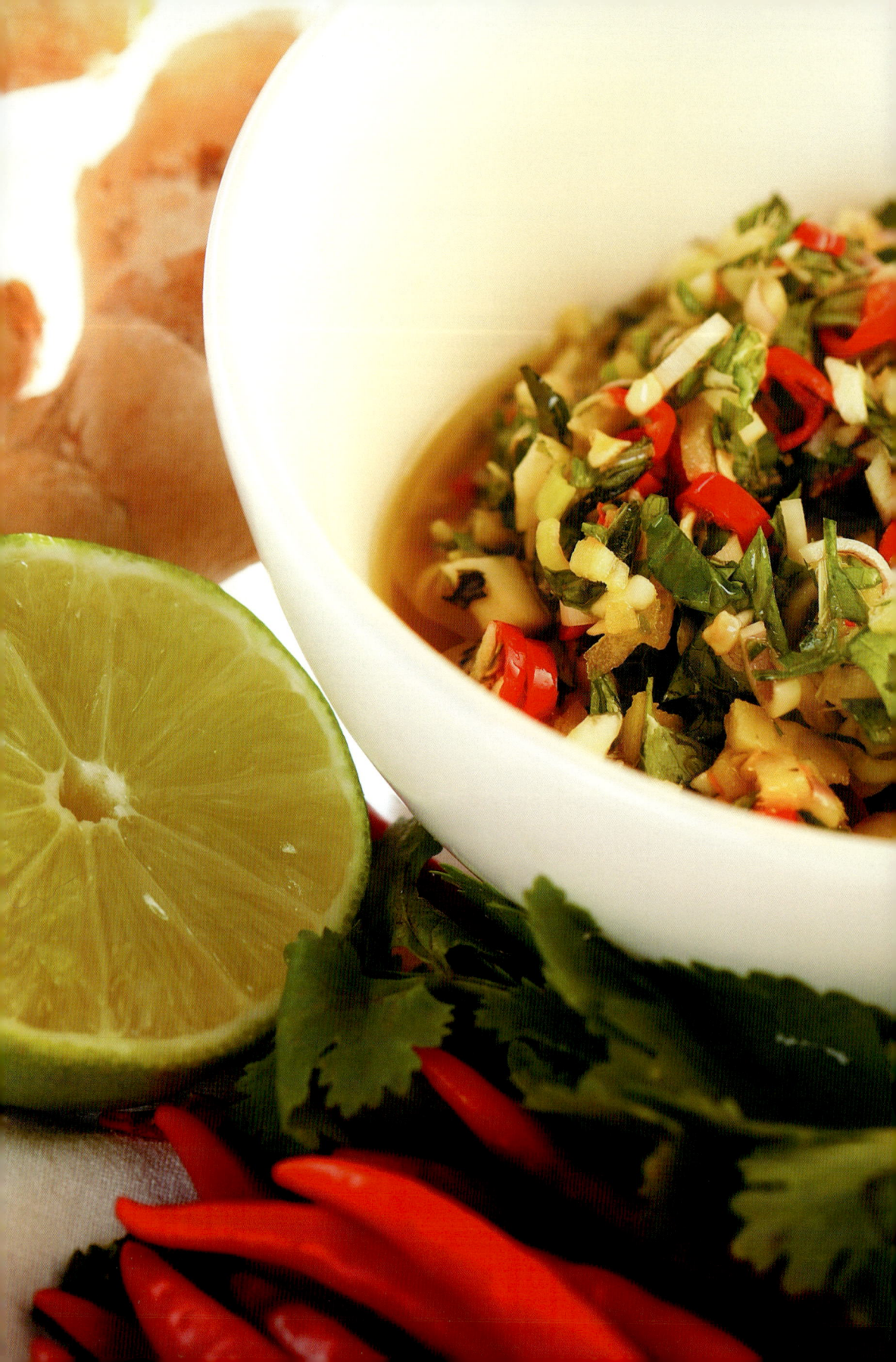

DIE BESTEN
SCHLANKSCHLEMMER-REZEPTE

- Dips, Soßen und Marinaden
- Selbstgemachtes Antipasti-Gemüse
- Salate und Suppen
- Fit- und Schlankmacher Hauptspeisen
- Süßes

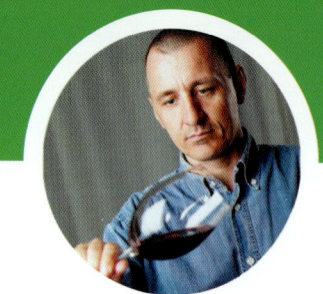

INTERVIEW

**Interview mit Gerald Kienesberger
Gastronom und Szenekoch**

Die Formulierung der Rezepte ist dir gar nicht so leicht gefallen. Warum?

Kienesberger: Weil Kochen für mich in erster Linie Gefühlssache ist. Ich halte mich nie an genaue Mengenvorgaben, sondern verwende die Zutaten je nach Lust und Laune. Wenn ich aber ein Rezept erstelle, dann müssen die Mengen natürlich genau stimmen. Aber das hat mich ganz schön viel Disziplin gekostet.

Sonst schmeckt es ja auch jedes Mal anders!

Kienesberger: Aber gerade das ist das Spannende in der Küche. Jedes Mal produzierst du etwas anderes. Kein Gericht ist schon mal da gewesen. Und irgendwann entdeckst du eine ganz neue Geschmacksrichtung, an die du zunächst gar nicht gedacht hattest. Das macht richtig Spaß!

Das mag für den Profikoch eine tolle Herausforderung sein. Doch gilt das auch für die „ganz normale Hausfrau"?

Kienesberger: Aber natürlich! Sie muss sich nur trauen. Vielen fehlt der Mut von einem vorgegebenen Rezept abzuweichen. Doch was soll denn schon passieren?
Im schlimmsten Fall hat man entdeckt, was nicht schmeckt. Dann kann man beim nächsten Mal etwas Neues versuchen.

Viele Kochmuffel schreckt der Aufwand ab, der mit dem Kochen verbunden ist. Alles dauert viel zu lang. Welche Tipps hast Du für die schnelle Küche?

Kienesberger: Es gibt viele Möglichkeiten, wie du Zeit sparen kannst. Vieles kann man auf Vorrat zubereiten. Pestos zum Beispiel. Es gibt sie natürlich auch fertig im Glas, und gar nicht mal schlecht. Doch ein selbstgemachtes Pesto ist mit einem Pürierstab sehr schnell zubereitet und schmeckt viel besser als fertiges. Außerdem kann man es prima im Kühlschrank aufheben. Auch italienisches Antipasti-Gemüse hält sich lang und ist ganz einfach in der Zubereitung.

Stichwort „Fertigprodukte": Sie werden in der Gastronomie gerne verwendet, sind aber leider oft mit Zucker oder Stärke versetzt. Gibt es da Ausnahmen?

Kienesberger: Natürlich. Neben den Pestos sind es vor allem die asiatischen Gewürz- und Currymischungen, die ganz ohne Zucker auskommen. Überhaupt sind Würzmischungen eine tolle Sache. Es gibt sie inzwischen für die verschiedensten Gerichte, z.B. auch für Fisch, Pasta oder Gemüse.
Hier lohnt es sich auch einmal tiefer in die Tasche zu greifen und beim Fachhändler, z.B. bei einem guten Italiener, einzukaufen.

Wie sieht es mit Tiefkühlkost aus?

Kienesberger: Auch hier bieten sich viele Produkte für die schnelle Küche prima an, ja manchmal sogar besser als das frische Produkt.

Zum Beispiel?

Kienesberger: Spinat verwende ich fast ausschließlich aus der Tiefkühltruhe, da man ihn frisch nur selten bekommt. Für viele Nachspeisen eignen sich tiefgefrorene Beeren viel besser als frische, z.B. wenn man ein Soufflé oder ein Beerenmus machen möchte. Auch Fisch oder Meeresfrüchte kann man toll tiefgefroren kaufen. Zum schnellen Auftauen hält man Garnelen in einem Gefrierbeutel einfach in lauwarmes Wasser.

Und der Geschmack und die Vitamine?

Kienesberger: Beides bleibt auch tiefgefroren bestens erhalten, da ein Gefrierprozess meistens gleich nach der Ernte oder dem Fang beginnt.

Thema Zucker: Warum kommen die meisten Köche nur schwer ohne aus?

Kienesberger: Zucker ist in erster Linie ein Geschmacksverstärker und ergänzt z.B. scharfe oder salzige Gerichte optimal. Doch man kann durchaus auch Agavendicksaft oder Süßstoff verwenden. Zucker dient darüber hinaus zum Haltbarmachen. Eine Marmelade ohne Zucker würde ganz schnell zu schimmeln anfangen. Und schließlich wird Zucker für manche Prozesse benötigt, wie z.B. bei der Wursterzeugung. Und natürlich die Nachspeisen: Die Zuckeralternativen, wie z.B. Fruchtzucker, sind teurer als herkömmlicher Zucker und kommen für einen Gastronomen oft nicht in Frage. Auch hochwertige Schokolade wird daher nur in gehobeneren Restaurants verwendet.

Welche Küchenutensilien sollten deiner Meinung nach in keiner Küche fehlen?

Kienesberger: Zunächst einmal der Wok. Ich koche kaum mehr ohne, ja brate sogar Fleisch oder Fisch darin an. Oder ich verwende ihn zum dämpfen. Im Asiashop gibt es günstige Bambuskörbchen zu kaufen. Die stellt man einfach in einen mit etwas Wasser gefüllten Wok und hat somit einen idealen, ganz natürlichen Dampfgarer.
Auch ganz hilfreich: der Pürierstab. Damit kann man ohne viel Aufwand tolle Soßen zaubern. Man püriert einfach einen Teil des Gemüses mit etwas Sahne oder Gemüsefond. Fertig.

Ein absolutes Muss: gute Messer in verschiedenen Größen. Sonst macht das Schneiden wirklich keinen Spaß.

Hast du noch ein paar Kochtricks auf Lager?

Kienesberger: Ich verwende für unterschiedliche Dinge dieselbe Pfanne. Wenn ich Fleisch angebraten haben, lösche ich den Bratensatz mit etwas Sojasoße ab und bereite darin das Beilagengemüse zu. Das gibt ein tolles Aroma. Auch den Fond, in dem man Gemüse kocht, sollte man niemals wegschütten. Er kann prima für Soßen oder zum Aufgießen verwendet werden.

Du klingst wirklich, als wärst du ein leidenschaftlicher Koch!

Kienesberger: Du triffst es auf den Punkt. Kochen hat tatsächlich viel mit Leidenschaft und Gefühl zu tun. Ich denke auch, dass jeder Mensch kochen lernen kann ohne einen Kochkurs besucht oder endlose Rezeptbücher durchforstet zu haben. Kochen ist Learning by Doing. Man muss es einfach tun und immer wieder ausprobieren. Damit steigt der Spaß und die Lust am Kochen.

Dips, Soßen und Marinaden für viele Gelegenheiten

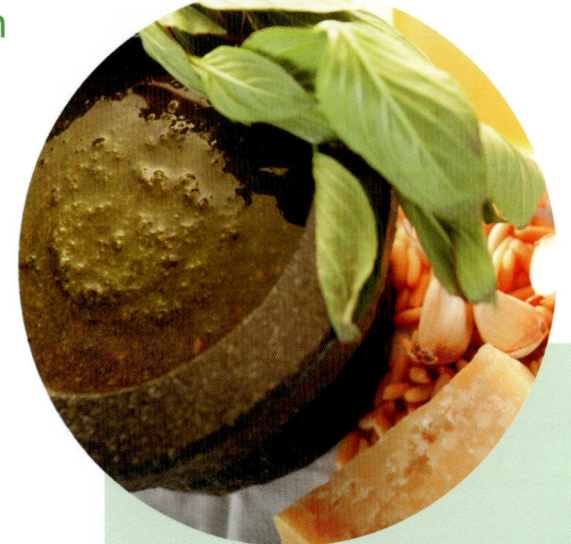

KÜHLE SAUERRAHMSOSSE

Zutaten (für ca. 10 Portionen):
1/8 l Sauerrahm
1/8 l Creme fraiche
1 EL Dijonsenf
1 EL geschnittener Schnittlauch
Salz, Pfeffer

ZUBEREITUNG:
- Schnittlauch schneiden

- Alle Zutaten in ein Gefäß geben und gut aufschlagen

- Nach Belieben mit Salz und Pfeffer würzen

TIPP
Sie können die Soße beliebig abwandeln, indem Sie z.B. Jungzwiebeln, Knoblauch oder Paprika dazugeben.

Als Dip oder als kühle Soße zu Fisch und Fleisch!

ITALIENISCHES BASILIKUMPESTO

Zutaten (für ca. 8 Portionen):
0,125 l Olivenöl
50g Parmesan gerieben
ca. 15 Blätter Basilikum
1 EL Pinienkerne
4 Knoblauchzehen
1 TL Salz
1 Prise schwarzer Pfeffer

Als Soße und zum Marinieren!

ZUBEREITUNG:
- Knoblauch schälen und mit den anderen Zutaten in ein schmales Gefäß geben

- mit dem Stabmixer pürieren oder im Mörser zerstoßen

TIPP
Größere Menge auf Vorrat zubereiten!

SALATDRESSING

Zutaten (für ca. 8 Portionen):
5 EL Olivenöl
0,1 l Balsamicoessig
0,1 l Himbeeressig
1 EL Dijonsenf
2 EL Kräutersalz
0,4 l Wasser
2 TL Agavendicksaft

ZUBEREITUNG:
■ Alle Zutaten mit einem Rührbesen gut vermischen.

TIPP
Bereiten Sie ein größere Menge zu, füllen Sie das Dressing in eine Flasche ab und stellen es im Kühlschrank kühl. Vor Gebrauch gut schütteln!

Für viele Gelegenheiten!

ASIATISCHES KORIANDERPESTO (MASALA)

Zutaten (für ca. 8 Portionen):
100 ml Olivenöl
4 Stiele frischer Koriander (inkl. Blätter)
ca. 6 Blätter Thaibasilikum
2 frische kleine Thai-Chili (rot)
daumengroßes Stück Ingwer
1/2 Stängel Zitronengras
4 Zitronenblätter
2 EL Limettensaft

ZUBEREITUNG:
■ Zitronenblätter sehr fein schneiden

■ Zitronengras in kleine Stücke schneiden

■ Chili entstielen und entkernen (wichtig: nachher Hände sehr gut waschen!)

■ Ingwer schälen und in kleine Stücke schneiden

■ Alle Zutaten in ein schmales Gefäß geben, mit dem Stabmixer pürieren oder im Mörser zerstoßen

TIPP
Sie können Koriander prima einfrieren.

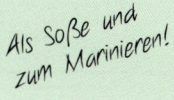

Als Soße und zum Marinieren!

Selbstgemachtes Antipasti-Gemüse
- einfach und kostengünstig!

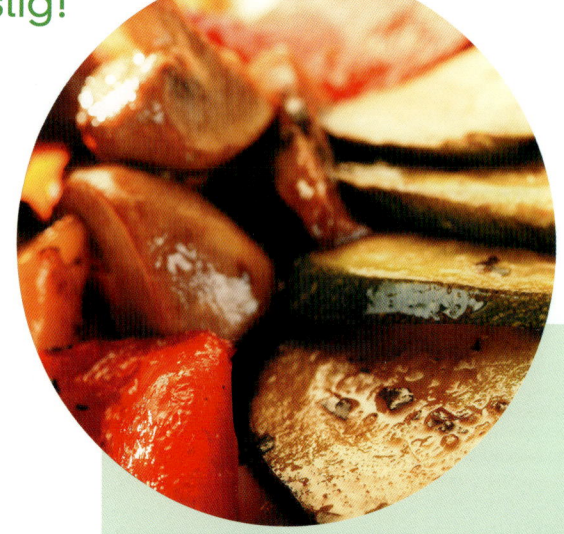

LUFTGETROCKNETE TOMATEN

Zutaten (für ca. 4 Portionen):
1 kg Tomaten
3 Knoblauchzehen
1 Zweig Thymian
1 Zweig Rosmarin
1 TL Kräutersalz
Olivenöl

ZUBEREITUNG:

■ Tomaten kreuzweise leicht einschneiden, mit heißem Wasser übergießen und anschließend schälen

■ Stielansätze herausschneiden, Tomaten vierteln und das Fruchtfleisch entfernen

■ Ein Backblech mit Olivenöl, Knoblauch in Scheiben, Kräutern und Kräutersalz einreiben. Die Tomaten mit der Schnittseite nach unten darauf legen und wiederum Öl, Knoblauch, Kräuter und Salz darüber geben

■ Einige Thymian- und Rosmarinstiele darauf legen

■ Im Rohr bei Oberhitze bei 60 Grad ca. 12 Stunden (am besten über Nacht) grillen

■ Zum Abtropfen auf ein Sieb legen und evtl. im ausgeschalteten Rohr warm halten

Auf Vorrat zubereiten!

ZUCCHINIGEMÜSE

Zutaten (für ca. 4 Portionen):
2 Stck. Zucchini
Olivenöl
1 Knoblauchzehe
Kräutersalz
einige Basilikumblätter
gemahlener Pfeffer (schwarz)
Balsamicoessig

Beliebig abwandelbar!

ZUBEREITUNG:

■ Zucchini in ca. 5 Millimeter dicke Scheiben schneiden. Knoblauch schälen und in dünne Scheiben schneiden. Basilikum hacken

■ Olivenöl in eine Pfanne geben und die Zucchini mit dem Knoblauch und dem Basilikum gut anbraten

■ Mit Salz und Pfeffer würzen und mit einem Schuss Balsamicoessig ablöschen

TIPP
Auf dieselbe Art und Weise können Sie auch anderes Gemüse, z.B. Paprika oder Champignons zubereiten.

Leckere Salate und Suppen

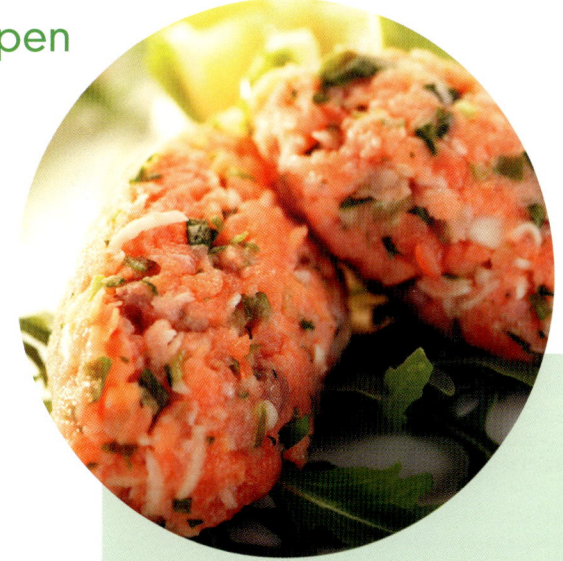

HÜHNERBRUSTSALAT

Zutaten (für ca. 2 Portionen):
200 g Hühnerbrustfilet
2 mittelgroße, säuerliche Äpfel
200 g Sauerrahm
1/2 Frühlingszwiebel (Jungzwiebel)
Saft von 1/2 Zitrone
1 TL Dijonsenf
Olivenöl
Currypulver
Salz, Pfeffer
Evtl. Asia-Würzmischung
(z.B. Chili, Paprika, Koriander, Ingwer etc. gemischt)
Rucola- oder Eisbergsalat
Salatdressing von Seite 195

ZUBEREITUNG:
■ Hühnerbrüstchen salzen und pfeffern, in einer Pfanne in etwas Olivenöl ganz durch braten. Anschließend in Würfel schneiden

■ Die Äpfel schälen und ebenfalls würfeln. Frühlingszwiebeln in feine Ringe schneiden

■ Hühnerfleisch, Äpfel und Frühlingszwiebeln in einer Schüssel mit Sauerrahm, Zitronensaft und Dijonsenf gut vermengen. Mit einer Messerspitze Currypulver und mit etwas Asia-Würzmischung (wenn vorhanden) würzen

■ Mit Salatdressing von Seite 195 vermischen

■ Hühnerbrustmischung darauf anrichten und mit Zwergtomaten und Apfelspalten garnieren

Der Salat eignet sich auch prima für Feste!

RÄUCHERLACHSTARTAR MIT RUCOLA-SALAT

Zutaten (für ca. 4 Portionen):
300 g Räucherlachs
Zwiebel
1 EL Joghurt
Saft von 1/2 Zitrone
Salz, Pfeffer
4 Bund Rucolasalat
Salatdressing von Seite 195

SCHLANKMACHER-Vorspeise. Liefert wertvolles Omega-3!

ZUBEREITUNG:
■ Räucherlachs in ganz kleine Würfel schneiden

■ Zwiebel hacken und mit Lachs, Joghurt und Zitronensaft vermischen, mit Salz und Pfeffer würzen

■ Für das Salatdressing Olivenöl, Balsamico- und Himbeeressig, Wasser, Dijonsenf, Salz, Pfeffer und Agavendicksaft verrühren. Mit dem Salat vermengen

■ Salat auf einem Teller sternförmig anrichten und in der Mitte mit einem Esslöffel ein kleines „Lachsnockerl" auflegen

197

BROCCOLISCHAUMSUPPE
mit Mandelsplittern

Zutaten (für ca. 4 Portionen):
200 g Broccoli
150 g QimiQ
30 ml Weißwein
1 Bund Petersilie
50 g Butter (alt. Albaöl)
1 Zwiebel
Kräutersalz
Weißer gemahlener Pfeffer
1 TL geröstete Mandeln

Schlankmachersuppe für alle Gelegenheiten!

ZUBEREITUNG:
■ Broccoli in wenig Salzwasser kochen. Aus dem Wasser nehmen, einige schöne Broccoliröschen zur Seite geben und Fond aufheben

■ Zwiebel und Petersilie klein hacken und in Butter oder Albaöl anbraten. Den gekochten Broccoli dazu geben und ebenfalls kurz anbraten lassen

■ Mit dem Broccolifond aufgießen, QimiQ unterrühren, mit Kräutersalz und Pfeffer würzen und 5 Minuten kochen lassen

■ Mit einem Stabmixer pürieren. Mit Broccoliröschen und Mandelsplittern anrichten.

TIPP
Diese klassische Suppe können Sie mit beliebigem Gemüse, wie z.B. Zucchini oder Blumenkohl, zubereiten!

QimiQ eignet sich aufgrund seiner Gelierfähigkeit prima zum Binden von Soßen und Suppen!

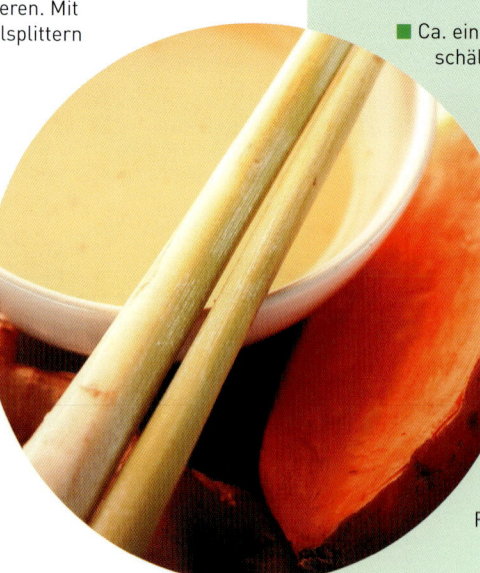

INGWER-SÜSSKARTOFFELSUPPE

Fitmachersuppe mit asiatischer Note!

Zutaten (für ca. 4 Portionen):
0,5 kg Süßkartoffeln
1 l Wasser
1 TL frisch geriebener Ingwer
1 Stck. Frühlingszwiebel (Jungzwiebel)
2 TL Kräutersalz
gemahlener Pfeffer (weiß)
Olivenöl
evtl. 250g Sauerrahm oder QimiQ

ZUBEREITUNG:
■ Süßkartoffeln schälen, klein schneiden und in Salzwasser ca. 20 Minuten kochen. Den Fond aufheben

■ Jungzwiebel in feine Ringe schneiden

■ Ca. ein daumengroßes Stück Ingwer schälen und reiben

■ Jungzwiebel und Ingwer in Olivenöl anbraten, den Fond dazugeben, die Süßkartoffeln beimengen und ca. 10 Minuten köcheln lassen

■ Salzen und pfeffern und mit dem Stabmixer pürieren

TIPP
Um die Suppe etwas cremiger werden zu lassen, kann man Sauerrahm oder QimiQ dazu geben. Dann handelt es sich allerdings nicht mehr um eine „strenge" Fitmacherkombination!

Fit- und Schlankmacher-Hauptspeisen

SPAGHETTI
mit Sojabolognese

Zutaten (für ca. 4 Portionen):

140 g Soja-Granulat
2 Stck. Zwiebel
1/2 Sellerieknolle
1/2 kg Tomaten aus der Dose (gewürfelt)
2 EL Tomatenmark
3 Knoblauchzehen
getr. Thymian
getr. Oregano
getr. Majoran
Salz, (Cayenne-)Pfeffer
1/4 l Wasser
400g Vollkornspaghetti

Auch für Vegetarier und Kinder prima!

ZUBEREITUNG:

■ Zwiebeln, Sellerie und Knoblauch fein hacken. In etwas Olivenöl anschwitzen lassen

■ Soja-Granulat und Tomatenmark beimengen und kurz anschwitzen

■ Mit 1/4 l Wasser aufgießen und Dosentomaten zufügen

■ Nach Belieben mit getrockneten Kräutern (Thymian, Oregano, Majoran), Salz und Pfeffer würzen und 1 Std. köcheln lassen

■ Spaghetti in Wasser, Salz und Olivenöl al dente (ca. 8 Min.) kochen lassen. Mit der Sojabolognese anrichten und servieren

SPAGHETTI
mit luftgetrockneten Tomaten und Garnelen

Zutaten (für ca. 2 Portionen):
1-2 EL Pesto (selbstgemacht nach Seite 194 oder fertig)
1-2 Knoblauchzehen
10 g (ca. 8 Stck.) luftgetrocknete Tomaten
200 g Garnelen
ca. 10 Zwergtomaten (alt. Dosentomaten)
200 g (Vollkorn-)Spaghetti
Olivenöl
Salz, Pfeffer
evtl. italienische Pasta-Würzmischung (mit Chili, Basilikum, etc.)
Frisches Basilikum

Fitmacherkombination für Gäste oder schöne Abende!

ZUBEREITUNG:

■ Luftgetrocknete Tomaten klein schneiden, Zwergtomaten halbieren, Garnelen halbieren, trocken tupfen und Darm entfernen

■ Vollkornspaghetti in einem Topf mit Salz und Olivenöl „al dente" (ca. 8 Min.) kochen

■ Pesto in einer Pfanne oder Wok erhitzen, evtl. zusätzlich gehackten Knoblauch und Olivenöl zufügen

■ Garnelen darin anbraten. Luftgetrocknete Tomaten beimengen und nur kurz braten. Die Zwergtomaten hinzufügen

■ Nach Belieben würzen (Salz, Pfeffer, Chili, etc.) und sofort die Spaghetti untermengen. Mit Basilikum garnieren

TIPP
Auch ohne Garnelen schmeckt dieses Nudelgericht prima!

ASIATISCHE BASMATIREISPFANNE

Zutaten (für 4 Portionen):
200 g Basmatireis
600 g Hühnerbrustfilets
100 g Sojasprossen
100 g Bambussprossen (a.d. Glas)
1/2 Chinakohl
2 rote Chilischoten
2 Knoblauchzehen
Tamari-Sojasoße
Frischer Basilikum
Frischer Koriander
Wok-Öl (alt.: Sesam- oder Erdnussöl)

Zum Garnieren:
Tomaten, Gurken, Frühlingszwiebeln (in Ringe geschnitten)

ZUBEREITUNG:

■ Basmatireis gut waschen und ungewürzt in einen Topf geben. Mit Wasser aufgießen, bis der Reis ca. 2 cm mit Wasser bedeckt ist, und 20 Min. am Herd köcheln lassen. Den fertigen Reis gut auskühlen lassen

■ Chili, Knoblauch, Basilikum und Koriander fein hacken. Hühnerbrüste und Chinakohl in Streifen schneiden

■ Im Wok das Öl heiß werden lassen. Chili und Knoblauch darin anbraten, das Hühnerfleisch hinzugeben und kurz darauf das Gemüse beimengen. Unter ständigem Rühren anbraten lassen. Mit Sojasoße ablöschen, evtl. mit wenig Wasser aufgießen. Den abgekühlten Reis unterrühren und evtl. kurz anbraten lassen. Mit Basilikum und Koriander verfeinern

■ Auf einen Teller geben und mit Tomaten, Gurken und feinen Frühlingszwiebelringen garnieren

TIPP

Sie können den Reis auch schon am Vortrag kochen oder übrig gebliebenen Reis verwerten. Variieren Sie, indem Sie beliebiges Gemüse verwenden. In der Abnehmphase kann man das Gericht auch nur mit Gemüse zubereiten.

Lässt sich prima variieren!

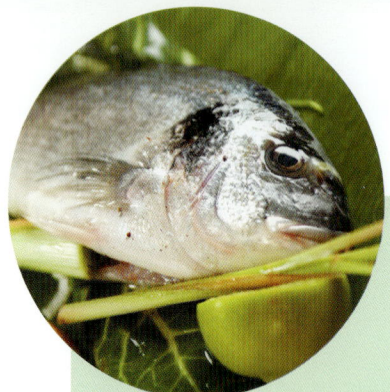

Wenig Arbeit, große Wirkung!

FISCH IM BANANENBLATT
mit Wokgemüse

Zutaten (für 4 Portionen):

4 Goldbrassen	4 Bananenblätter
Asiat. Masalapaste von Seite 195	200 g Sojasprossen
Salz, Pfeffer	200 g Zuckerschoten
Saft von einer Zitrone	Tamari-Sojasoße
Mangold oder Pak Choi (alt. Spinat)	Wok-Öl (alt. Sesamöl)

ZUBEREITUNG:

■ Gemüse waschen und in mundgerechte Stücke schneiden

■ Fisch säubern und trocken tupfen. Mit dem etwas zerkleinerten Mangold oder Spinat füllen und der Masalapaste bestreichen

■ Bananenblätter ganz kurz über den warmen Herd halten, anschließend von beiden Seiten mit einem feuchten, sauberen Tuch säubern. Einen ca. 1 cm breiten Streifen abreißen. Fisch auf das Bananenblatt legen, Seiten umklappen und Fisch einwickeln, so dass das „Päckchen" rund herum geschlossen ist, evtl. mit dem Bananenblattstreifen zubinden. Im vorgeheizten Rohr bei 180 Grad ca. 20 Min. garen lassen

■ In der Zwischenzeit Öl im Wok heiß werden lassen. Gemüse unter ständigem Rühren darin braten. Mit Sojasoße ablöschen und würzen

■ Nach der Garzeit Fisch aus dem Ofen nehmen, auf einen Teller legen, Bananenblatt aufschneiden und mit dem Bananenblatt servieren. Das Gemüse wird separat gereicht

TIPP

Bananenblätter gibt's tiefgekühlt im Asiashop. Alternativ können Sie Alufolie verwenden. Für dieses Gericht eignet sich jeder beliebige Fisch im Ganzen oder auch Filets.

„AUBERGINEN–LASAGNE"

Schlankmachergericht zum überbacken!

Zutaten (für 4 Portionen):
2 große Auberginen
4 Tomaten
500 g Hackfleisch (gemischt)
2 Packungen Hüttenkäse
3 Eier
3 Knoblauchzehen
Kräuter nach Wahl (z.B. Basilikum, Thymian, Rosmarin)
Muskatnuss gerieben
Olivenöl
Salz, Pfeffer

ZUBEREITUNG:

■ Auberginen in ca. 1 cm dicke Scheiben schneiden, salzen, etwas ziehen lassen, trockentupfen und in Oliven kurz anbraten

■ Tomaten würfeln

■ Hackfleisch in Oliven- oder Albaöl anbraten und mit Salz und Pfeffer würzen. Vom Herd nehmen und beiseite stellen

■ In derselben Pfanne Tomatenwürfel in Olivenöl und Knoblauch kurz anbraten. Salzen und pfeffern

■ Hüttenkäse mit den Eiern verrühren, mit etwas Muskatnuss und beliebigen Kräutern würzen

■ In eine Auflaufform jeweils eine Schicht Auberginen, Tomaten, Hackfleisch und Käsemischung geben. Je nach Höhe der Form jeweils eine weitere Schicht darauf geben

■ Im Backrohr ca. 40 Minuten bei 180 Grad überbacken

TIPP
Wenn es schnell gehen soll, verwenden Sie statt der frischen Tomtaten einfach gewürfelte Tomaten aus der Dose!

ZANDERFILET mit aufgeschlagener Zitronenbutter und Zucchini

Leichte Schlankmacherkombi!

Zutaten (für 2 Portionen):
1 große Zucchini
2 Stck. Zanderfilet (ca. 160 g p.P.)
2 Zitronen
100 g Butter
etw. Weißwein
Tamari-Sojasoße
2 TL Petersilie gehackt
Salz, (Knoblauch)Pfeffer
Olivenöl oder Albaöl
Sambal Oelek (asiat. Würzpaste)

ZUBEREITUNG:

■ Butter (wenn möglich schon am Vortag) ins Gefrierfach geben. Den Zander mit einem Küchentuch trocken tupfen und mit Salz, Pfeffer und etwas Zitrone würzen. Die Zucchini längs halbieren und in Scheiben schneiden

■ Den Zander in Oliven- oder Albaöl anbraten, aus der Pfanne nehmen und im Backrohr bei 180 Grad fertig garen. Pfanne nicht ausspülen!

■ In der Zwischenzeit Zucchini in etwas Oliven- oder Albaöl und einer Messerspitze Sambal Oelek goldgelb anbraten. Salzen und Pfeffern. Mit etwas Sojasoße würzen

■ In der Zanderpfanne die Petersilie kurz anbraten und mit Zitronensaft, etwas Weißwein und Sojasoße ablöschen. Die gefrorene Butter mit einem Schneebesen in die Soße hineinschlagen. Nicht mehr aufkochen lassen! Den Zander aus dem Backrohr nehmen und sofort mit der Zitronenbuttersoße und dem Zucchinigemüse anrichten

TIPP
Sie können dieses Gericht auch mit anderen Fischsorten wie z.B. Lachs oder auch mit einem Kalbsschnitzel zubereiten.

GRATINIERTE ZUCCHINI
auf Tomatenzwiebelragout

Zutaten (für 4 Portionen):
2 Stck. mittelgroße Zucchini
500 g Tomaten
1 Stck. mittelgroße Zwiebel
2 Knoblauchzehen
1 EL Olivenöl
1 TL Basilikum
1 EL Petersilie
1 EL Butter
50 g Parmesan gerieben
1 Eidotter
1 Becher Sauerrahm
1 TL Dijonsenf
Pfeffer, Salz

ZUBEREITUNG:

■ Zwiebel würfeln, Knoblauch schälen und in dünne Scheiben schneiden

■ Zucchini längs halbieren und leicht salzen

■ Kräuter klein schneiden. Tomaten mit kochendem Wasser übergießen, kalt abschrecken, schälen und vierteln

■ Zwiebel in einer Pfanne anrösten, die Tomaten hinzufügen und kurz anbraten

■ Sauerrahm mit Salz, Pfeffer, Dijonsenf, Eidotter, Butter und Parmesan verrühren

■ Backrohr auf 220 Grad vorheizen

■ Tomaten und Zwiebel in eine feuerfeste Form geben, die Zucchinihälften mit der Schnittfläche nach oben drauflegen und den Knoblauch und die Kräuter darüber geben. Die Sauerrahmpaste darauf verteilen. Das Ganze im Rohr ca. 30 Minuten überbacken.

Vegetarische Schlankmacherkombi!

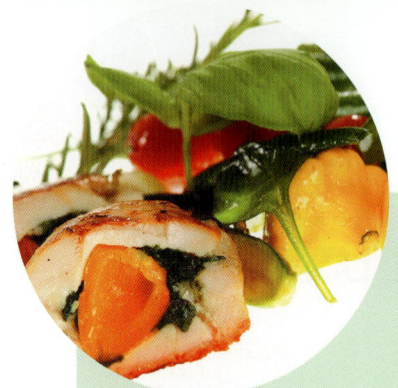

Schlankmacher-Kombi! Auch toll für Gäste!

HÜHNERFILETS mit Salbeifülle

Zutaten (für 4 Portionen):

4 Hühnerfilets à 150 g	1/2 rote Paprika
3 Zweige Salbei	1/2 grüne Paprika
2 Zweige Thymian	1/2 rote Paprika
150 g Frischkäse	Saft von 1 Zitrone
2 Zwiebel	Salz, Pfeffer
Zitronenzesten	Albaöl, (alt. Sonnenblumenöl)

ZUBEREITUNG:

■ Hühnerfilets waschen und trockentupfen. In jedes Filet mit einem Messer eine Tasche einschneiden. Salbei und Thymian waschen und trocknen lassen. Einige Salbeiblätter und Thymianzweige aufbewahren. Restliche Blätter fein hacken, mit dem Frischkäse verrühren und mit Salz und Pfeffer würzen. Hühnerfilets mit Kräuterkäse füllen und mit kleinen Holzspießchen zusammenstecken

■ 2 EL Öl in einer Pfanne erhitzen und die Hühnerfilets auf jeder Seite ca. 6 Minuten braten. Vor dem Wenden jeweils mit Salbeiblättern belegen und mit Salz und Pfeffer würzen. Vom Herd nehmen und warm stellen

■ Zwiebel schälen und in grobe Spalten schneiden. Paprikaschoten putzen, waschen und in grobe Stücke schneiden. In derselben Pfanne wieder Öl erhitzen, Paprikawürfel und Zwiebel beifügen und unter ständigem Rühren ca. 5 Min. braten. Mit Salz, Pfeffer und Zitronensaft würzen

■ Je ein Hühnerfilet auf vorgewärmten Tellern anrichten und mit den restlichen Kräutern und Zitronenzesten garnieren.

TIPP

Legen Sie sich daheim ein kleines „Kräuterbeet" an! Einfach frische Kräuter (z.B. Thymian, Salbei, Rosmarin, etc.) im Topf kaufen und auf der Fensterbank sprießen lassen.

ÜBERBACKENES SCHWEINEFILET
mit Kohlrabi-Spinatgemüse

Zutaten (für 2 Portionen):
1-2 Stk. Kohlrabi
200 g tiefgefrorenen Blattspinat (alt. 100 g frischer Blattspinat)
360 g Schweinefilet (2 Stck.)
1 Becher Sauerrahm
3 gehäufte EL Parmesan (gerieben)
1-2 Knoblauchzehen
Rapsöl (z.B. Albaöl)
Kräutersalz, Pfeffer
Olivenöl

Schlankmacher-Kombination für die ganze Familie!

ZUBEREITUNG:

■ Kohlrabi schälen und in Würfel schneiden. In wenig Salzwasser ca. 10 Min. kochen und zur Seite stellen. Fond aufheben

■ 100 g Sauerrahm mit dem Parmesan verrühren und mit Salz und Pfeffer würzen. Die Schweinefilets mit Salz und Pfeffer würzen und in etw. Rapsöl auf beiden Seiten anbraten. Aus der Pfanne nehmen und mit der Sauerrahmpaste ca. 1 cm dick bestreichen. Bei 180 Grad Oberhitze ca. 5 Min. im Rohr überbacken

■ In derselben Pfanne Kohlrabi in Olivenöl kurz mit dem Knoblauch anbraten, salzen und pfeffern und mit etwas Kohlrabifond aufgießen. Den Blattspinat beifügen. 3 EL Parmesan mit Sauerrahm mischen und zur Gemüsemischung geben, evtl. abschmecken. Für die Soße etwas Gemüse inkl. Flüssigkeit in ein Gefäß geben, etwas Sauerrahm zufügen und mit dem Pürierstab mixen

■ Das Gemüse in der Mitte eines Tellers anrichten, die Filets draufsetzen und mit der Soße garnieren.

TIPP
Für dieses Gericht kann jede beliebige Fleischsorte, wie z.B. Hühnerbrust, Kalbsfilet, oder Pute, verwendet werden.

WÜRZIGE LAMMKEULE
mit Bohnen und Knoblauch

Zutaten (für 2 Portionen):

200 g grüne Bohnen	2 Chilischoten
100 g Champignons	ca. 80 ml leichter Rotwein
100 g Kirschtomaten	1 Stk. Frühlingszwiebel
640 g Lammkeule	50 g Rückenspeck
3 Knoblauchzehen	1 TL Dijonsenf, Salz, Pfeffer
Tamari-Sojasoße	Rapsöl, alt. Sonnenblumenöl

ZUBEREITUNG:

■ Chilischoten klein hacken, Frühlingszwiebeln in Scheiben schneiden. Speck in kleine Würfel schneiden. Lammkeule in mundgerechte Stücke schneiden. Knoblauch in feine Scheiben schneiden. Champignons vierteln

■ Grüne Bohnen kurz vorkochen

■ In einer Wokpfanne Öl erhitzen und das Lammfleisch gut anbraten. Aus der Pfanne nehmen und auf einen Teller geben

■ In derselben Pfanne Speck mit dem gehackten Chili anrösten, Zwiebeln, Champignons und Knoblauch dazu geben und kurz mitrösten lassen. Die grünen Bohnen und das Fleisch beimengen und mit nur wenig Salz, Pfeffer und Dijonsenf würzen und alles gut anbraten lassen

■ Mit der Sojasoße und dem Rotwein ablöschen. Zum Schluss Tomaten hinzufügen

Leichte Schlankmacherkombi!

TIPP
Dieses Gericht lässt sich auch mit anderen hochwertigen Fleischsorten (z.B. Rinderfilet, Beiried, etc.) zubereiten.

Etwas Süßes

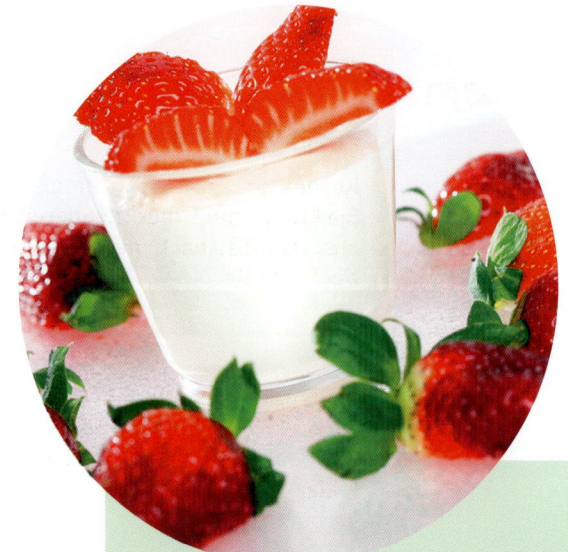

TOPFENGRATIN

Zutaten (für ca. 4 Portionen):
250 g Magertopfen (Magerquark)
2 Eier
1 EL Agavendicksaft oder etw. flüssiger Süßstoff
ca. 300 g frische Früchte nach Saison, z.B. Erdbeeren

ZUBEREITUNG:
■ Eier trennen und Eiweiß schnittfest schlagen

■ Topfen mit Süßstoff oder Agavendicksaft und dem Eidotter gut verrühren. Eiweiß unterheben

■ Früchte in eine feuerfeste Form füllen. Einige davon zum Garnieren aufheben

■ Die Creme über die Früchte verteilen und im vorgeheizten Backrohr bei 180 Grad Oberhitze ca. 15 Min. backen

■ Mit den restlichen Früchten garnieren

TIPP
Sie können auch prima tiefgefrorene Beeren dazu verwenden!

LIMETTENMOUSSE MIT ERDBEEREN

Zutaten (für ca. 4 Portionen):
250 g Schlagobers, 2 Blatt Gelatine
alternativ: 250 QimiQ
250 g Magertopfen (Magerquark)
1 Limette
2 Becher Joghurt natur
250 g Erdbeeren
6 Blätter Zitronenmelisse
2 Tl Agavendicksaft

ZUBEREITUNG:
■ Schlagsahne steif schlagen, Magertopfen, Joghurt, den Saft und die Zesten der Limette sowie den Agavendicksaft vorsichtig unterheben. Zuletzt die Gelatine in Wasser auflösen und unter die Creme ziehen

■ Kühl stellen

■ Mit Erdbeeren und Zitronenmelisse garnieren

TIPP
Statt der Sahne können Sie auch QimiQ verwenden. Damit sparen Sie nicht nur Fett, sondern auch die Gelatine. Denn QimiQ geliert von selbst.
Auch mit Orangen schmeckt es übrigens prima!

Tipps vom Küchenprofi

Kochen und Essen hat viel mit Leidenschaft und Gefühl zu tun. Haben Sie Freude am Experimentieren und probieren Sie eigene Kreationen aus. Damit es noch mehr Spaß macht, hier weitere hilfreiche Tipps vom Küchenprofi:

Erste Hilfe für versalzene Suppen und Soßen

Sollten Sie beim Würzen Ihrer Soße zuviel Salz erwischt haben, können Sie durch etwas zusätzliche Milch oder Sahne die Soße verlängern. Bei einer versalzenen klaren Suppe hilft ein kleiner Trick: Rühren Sie 2-4 Eiklar in die Suppe, um das Salz daran zu binden. Sieben Sie die Suppe daraufhin noch einmal ab!

Gartenkräuter richtig lagern

Nach der Ernte können Sie die Kräuter zusammenbinden und an einem warmen, luftigen und dunklen Ort trocknen lassen. Geben Sie die getrockneten Kräuter in ein Gefäß und lagern Sie es möglichst dunkel und trocken. (Nicht in der Nähe des Herdes!)

Chili richtig dosieren

Wenn Ihnen geschnittene Chilis im Gericht zu scharf sind, geben Sie die ganze Schote dazu. Stechen Sie vorher mit einer Nadel einige Löcher hinein. Je mehr Löcher, desto schärfer wird es. Zum Servieren kann man die Chilischote wieder entfernen.

So klebt Fisch nicht an

Streuen Sie in das Öl etwas Salz, bevor Sie den Fisch hinein geben. Dann bleibt sicher nichts mehr an der Pfanne kleben!

So bleibt Ihr Fleisch frisch

Nehmen Sie das Fleisch aus der Folie, bestreichen Sie es gut mit Öl und lagern Sie es auf einem Teller im Kühlschrank. Das Fleisch trocknet somit nicht aus und ganz trotzdem ausreichend „atmen".

LICHT IM FACHWORTDSCHUNGEL

Acesulfam K
Süßstoff, der ca. 200mal süßer als Zucker ist. Oft Bestandteil von Süßstoffmischungen.
Hitzebeständig und daher zum Kochen und Backen geeignet.

Aerob
Mit Sauerstoff bzw. im Sauerstoffüberschuss.

Agar-Agar
Ein in Algen vorkommendes Polysaccharid, das als Gelier- und Verdickungsmittel Verwendung findet.
Unverdaulich für den menschlichen Organismus, hitzestabil und geschmacksneutral.

Anaerob
Ohne Sauerstoff bzw. im Sauerstoffdefizit.

Aspartam
Aspartam zählt zu den Süßstoffen und hat die 200fache Süßkraft im Vergleich
zu Rohr- und Rübenzucker. Kaum Kalorien.

Carrageen
Lebensmittelzusatzstoff, der als Stabilisator, Verdickungs- und Geliermittel Verwendung findet.
Er ist unverdaulich und fast ohne Nährwert.

Cyclamate
Chemisch-synthetischer Süßstoff, der ca. 35mal süßer als Zucker und praktisch kalorienfrei ist.
Wird häufig mit Saccharin kombiniert.

Dextrose
Dextrose ist ein Synonym für Traubenzucker oder Glucose und ist ein Monosaccharid (Einfachzucker).
Normwert 100 für die Berechnung des Glykämischen Index (GI).

Disaccharide
Die Disaccharide Saccharose, Maltose und Lactose sind Doppelzucker
und bestehen aus zwei Einfachzuckern.

Galactose
Die Galactose ist ein Einfachzucker und Bestandteil des Milchzuckers.
Galactose hat nur eine sehr geringe Süßkraft.

Glucagon

Das Hormon Glucagon wird in den alpha-Zellen der Bauchspeicheldrüse gebildet und verhindert, dass der Blutzuckerspiegel zu sehr absinkt. Es ist quasi der Gegenspieler von Insulin.

Glucose

Traubenzucker.

Glucosesirup

Künstlich hergestelltes Kohlenhydrat mit hohem GI.

Glykogen

Glykogen ist die Speicherungsform von Zucker im Körper.

Inulin

Ein aus mehreren Fructosemolekülen zusammengesetztes Kohlenhydrat, das unter die Gruppe der Ballaststoffe fällt. Niedriger GI.

Insulin

Das Hormon wird in den beta-Zellen der Bauchspeicheldrüse gebildet und spielt eine wesentliche Rolle bei der Regulation des Blutzuckers.

Isomalt

Isomalt ist ein Zuckeraustauschstoff, der die gleiche Süßkraft wie Zucker besitzt. Sein GI ist niedrig.

Johannisbrotkernmehl

Pflanzliches Polysaccharid, das als Gelier- und Verdickungsmittel Verwendung findet. Unverdaulich und im Darm quellfähig.
Wird oft als Bindemittel in Diabetikerprodukten verwendet.

Lactit

Lactit ist ein Zuckeraustauschstoff, der aus Lactose gewonnen wird. Niedriger GI. Kann bei übermäßigem Verzehr abführend wirken.

Lactose

Die Lactose (Michzucker) ist ein Doppelzucker und kommt in der Milch vor. Bei einer Milchunverträglichkeit spricht man auch von Lactoseintoleranz.

Laktat

Laktat (Milchsäure) ist das Endprodukt des anaeroben Stoffwechsels.
Diese Substanz entsteht bei intensiven Belastungen, wenn die Muskulatur über Lunge und Kreislauf nicht mehr genügend Sauerstoff zur Deckung des Energiebedarfs erhält.

Lignin

Ballaststoffe, die in den Zellwänden der Pflanzen vorkommen.

Linolensäure

Omega-3-Fettsäure, zählt zu den ungesättigten, essentiellen Fettsäuren.
Sie kann vom Körper nicht aufgebaut werden und muss deshalb über die Nahrung zugeführt werden, z.B. über Leinöl.

Linolsäure

Linolsäure (Omega-6-Fettsäure) zählt zu den ungesättigten, essentiellen (lebensnotwendigen) Fettsäuren. Allerdings ist der Bedarf an Linolsäure über unsere Nahrung i.d.R. mehr als gedeckt.

Lipide

Überbegriff für Fette und fettähnliche Stoffe.

Maltit

Maltit ist ein Zuckeraustauschstoff. Er enthält Kalorien und kann bei übermäßigem Verzehr abführend wirken. Der GI ist niedrig. Maltit findet sich oft in Diabetikerprodukten.

Maltodextrin

Leicht verdauliches Kohlenhydrat, das aus Maisstärke gewonnen wird.
Maltodextrin ist in seiner Beschaffenheit dem Traubenzucker sehr ähnlich und hat daher auch den sehr hohen GI.

Maltose

Einfachzucker. Man spricht auch vom Malzzucker (v.a. im Bier). Sehr hoher GI.

Mannit

Mannit ist ein Zuckeraustauschstoff und wird aus Fructose hergestellt. Niedriger GI.

Monosaccharide

Einfachzucker

Pektin

Lösliche Ballaststoffe, die in den Zellwänden der Pflanzen vorkommen.
In der Lebensmittelindustrie werden Pektine vor allem als Gelier- und Verdickungsmittel
verwendet (z.B. in Marmeladen).

Polyalkohole

Sammelbegriff für div. Zuckeraustauschstoffe, wie Maltit, Mannit, Isomal, Sorbit, etc.

Polysaccharide

Mehrfachzucker, meist aus mehreren Glucosemolekülen aufgebaut, wie z.B. Stärke.

Saccharin

Ältester auf dem Markt befindlicher Süßstoff, der ca. 550mal süßer als Zucker ist.
Saccharin ist hitzebeständig und gut lagerfähig.

Saccharose

Fachbegriff für den üblichen Haushalts-, Rohr- bzw. Rübenzucker.

Sorbit

Zuckeraustauschstoff, der oft bei Diabetikerlebensmitteln Verwendung findet.
Niedriger GI. Kann bei übermäßigem Verzehr abführend wirken.

Thaumatin

Kalorienarmer Süßstoff mit geschmacksverstärkender Wirkung.
Extrem hohe Süßkraft (ca. 2000mal süßer als Zucker).

Zellulose

Wasserunlösliche Ballaststoffe, die in den Zellwänden von Pflanzen vorkommen.
Sie können vom Körper nicht verdaut werden.

Xylit

Zuckeraustauschstoff mit niedrigem GI.
Kann bei übermäßigem Verzehr abführend wirken.

ZUM NACHSCHLAGEN, SCHMÖKERN UND KOCHEN: LITERATUR, DIE WEITERHILFT

• Bartens, Werner: Lexikon der Medizinirrtümer, Frankfurt a. Main, Eichborn, 2004

• Boeckh-Behrens, W.-U.; Buskies, W.: Fitness-Krafttraining, 4.Aufl., Reinbek, Rowohlt, 2001
• Boeckh-Behrens, W.-U.; Buskies, W.: Supertrainer Bauch, Reinbek, Rowohlt, 2002
• Boeckh-Behrens, W.-U.; Buskies, W.: Supertrainer Rücken, Reinbek, Rowohlt, 2004
• Boeckh-Behrens, W.-U.; Buskies, W.: Supertrainer Beine und Po, Reinbek, Rowohlt, 2003

• Burger, Doris: Nordic Walking, Reinbek, Rowohlt, 2005

• Despehel-Schöne, Dr. Michael: Fett weg für faule Säcke, Köln, Egmont vgs, 2004

• Elmadfa, I.; Aign, W., Fritzsche: Nährwerte, München, Gräfe & Unzer, 1997

• Gonder, Ulrike: Fett!, 2.Aufl., Stuttgart, S. Hirzel, 2004

• Göckel, Renate: Warte nicht auf schlanke Zeiten, Stuttgart, Kreuz, 2002
• Göckel, Renate: Tatort Kühlschrank, Stuttgart, 2003

• Grillparzer, Marion: Die Glyx-Diät, München, Gräfe & Unzer, 2003
• Grillparzer, Marion: Glyx-Kompass, München, Gräfe & Unzer, 2004

• Grimm, H.-U.; Sabersky, A.: Mund auf, Augen auf, München, Droemer, 2002

• Hamm, Dr. Michael: Schlank und gesund ohne Diät, München, Mosaik, 1997

• Hartenbach, Dr. med. Walter: Die Cholesterin-Lüge, 14.Aufl., München, Herbig, 2003

• Löhr, Jörg; Prahmann Ulrich: So haben Sie Erfolg, München, Südwest, 2001

• Mayer, Monika: Stevia - natürlich süßen ohne Kalorien, München, Weltbild, 2000

• Michler, P.; Graß, M.: Gymnastik, aber richtig! Hard, Eigenverlag, 1996

• Montignac, Michel: Ich esse um abzunehmen, 13.Aufl., Artulen, 2002

• Pape, D.; Schwarz, R.; Gillessen, H.: Gesund, vital, schlank, Köln, Deutscher Ärzte V., 2001
• Pape, D.; Schwarz, R.; Gillessen, H.: Satt, schlank, gesund, Köln, Deutscher Ärzte V., 2003

• Pollmer, U.; Warmuth, S.: Lexikon der populären Ernährungsirrtümer, 2.Aufl.,
  Frankfurt a. Main, Eichborn, 2004

• Prahmann, Ulrich; Schäufle, Bernd: Nordic Walking, München, Südwest, 2004

• Richard, David: Stevia Rebaudiana, Liestal, Tenum, 1998

• Schlieper, Cornelia: Ernährung heute, 10.Aufl., Hamburg, Büchner; Handwerk u. Technik, 2002

• Schwarz, A.; Schweppe, A.: Die Macht des Unbewussten für sich nutzen, München, Südwest, 1999

• Spitzbart, Dr. Michael: Fit Forever, München, Heyne, 2003

• Strunz, Dr. Ulrich: Power Eiweiß Drinks, München, Heyne, 2003
• Strunz, Dr. Ulrich: Forever young, München, dtv, 2003
• Strunz, Dr. U.; Jopp, A.J.: Fit mit Fett, München, Heyne, 2002

• v. Münchhausen, M.: So zähmen Sie Ihren inneren Schweinehund, 5.Auflage, Frankfurt a. Main, campus, 2002

• Trunz-Carlisi, Elmar: Praxisbuch Muskeltraining, München, Gräfe & Unzer, 2003

• Worm, Nicolai: Glücklich und schlank, Lünen, systemed, 2003
• Worm; Nicolai: Logi Guide, Lünen, systemed, 2004
• Worm, Nicolai: Syndrom X oder Das Mammut auf dem Teller, Lünen, systemed, 2002
• Worm, Nicolai: Diätlos glücklich, Lünen, systemed, 2003

• Worm, N.; Muliar, D.: Low Carb, Lünen, München, Gräfe & Unzer, 2004

GENUSSVOLL ABNEHMEN mit dem Erfolgskonzept
„vita light – für ein leichtes Leben"
mit Conny Hörl & Team

8-Wochen-Abnehmkurse
Mehrwöchige Programme inkl. Sport- und Ernährungscoaching
Mentale Unterstützung und Motivation durch Experten
Sportärztliche Fitness-Checks

Vorträge, Tages- und Wochenendseminare
Alles rund um die Themen Ernährung, Bewegung und Motivation
Komprimiertes Wissen unterhaltsam präsentiert

Einzelcoaching
One-to-one Betreuung durch Conny Hörl oder einen vita light Coach
Individuell und flexibel

Kochkurse
Kochen nach vita light mit Gerald Kienesberger
Viele Tipps und Tricks vom Profi-Koch für ein genussvolles Abnehmen

Business Coaching
Für gesunde und leistungsfähige Mitarbeiter
Individuell abgestimmt

4Teens
Mehrwöchige Kurse für Kinder und Jugendliche

Weitere Informationen unter **www.vitalight.at**
Direkte Anfragen unter vitalight@vitaclub.at
oder unter +43/ 662 / 625085-33
vitalight Beratungs-GmbH, Salzburg

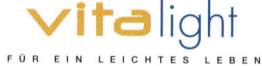

NÜTZLICHE ADRESSEN

**Personal Trainer, Fitnesstraining,
Spezialkurse für Herz und Rücken, Nordic Walking**

vita club – sports & wellness in Salzburg & Mondsee
Kontakt: +43 / 662 / 62 50 85
members@vitaclub.at
www.vitaclub.at

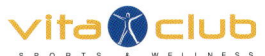

Nordic Walking (Ausbildungen, Trainer, etc.)

Nordicsports, Fa. Franz Ganser, Salzburg
Kontakt: +43 / 699 / 110 32 785
office@nordicsports.at
www.nordicsports.at

Fitnessgeräte und Hometrainer

The Fitness Company
Kontakt: +43 / 732 / 671000
info@fitnesscompany.at
www.fitnesscompany.at

THE FITNESS COMPANY
YOUR BUSINESS IS OUR SUCCESS

Sporternährung

The Fitness Company
Food Gesellschaft m.b.H.
Kontakt: +43 / 732 / 671000
www.multipower.co.at

MULTIPOWER
SPORTSFOOD

Fitness-Plattform im Internet: News und Infos rund um die Themen
Fitness und Wohlbefinden: www.fitness.at

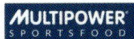

Fragen zum Buch? Für Fragen, Anregungen und Feedback: **www.genussvollabnehmen.at**

IMPRESSUM

Originalausgabe
Naturwissenschaftliche Verlagsgesellschaft m.b.H.
Ignaz-Rieder-Kai 21, A-5020 Salzburg
März 2005

Bildnachweis:
vita club Archiv: Seite 1,3,4,5,8,10,11,13,17,19,20,23,
24,26,28,30,31,34,38,40,48,49,50,52,53,54,57,75,76,
81,83,85,86,87,89,90,91,92,93,96,98,104,107,111,115,
128,130,136,137,138,140,142,144,146,150,152,153,
154,156,157,158,159,162,162,163,166,171,172,175,
176,177,178,180,181,182,183,184,185,186,188,190,
192,194,195,196,197,198,199,200,201,202,203,204,205
stock.xchng: Seite 14,36,43,62,63,64,69,70,71,72,73,
78,88,102,106,110,113,122,123,124,125,126,164
photocase.de: Seite 3,4,12,36,44,46,56,58,66,74,77,80
82,110,114,118,119,129,133,134,161,174; corbis: Seite
120; morgueFile: Seite 68; WRS Stuttgart: Seite 79

Redaktion: C. Hörl, R. Fussl, G. Kienesberger
Lektorat: Fritz Popp, Salzburg
Umschlagfoto: Andreas Hechenberger, Salzburg
Umschlaggestaltung, Illustrationen,
Satz & Layout: Alexandra Januschewsky
Medienwerk, Ignaz-Rieder-Kai 21, 5020 Salzburg
www.medienwerk.cc, Tel.: +43 (0)662/62 74 74
Druck und Verarbeitung: Colordruck Ges.m.b.H.,
Salzburg

ISBN: 3-901138-08-0

Wichtiger Hinweis:
Die Inhalte dieses Buchs repräsentieren die
Meinung und Erfahrungen des Verfassers.
Sie wurden vom Autor nach bestem Wissen
erstellt und mit größtmöglicher Sorgfalt
geprüft, bieten jedoch keinen Ersatz für
kompetenten medizinischen Rat. Jede Leserin
und jeder Leser sollte für das eigene Tun und
Lassen auch weiterhin selbst verantwortlich
sein. Weder Autor noch Verlag können für
eventuelle Nachteile oder Schäden, die
aus den im Buch gegebenen praktischen
Hinweisen resultieren, eine Haftung übernehmen.